Jessica K. Black

El libro de la dieta y de recetas contra la inflamación

Jessica K. Black

El libro de la dieta y de recetas contra la inflamación

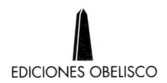

EDICIONES OBELISCO

Si este libro le ha interesado y desea que le mantengamos informado
de nuestras publicaciones, escríbanos indicándonos qué temas son de su interés
(Astrología, Autoayuda, Ciencias Ocultas, Artes Marciales, Naturismo,
Espiritualidad, Tradición...) y gustosamente le complaceremos.

Puede consultar nuestro catálogo en www.edicionesobelisco.com

*Los editores no han comprobado ni la eficacia ni el resultado de las recetas, productos,
fórmulas técnicas, ejercicios o similares contenidos en este libro. No asumen, por lo tanto,
responsabilidad alguna en cuanto a su utilización ni realizan asesoramiento al respecto.*

Colección Salud y Vida natural
EL LIBRO DE LA DIETA Y DE RECETAS CONTRA LA INFLAMACIÓN
Jessica K. Black

1.ª edición: mayo de 2010

Título original: *The Anti-Inflamation Diet and Recipe Book*

Traducción: *David George*
Maquetación: *Mariana Muñoz Oviedo*
Corrección: *M.ª Ángeles Olivera*
Diseño de cubierta: *Marta Rovira*

© 2006, Jessica K. Black
Primera edición en inglés publicada por
Hunter House Pub., Alameda, California, USA
© 2010, Ediciones Obelisco, S. L.
(Reservados los derechos para la presente edición)

Edita: Ediciones Obelisco, S. L.
Pere IV, 78 (Edif. Pedro IV) 3.ª planta, 5.ª puerta
08005 Barcelona - España
Tel. 93 309 85 25 - Fax 93 309 85 23
E-mail: info@edicionesobelisco.com

Paracas, 59 C1275AFA Buenos Aires - Argentina
Tel. (541-14) 305 06 33 - Fax: (541-14) 304 78 20

ISBN: 978-84-9777-644-8
Depósito Legal: B-15.835-2010

Printed in Spain

Impreso en España en los talleres gráficos de Romanyà/Valls S.A.
Verdaguer, 1 - 08786 Capellades (Barcelona)

Este libro está dedicado a mi hermosa hija, Sadie Rae Black.
Sadie, gracias por enseñarme a tener paciencia,
a conocer el valor de jugar
y cómo amar incondicionalmente.

Prólogo

La elección de alimentos de una persona para ella misma, así como para su familia tiene un gran efecto en su salud tanto cotidiana como en la prevención de problemas de salud crónicos. Esto se ha reconocido y está bien documentado por los científicos actuales.

Hace muchos años, mientras trabajaba con mis pacientes, pude observar que la mayoría de las personas consumían a diario alimentos que no eran buenos para ellos. Cuando realizaron cambios en su dieta y ya no consumían alérgenos alimentarios o alimentos a los que eran sensibles, empezaron, invariablemente, a sentirse mejor. A través de mis años de experiencia, y con la ayuda de la ciencia de la nutrición, pude diseñar dietas que ayudaban a la mayoría de los pacientes. A partir de aquí surgieron las recomendaciones para la dieta contra la inflamación.

Cuando la gente necesita modificar su dieta, la pregunta más común siempre es: «Bien, entonces, ¿qué como?». Hace quince años era casi imposible encontrar sustitutivos aceptables para muchos de los alérgenos alimentarios comunes que se ha visto que provocan una inflamación crónica. Los libros de recetas contenían muchos de los alimentos que aconsejaba a la gente que evitara, por lo que se veían forzados a realizar, por su cuenta, sustituciones y luego a esperar que la receta «resultara comestible».

La Dra. Black se dispuso a obtener unas recetas deliciosas que no requirieran sustituciones (o muy pocas). Simplemente siga la receta y, ¡ya está!: una obra maestra. Los platos, preparados y probados, que va a descubrir, dejarán encantados a cualquier paladar exigente. El trabajo de Jessica al preparar y comprobar las recetas con amigos y familiares ha hado como resultado un libro de cocina indispensable. Además, sus recetas contienen información nutricional sobre su contenido en grasas/aceites, proteínas y carbohidratos, además de en otros nutrientes vitales.

Este texto, que es más que un simple libro de cocina, es una guía para ayudarle a aprender a cocinar de forma saludable y a apreciar los sabores de comer sano. Este libro simplificará su trabajo en la cocina. Jessica tiene recetas para todo: desde desayunos a aperitivos, acompañamientos, ensaladas, sopas, platos principales y postres. Todas estas sabrosas recetas cumplen los requisitos de tratarse de elecciones de alimentos bajos en alérgenos y ser antiinflamatorios. Cambiar su dieta, preparar comidas saludables y disfrutar de alimentos nutritivos nunca fue más fácil.

Con el tiempo querrá probar todas las recetas que aparecen en este libro. Tendrá sus favoritas, pero a medida que su paladar descubra nuevos horizontes, también mejorarán sus niveles de salud y de bienestar. Jessica nos muestra que comer sano no tiene por qué llevarnos mucho tiempo. La preparación de comidas de manera rápida y eficaz (aunque nutricionalmente buenas) puede ahora ser una realidad para todos. Puede preparar estas comidas después de un largo día de trabajo y quedar enormemente satisfecho.

La Dra. Black ha llevado a cabo el increíble trabajo de crear un libro que potenciará su placer respecto a la comida. Proporciónese usted y a su familia el mayor placer que pueda a la hora de comer consumiendo alimentos saludables y siguiendo las recetas mencionadas en este libro.

Buen provecho.

Dick Thom, dentista y naturópata

Portland, Oregón

Prefacio

Me encantó preparar la comida para la redacción de este libro. Como me apasiona cocinar y mantenerme y mantener a mi familia sana, escribir esta obra se convirtió en una necesidad para que los demás pudieran obtener la misma satisfacción que yo a la hora de cocinar. Mi marido y yo somos firmes defensores de la vida sana y nos esforzamos en todo lo posible por transmitir esta filosofía a tantas personas como podemos. Creemos que si podemos enseñar a otros, que a su vez instruyan a otro grupo de personas, mediante la maravilla que suponen las conversaciones triviales, podríamos dar lugar a una población colectivamente más sana.

¿Se ha dado cuenta de que cuando está de buen humor y se siente bien, las personas que hay a su alrededor parecen captar esa energía, y las cosas buenas, sencillamente, empiezan a suceder? Y, de forma similar, ¿ha visto que cuando no se siente bien, o está un poco enfadado o gruñón, la gente que hay a su alrededor puede captar esa energía y, a su vez, empezar a sentirse o a actuar también de forma negativa? Si nos permitimos vivir día tras día no sintiéndonos bien, nosotros y la gente que hay a nuestro alrededor sufrimos, incluidos los miembros de nuestra familia y nuestros hijos. Al contrario, si empezamos a hacernos cargo de nuestra salud mediante una dieta adecuada, ejercicio y pensamientos positivos, nuestro bienestar y el de las personas que hay a nuestro alrededor parece mejorar.

Prestar atención a nuestra salud y usar la medicina natural es una gran tendencia en nuestra sociedad. Es fácil emocionarse con la salud mientras inicia esta dieta, ya que todos los que la siguen ven cambios positivos. Esta dieta se desarrolló con la idea de reducir la inflamación general para que así el cuerpo funcione de forma más eficaz. (¿Por qué deberíamos centrarnos en reducir la inflamación? Para responder a esta pregunta *véase* el capítulo 2.) Como médicos naturópatas, muchos de mis colegas y yo recomendamos esta dieta a cada paciente. He visto a pacientes con artritis reducir su dolor en un 50 % (o más), a gente con alergias librarse de ellas, y a personas que padecían enfermedades crónicas recuperar la esperanza: y todo ello debido a las mejoras en la salud que estos pacientes advertían al iniciar esta dieta. Además de mejorar la salud en general, la dieta contra la inflamación permite que los tratamientos que sigue la gente funcionen mejor, ya que su metabolismo general y sus funciones corporales han mejorado.

Lo que me llevó a la creación de este libro de recetas fue la necesidad que tenían todos mis pacientes de saber qué comer una vez que les había sugerido una nueva dieta. Las transiciones son duras, pero parecen resultar todavía más difíciles cuando la gente no sabe qué cambiar o qué comer para facilitar el cambio. Tenía un libro de cocina sobre las alergias alimentarias en mi despacho y se lo prestaba a mis pacientes, pero me sentía frustrada por no disponer de veinte copias para hacerlas circular. En cada visita, ofrecía a mis pacientes más y más sugerencias relacionadas con la dieta. Finalmente, decidí escribirlas todas en un libro fácil de usar e inspirador.

La primera parte del libro asienta las bases explicando los conceptos subyacentes a la salud holística y la medicina naturópata, la importancia de reducir la inflamación sistémica y los aspectos básicos sobre la dieta contra la inflamación. La segunda parte contiene las recetas. Cada una de ellas aporta una pequeña información relevante relacionada con la salud. La mayoría de las recetas aportan, además, sustituciones de ingredientes como ayuda mientras experimenta en la cocina.

Le felicito por su elección de iniciar una forma nueva y más saludable de comer. A veces, la transición puede resultar difícil, pero recuerde que no sólo se verá afectado usted: si sigue la dieta contra la inflamación, está contribuyendo a un mundo más sano. Ojalá que este libro sea una bendición para todos aquellos que lo usen, ojalá que inspire nuevas ideas y ojalá que le guíe en el camino hacia una salud radiante.

Agradecimientos

En primer lugar, debo mostrar mi gratitud a mi esposo, Jason Black, naturópata. Sin su ayuda podría haber incluido en este libro algunas recetas que quizás no hubieran sido del gusto de todos. Te ofrezco todo mi amor, Jason, por inspirarme siempre a probar cosas nuevas, por enseñarme de verdad a *amar* la comida y por compartir mi pasión por preparar los alimentos más elegantes, hermosos y dadores de vida. Gracias por retarme siempre a convertirme en una mejor curadora y una mejor persona.

Quiero expresar mi agradecimiento a muchos de mis colegas por aparecer, de forma creativa, en cenas en las que cada uno trae algo con platos con los que nunca había ni tan siquiera soñado. Es difícil nombrarlos a todos, pero cuando pienso en recetas únicas pienso en Matt Fisel, naturópata; Chelsea Hunton, máster en medicina oriental; Erika Siegel, naturópata y acupuntora licenciada; Heidi Lescanec, naturópata; Kristen Lum, naturópata; y muchos otros. Las palabras no pueden describir la increíble experiencia que supuso la escuela de medicina, ya que estaba rodeada de muchísimas personas con talento, inteligentes, espiritualmente dotadas y llenas de entusiasmo.

Quiero agradecer a Debra Passman, naturópata, que me mostrara cómo amar y desear las salidas para comer sushi, y a Sarah Vlach, médico, y a Mark Holbrook por las entretenidas noches enrollando sushi tan esenciales para mantener vivo mi amor por esta comida. Quiero expresar mi gratitud especialmente a Wendy Abraham, naturópata, por ser siempre la mejor amiga y colega que se podría tener o desear. Un agradecimiento especial también para mi buena amiga Stephanie Findley, que ha incorporado con diligencia la dieta contra la inflamación en su hogar y ha probado para mí muchas de las recetas de este libro.

Un agradecimiento especial muy cercano a mi corazón para mi familia por apoyarme mientras avanzaba con dificultad por una facultad nada convencional para obtener un título nada habitual para aprender una forma nada común de cocinar y vivir. Agradezco a mi familia su cariño y su respeto por mi profesión tanto como yo he llegado a amar y a respetar a todos mis mentores y colegas naturópatas.

Por último, pero no por ello menos importante, me gustaría dar las gracias a Dickson Thom, dentista y naturópata, que me enseñó la verdadera forma de curar, y por compartir, de buena gana, sus increíbles conocimientos sobre la curación natural. Gracias por presentarme la dieta contra la inflamación y por los importantes resultados que puede tener en la salud y la vitalidad.

Nota importante

El material contenido en este libro pretende aportar una revisión de la información referente a una dieta contra la inflamación. Se han llevado a cabo todos los esfuerzos posibles por proporcionar una información precisa y fiable. Los contenidos de este libro se han recopilado mediante la investigación profesional y consultando con médicos y profesionales de la salud. No obstante, los profesionales de los cuidados de la salud tienen opiniones que difieren, y los avances en las investigaciones médicas y científicas son muy rápidos, por lo que puede que parte de la información quede obsoleta.

Por tanto, el editor, la autora y la editorial, además de los profesionales citados en este libro, no pueden ser considerados responsables por cualquier error, omisión o material anticuado. El autor y la editorial no asumen responsabilidad alguna por cualquier resultado derivado de la aplicación de la información contenida en este libro en un programa de cuidados o bajo la guía de un médico. Si tiene preguntas relativas a su nutrición o su dieta, o sobre la aplicación de la información descrita en este libro, consulte con un profesional cualificado de las ciencias de la salud.

¿Por qué una dieta contra la inflamación?

CAPÍTULO 1

Paradigmas actuales sobre la salud

«El arte de la curación procede de la naturaleza y no del médico. Por tanto, el médico debe empezar por la naturaleza, con una mentalidad abierta.»

PARACELSO

El estilo de vida actual genera gran inquietud entre la gente que se preocupa por su salud. Se ha producido un enorme incremento de las enfermedades no infecciosas en la última década, y esa cifra va en aumento. De acuerdo con los Centros para el Control y la Prevención de la Enfermedad (CCPE), siete de cada diez muertes se atribuyen a enfermedades crónicas, como el cáncer, la diabetes y las enfermedades cardiovasculares (por ejemplo, ataques cardiacos y apoplejías), y todas ellas tienen una relación directa con la nutrición.

En nuestra sociedad existen, en la actualidad, por lo menos dos paradigmas relacionados con la curación. Uno de ellos, que se centra en el diagnóstico y el tratamiento de la enfermedad, asume un enfoque mecanicista del trastorno en el que se combaten los síntomas del paciente con fármacos y/o la cirugía. Este enfoque asume que, si los síntomas del paciente mejoran gracias al uso de calmantes, antibióticos, esteroides u otros tratamientos supresivos, entonces el paciente está curado.

Un segundo paradigma, el asumido por la medicina naturópata, considera a la persona en su conjunto y actúa para estimular su curación, incluso antes de que la enfermedad aparezca. Este paradigma, del que la prevención es la piedra angular, se esfuerza por mantener la homeostasia del cuerpo, permitiendo que funcione de forma óptima y potenciando, por tanto, una mejor salud. Los síntomas de la enfermedad funcionan como mensajeros que nos dicen qué está sucediendo en el organismo y pueden orientar al médico para tratar ciertos sistemas o aparatos, para conseguir una mejor salud. La enfermedad indica, simplemente, la existencia de un «trastorno» en el cuerpo (es decir, un desequilibrio). Cuando aparecen los síntomas, éstos son sólo la punta del proverbial iceberg que, durante algún tiempo, se ha estado desarrollando bajo la superficie. Este paradigma trata los síntomas como indicadores de algo que sucede a mayor profundidad en el interior del cuerpo, en lugar de suprimirlos, y se esfuerza por encontrar y eliminar su verdadera causa.

El papel de la asistencia sanitaria primaria

En los últimos años, el gobierno ha afirmado que la asistencia sanitaria primaria es el marco ideal en el que proporcionar educación nutricional a la gente. No obstante, de acuerdo con un artículo publicado en la revista *Family Practice* en 2000, muchos médicos de cabecera se muestran reacios a educar a los pacientes, ya que no creen que la intervención en la dieta sea una opción que valga la pena, a pesar del hecho de que existen muchas investigaciones que muestran influencias positivas de la dieta sobre la salud. Por ejemplo, una prueba aleatoria controlada publicada en julio de 2003 en el *Journal of the American Medical Association* descubrió que añadir proteína de soja, fibra viscosa y frutos secos a la dieta puede ser tan eficaz para reducir el colesterol como incorporar una medicación con estatinas recetadas a una dieta pobre en grasas saturadas.

Otro artículo publicado en el *New England Journal of Medicine* en 2002 mostraba que la dieta y el ejercicio pueden ser más eficaces que la terapia farmacológica a la hora de defenderse de las enfermedades cardiovasculares en el caso de aquellos pacientes con problemas de tolerancia a la glucosa. Tras tres años haciendo dieta y con cambios en el estilo de vida, los pacientes redujeron el riesgo de padecer diabetes en un 58 %. En cambio, los participantes que sólo tomaban metformina (un fármaco recetado normalmente a los diabéticos) redujeron su riesgo de padecer diabetes en sólo un 31 %. Ésta es una diferencia significativa. Además, los que participaron en el experimento y siguieron los cambios en su estilo de vida tuvieron una reducción significativa de la proteína C reactiva (CRP), que es un marcador indirecto de la inflamación subclínica. (La inflamación subclínica es una inflamación que no puede detectarse mediante los procedimientos habituales de diagnóstico. El papel de la inflamación en la salud será el tema central del próximo capítulo.) Los pacientes que tomaron metformina vieron afectados sus niveles de CRP a un nivel mucho menos significativo que aquellos que cambiaron su estilo de vida. Estos hallazgos suponen un enorme avance para los pacientes diabéticos, si pueden obtener esta información.

Los médicos naturópatas son médicos de cabecera que cuentan con reconocimiento. Lo ideal sería proporcionar educación para la modificación del estilo de vida y la dieta en el ámbito de la asistencia sanitaria primaria y enseñar estrategias preventivas de forma activa. Los médicos naturópatas ofrecen su intervención en el plano de la dieta porque creen por completo en ello. Muchos médicos naturópatas han visto cómo sus pacientes experimentaban mejoras significativas en su salud mediante la dieta, el cambio en su estilo de vida y varias otras modalidades de la naturopatía.

Como médico naturópata, es mi labor y mi objetivo enseñar a mis pacientes cómo modificar su salud mediante el cambio en su estilo de vida. Les ayudo a tener en sus manos el poder de la curación. El cuerpo posee una inteligencia innata para curarse a sí mismo, pero a veces necesita un recordatorio para estimular su propia curación. Nos gusta decir que todos tenemos nuestro propio médico interno. Algunas buenas elecciones con respecto a los hábitos pueden modificar inmensamente nuestra calidad de vida. Sólo tenemos que cuidar mejor de nuestro organismo, y él podrá hacer cosas sorprendentes por sí solo.

¿Qué es la medicina naturópata?

Un médico naturópata licenciado estudia durante cuatro años en una facultad de medicina naturópata (naturopatía) y recibe una formación en las mismas ciencias básicas que un médico, con la diferencia de que estudia también enfoques holísticos y no tóxicos para conseguir la curación, poniendo un gran énfasis en la prevención de la enfermedad y en la optimización del bienestar. Un médico naturópata tiene que obtener su licencia en su estado o país y es de esperar que mantenga los mejores estándares posibles en cuanto a la asistencia sanitaria primaria. En la actualidad, en algunos países los médicos naturópatas pueden desarrollar libremente la asistencia sanitaria primaria porque están perfectamente capacitados para ello. Si buscamos un médico naturópata en un lugar que no proporciona licencias, es importante que averigüemos cuáles son sus credenciales. Asegúrese de ser tratado por un médico correctamente formado que haya superado una carrera de cuatro años en una facultad de medicina naturópata acreditada y con estudios de posgrado. Para obtener más información sobre dónde encontrar a un médico naturópata en su región, póngase en contacto con alguna asociación de médicos naturópatas (*véanse* los Recursos en la red al final del libro). Tenga en cuenta que la información es muy importante, ya que lo que está en juego es su salud.

La naturopatía es eficaz para curar varias enfermedades agudas y crónicas. Destaca en el tratamiento de las crónicas cuando la medicina alopática ya no tiene nada que ofrecer. En los casos de las enfermedades agudas, suele respaldar a los propios mecanismos de curación del cuerpo. Algunas dolencias comunes tratadas mediante la naturopatía incluyen (aunque no se limitan a) las alergias, el asma, la ansiedad, la depresión, la fatiga, los problemas digestivos y cutáneos, las enfermedades autoinmunitarias, los problemas de la glándula tiroides, las irregularidades en la menstruación (incluidos los síntomas de la menopausia), los resfriados agudos y la gripe, las infecciones crónicas y el cáncer.

Los servicios ofrecidos en una clínica naturópata varían dependiendo del médico, pero pueden incluir las unidades de agudos; la medicina femenina; la terapia intravenosa, incluida la quelación (una inyección intravenosa de ácido etilendiaminotetracético, o EDTΛ, que es un aminoácido que elimina los metales pesados y otros elementos del organismo y que se ha usado para mejorar la función metabólica y el flujo sanguíneo en las arterias taponadas); el bienestar; la pediatría; la medicina física y la manipulación de la columna vertebral; el asesoramiento nutricional, la homeopatía; el drenaje (un tipo concreto de detoxificación a nivel celular) y la medicina botánica, centrándose en las enfermedades crónicas y el apoyo en los casos de cáncer.

La naturopatía no es ningún secreto. Como naturópatas, buscamos ayudar al cuerpo a empezar a recuperar la salud y a mantener su homeostasia. Prestamos atención a todos los aspectos del cuerpo, la mente y el espíritu del paciente para asegurar el equilibrio en todas estas facetas. Frecuentemente, las simples recomendaciones en la dieta o algunos cambios en el estilo de vida empiezan a hacer que el cuerpo experimente cambios. En otros momentos necesitamos ayudar al cuerpo a dirigirse hacia cierta dirección respaldando a aparatos o sistemas concretos con vitaminas, minerales, plantas, la homeopatía u otras medicinas naturales.

Se enumeran a continuación los principios subyacentes a la naturopatía que ayudan a tantas personas a tener un estado de salud óptimo:

- En primer lugar, no provocar daño.
- Identificar y tratar la causa.
- Transmitir el poder curativo de la naturaleza.

- El doctor es el maestro.
- Tratar siempre a la persona en su conjunto.
- Poner énfasis en la prevención.

Si todos vivieran siguiendo estos principios, las tasas de enfermedad y de muertes prematuras se reducirían significativamente.

Cómo empieza la enfermedad

Cuando el cuerpo es capaz de conservar el equilibrio y evitar verse afectado por cualquier enfermedad, conserva la salud. Cuando sucede algo que afecta al equilibrio del organismo (la homeostasia), éste se torna más susceptible a la enfermedad. Muchos factores fisiológicos y psicológicos afectan al equilibrio del cuerpo y, por tanto, a la susceptibilidad del organismo de verse afectado por la enfermedad.

Según el médico Henry Lindlahr, en su libro *Philosophy of Natural Therapeutics*: «Una de las principales causas de enfermedad es una composición anormal de la sangre y la linfa». La sangre y la linfa son las responsables de transportar nutrientes a los tejidos, para así alimentar sus funciones, y de eliminar los productos de desecho, las toxinas y los subproductos del metabolismo para que sean excretados del cuerpo mediante el hígado y los riñones. La composición de estos fluidos depende únicamente del estilo de vida que llevemos y del tipo de nutrientes que introduzcamos en el cuerpo mediante la dieta para alimentar los procesos corporales vitales.

Por tanto, las enfermedades suelen ser resultado de la deficiencia de nutrientes, lo que da lugar a un suministro, por parte de la sangre y de la linfa, de cantidades inferiores a las adecuadas de nutrientes que alimenten el metabolismo celular. Esto, a su vez, viene como resultado de una dieta insuficiente, no equilibrada o contaminada. Según Lindlahr, si la dieta está compuesta por un exceso de proteínas, carbohidratos y grasas de baja calidad, los tejidos se verán, inevitablemente, obstruidos por una «materia mórbida». Esta «materia mórbida», o acumulación de toxinas, puede interferir en las funciones celulares vitales, convirtiéndose así en patogénica para muchos sistemas y aparatos corporales. La acumulación de toxinas favorece, a su vez, la degeneración celular, desplazando al sistema hacia la enfermedad, en lugar de respaldar la regeneración celular necesaria para la curación.

Dependiendo de la constitución de la persona y de su capacidad para eliminar los productos de desecho acumulados, las enfermedades pueden manifestarse de muy distintas maneras. Una persona puede verse afectada por una erupción cutánea, alergias y asma, mientras que otra, cuyo organismo no sea tan eficiente eliminando los productos de desecho, podría almacenarlos en forma de quistes, tumores y, eventualmente, cáncer. Sólo cuando el cuerpo posee un equilibrio correcto puede funcionar de forma óptima, lo que incluye la adecuada eliminación de los productos de desecho.

El error en la teoría de los gérmenes

Louis Pasteur es el responsable de habernos hecho conscientes de que ciertos microorganismos provocan algunas enfermedades. Ésta es la teoría de Pasteur de los gérmenes como causantes de la enfermedad. Por ejemplo, Pasteur vio que el bacilo de la difteria se encuentra en aquellos pacientes afectados por esta enfermedad, por lo que concluyó que el bacilo de la difteria provoca la difteria. No obstante, este bacilo también puede encontrarse en la garganta de una persona sana. Lo mismo puede decirse de muchas otras enfermedades, incluidas la faringitis estreptocócica, las infecciones por estafilococos, la neumonía, la tosferina, etcétera. En cada uno de estos casos, pueden encontrarse los mismos microorganismos en personas sanas que se han visto expuestas al germen, pero que no contraen la enfermedad. La teoría de Pasteur de que las bacterias provocan enfermedades no supera la prueba de la investigación científica actual.

Dos de mis mentores, el Dr. Dickson Thom, un médico naturópata con su consulta en Portland (Oregón) y el Dr. Gerard Gueniot, un doctor en medicina holística de Francia, siempre han enseñado que la enfermedad sólo puede afectar a un cuerpo susceptible. Cuando un organismo ya no conserva, por la razón que sea, su homeostasia (por ejemplo, por una dieta inadecuada, unos hábitos de vida poco saludables, un historial familiar genético, un estrés emocional crónico, una sobrecarga de toxinas ambientales o un estilo de vida sedentario), se debilita, teniendo así una menor capacidad de enfrentarse a ciertos microorganismos y a otros estados de enfermedad. Llamamos a este estado general de reactividad corporal y de salud el «terreno» de cada uno. Basándose en la fortaleza del terreno de una persona, la enfermedad puede ser evitada o inevitable. Según el Dr. Rene Dubos, afamado microbiólogo en el Instituto Rockefeller para la Investigación Médica: «Los virus y las bacterias no son la causa de la enfermedad, sino que hay algo más. La mayoría de las personas son portadoras, a lo largo de su vida, de variedad de agentes microbianos potencialmente patógenos para ellos, pero cuando sucede algo que altera el equilibrio entre el hospedador y el parásito se desarrolla la infección para transformarse en enfermedad».

Esto significa que no es el virus o la bacteria el que nos afecta, sino que es el equilibrio alterado el que debilita nuestra resistencia, permitiendo así que la enfermedad aparezca. Independientemente de cómo llamemos a este equilibrio (u homeostasia o terreno o susceptibilidad), de lo que hablamos es de la capacidad de nuestro cuerpo de mantenerse libre de enfermedades.

La salud de nuestros hijos equivale a la salud de nuestro futuro

Si creemos firmemente en mantener un terreno saludable, como consecuencia de ello querremos potenciar la buena salud en nuestros hijos. A medida que crecen y se hacen más fuertes, el interior de su organismo también se desarrolla de formas muy importantes que no podemos ver. El sistema nervioso, el cerebro y el sistema inmunitario de los niños se desarrollan a lo largo de la primera etapa de su vida. Para promover una salud y un desarrollo óptimos, es importante proteger los terrenos de los niños mediante una dieta y un estilo de vida correctos. Si nos centramos en minimizar los residuos de pesticidas, hormonas y antibióticos

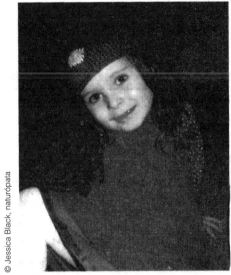

© Jessica Black, naturópata

▸ Mi hija Sandie. Nuestros hijos nos inspiran para realizar elecciones con respecto a nuestro estilo de vida que potencien una buena salud, de forma que podamos trasmitirles estos buenos hábitos.

en los alimentos; incluimos alimentos nutritivos como parte de una dieta equilibrada; eliminamos las alergias alimentarias y los azúcares, las harinas refinadas y otros alimentos inmunosupresores, los niños estarán más sanos a largo plazo. Si potenciamos un estilo de vida saludable desde el principio, muchos niños permanecerán libres de enfermedades. Creo que es mi responsabilidad para con mis hijos mantenerles sanos para así evitarles futuras enfermedades crónicas. También es importante aportarles una atmósfera llena de amor y apoyo en la que crecer y desarrollarse, ya que, como verá en capítulos posteriores, las emociones juegan un papel importante en la salud y la enfermedad.

Hay una cosa más que puntualizar sobre el desarrollo de los niños. Cuando un pequeño se enfrenta a una agresión vírica o bacteriana, y enferma de resfriado, gripe o tiene fiebre, se trata de una reacción positiva. Esto nos permite ver que su organismo es capaz de reaccionar ante los antígenos extraños. Es importante que los niños enfermen y padezcan fiebre algunas veces cada año. Cuando esto sucede, el sistema inmunitario «practica» y se desarrolla. En nuestra consulta médica, solemos observar que, después de que un niño haya superado una enfermedad, hará algo nuevo. Puede que diga una palabra nueva, que dé sus primeros pasos, que aprenda una nueva habilidad, que actúe con algo más de convicción frente a las cosas o que adquiera más confianza en sí mismo. Éste es un aspecto realmente sorprendente del desarrollo de los niños: ellos se desarrollan a medida que su sistema inmunitario también lo hace. Si amortiguamos la respuesta inmunológica con acetaminofeno, antibióticos o cualquier otro tratamiento supresor, estamos indicando al cuerpo que no reaccione y que, por tanto, no practique para desarrollar su respuesta inmunitaria. Si suprimimos las reacciones de los niños en suficientes ocasiones, el organismo dejará de reaccionar.

El sistema inmunológico tiene muchos componentes, y si todos ellos no son ejercitados ni desarrollados, el sistema puede desequilibrarse. El niño cuya respuesta inmunitaria haya sido suprimida demasiadas veces quizás deje de manifestar reacciones menores ante infecciones como las causadas por los resfriados y la gripe, y estas reacciones son la forma que tiene el organismo de luchar contra las bacterias, los virus y otros organismos extraños a los que se vea expuesto. Reducir la reacción adecuada del sistema inmunitario en los niños hace que queden expuestos a muchos invasores extraños que nunca serán rechazados. Si estos invasores quedan almacenados en el organismo y no son eliminados, tendrán el potencial de causar futuros problemas de salud.

Resultado final: cualquier desequilibrio en la función inmunitaria, como por ejemplo, una exposición prolongada a invasores extraños sin que el cuerpo se libere de ellos, puede incrementar la inflamación crónica, reducir la capacidad de combatir a los invasores extraños e incrementar el potencial de que se produzcan reacciones autoinmunitarias.

¿Qué queremos decir con «dieta contra la inflamación»?

He visto que el mejor tipo de dieta que muchas personas pueden seguir para asegurarse un estado de salud óptimo y la curación es la dieta contra la inflamación. Aprendí sobre esta dieta con mi mentor, el Dr. Dick Thom, que imparte clases en el National College of Naturopathic Medicine (NCNM), donde obtuve mi licenciatura en naturopatía. Tuve la suerte de trabajar a las órdenes del Dr. Thom en la clínica del NCNM, donde observé los fantásticos beneficios aportados por la dieta contra la inflamación. Llamamos así a esta dieta porque elimina muchos alimentos alergénicos comunes que pueden potenciar la inflamación en el cuerpo (*véase* el capítulo 2 para leer una discusión sobre la inflamación). También reduce la ingesta de residuos de pesticidas, hormonas y antibióticos. Esta dieta está repleta de alimentos saludables; elimina los alimentos procesados, los azúcares y otros alimentos elaborados, como los aceites hidrogenados, y potencia una abundante ingesta de para obtener los nutrientes esenciales. Al reducir la ingesta de toxinas y de otras sustancias de difícil digestión, la dieta contra la inflamación promueve una digestión más fácil y aporta un menor nivel de agresión contra el organismo. Si la sangre y la linfa reciben un aporte correcto de nutrientes, y si los alimentos difíciles de digerir o asimilar son eliminados, la función celular (o, en otras palabras, el metabolismo) mejora. Por tanto, el cuerpo recibe sustento de maneras que facilitan la regeneración celular en lugar de la degeneración celular, lo que puede promover una buena salud.

La dieta contra la inflamación que presentamos en este libro es la forma más extrema de la dieta. Incluso la adopción parcial de esta dieta favorecerá muchos cambios positivos para la salud. Por ejemplo, eliminar la harina y el azúcar refinados y las carnes no ecológicas y consumir trigo integral, melaza y carnes ecológicas mejorará su salud.

Para algunas personas y familias, realizar el cambio hacia la dieta contra la inflamación puede suponer una transición lenta. No tiene por qué producirse de un día para otro. Incluso la simple adopción gradual de la dieta mejorará la salud y reducirá las probabilidades de sufrir futuras enfermedades crónicas. Si ya padecemos una enfermedad crónica, una transición más rápida hacia la dieta contra la inflamación supondrá una gran diferencia en nuestro estado de salud. Por ejemplo, una persona que padezca un cáncer querrá hacer sacrificios para encaminarse con mayor rapidez hacia la dieta contra la inflamación, y al hacerlo potenciará unos cambios positivos que respaldarán cualquier tratamiento contra el cáncer, ya sea convencional o no, al que se esté sometiendo. Una vez más, esta dieta tiene el potencial de limpiar el organismo lo suficiente como para hacer que cualquier tratamiento (alopático o «alternativo») sea más eficaz.

Otra cosa que debemos recordar es que no todos reaccionarán de forma negativa contra todos los alimentos mencionados en esta dieta como «alimentos que deben evitarse». Después de seguir estrictamente la dieta contra la inflamación durante algún tiempo, la reintroducción de algunos de los alimentos mencionados puede resultar aceptable, y si no se perciben reacciones adversas durante la reintroducción, ese alimento en concreto podría tolerarse (aunque no debería consumirse a diario). Se habla de la forma en la que reintroducir los alimentos en el capítulo 3.

CAPÍTULO 2

La inflamación: ¿qué tiene de especial?

Los investigadores están hallando más y más pruebas que relacionan la inflamación crónica con la enfermedad crónica. Según un artículo escrito por Michael Downey que apareció en el número de febrero de 2005 de la revista *Better Nutrition*, muchos marcadores de la inflamación en el organismo están, directa o indirectamente, relacionados con las enfermedades cardiovasculares, el cáncer, la enfermedad de Alzheimer, las enfermedades autoinmunitarias y el asma. Incluso las células sanas crean a veces una respuesta inmunitaria contra las células normales, lo que da lugar a un ataque inflamatorio contra ciertos tejidos, como los ubicados en las articulaciones, los nervios y el tejido conjuntivo. Así es como puede estar relacionada la inflamación con los trastornos autoinmunitarios, como la artritis reumatoide, la esclerosis múltiple, el lupus o la psoriasis.

¿Qué es la inflamación?

La inflamación es la primera respuesta del sistema inmunitario a la infección o la irritación. Se pone de manifiesto con los signos de enrojecimiento (en latín *rubor*), calor (*calor*), hinchazón (*tumor*) y dolor (*dolor*), y el funcionamiento incorrecto de los órganos implicados. La inflamación aguda es necesaria para ayudar a curar un traumatismo agudo, las abrasiones, las fracturas óseas o la invasión aguda por parte de una sustancia extraña, como el veneno de la picadura de una abeja. El organismo reacciona de inmediato incrementando en su interior las sustancias que estimulan la hinchazón, el enrojecimiento, el dolor y el calor. Estas respuestas son importantes, porque hacen que el organismo no provoque daños ulteriores a la lesión o la herida potenciando el dolor y la hinchazón alrededor de la zona afectada. Esto provoca que el individuo tenga más cuidado cuando mueve la parte afectada. Por ejemplo, si se fractura la muñeca, el dolor y la inflamación le forzarán a protegérsela para que no sufra daños posteriores que podrían darse si la usara o la moviera con demasiada brusquedad.

La inflamación crónica es un nivel de inflamación bajo pero continuo, invisible al ojo humano y que suele darse como respuesta a una inflamación aguda prolongada o a las lesiones repetitivas. Ahora también nos encontramos con que la inflamación crónica está relacionada con muchas enfermedades. Se desconoce cómo se inicia la inflamación en las enfermedades crónicas, pero hay muchas teorías, algunas de las cuales comentaremos en este capítulo.

La inflamación crónica puede dar lugar (y lo da) a la necrosis (destrucción de tejidos) debido a las células inflamatorias y algunos otros agentes. La respuesta curativa del cuerpo depende de muchos factores: la infección persistente, la presencia de materias extrañas o de otros agentes que estimulan la inflamación (como los virus, las bacterias o los parásitos latentes), un suministro sanguíneo insuficiente, la irradiación y los fármacos, como los corticoesteroides, administrados localmente. Otros factores sistémicos incluyen la edad (el proceso de curación se ralentiza y es menos eficaz con la edad); la deficiencia en nutrientes como la vitamina C, el zinc y las proteínas; las alergias alimentarias crónicas; las enfermedades metabólicas como la insuficiencia renal o la diabetes mellitus; los estados degenerativos relacionados con los tumores malignos; y los fármacos sistémicos como los corticoesteroides (estos fármacos pueden usarse por vía tópica o sistémica).

La inflamación, la fiebre, la hinchazón de los tejidos y las alergias se ven controladas, en gran medida, por unos ácidos grasos llamados prostaglandinas. Hay tres familias distintas de prostaglandinas que tienen tres funciones diferentes en el organismo:

1. La PGE1 ayuda a reducir las alergias, previene la inflamación, incrementa la producción de mucosa en el estómago, reduce la presión sanguínea, mejora la función nerviosa y también ayuda a potenciar la respuesta inmunitaria.
2. La PGE2 estimula la respuesta alérgica, potencia la inflamación, incrementa la agregación plaquetaria (que es cuando las plaquetas se adhieren al lugar en el que se forman placas a lo largo de las paredes de los vasos sanguíneos, dando lugar a la formación de coágulos sanguíneos localizados, que pueden bloquear todavía más el flujo de sangre en la arteria), incrementa la contracción de la musculatura lisa y suprime la función inmunitaria.
3. La PGE3 bloquea la liberación de prostaglandinas proinflamatorias (PGE2), potencia la función inmunitaria, reduce la agregación plaquetaria, incrementa el colesterol HDL (el colesterol «bueno»), reduce los triglicéridos e inhibe la inflamación.

En términos sencillos, puede pensar que la PGE1 y la PGE3 son las prostaglandinas «buenas» y que la PGE2 es la prostaglandina proinflamatoria o «mala».

Como cabe esperar, ciertos alimentos potenciarán la producción de ciertas prostaglandinas. El ácido linoleico (procedente del aceite de cártamo, del de girasol y de sus semillas, del aceite de sésamo y de sus semillas y de la leche materna) se transforma en PGE1. El ácido araquidónico (procedente de las carnes, los productos lácteos y la leche materna) se transforma en PGE2. El ácido alfa-linolénico (procedente de las semillas de calabaza, las de lino, las nueces, las habas de soja y la leche materna) se transforma en PGE3. El ácido eicosapentanoico (EPA) y el docosahexanoico (DHA) pueden ser producidos por el cuerpo a partir del ácido alfa-linolénico (ALA). El EPA y el DHA potencian la vía de la PGE3 (la vía «buena») y se encuentran en la leche materna y en el pescado de agua fría, como el salmón, la caballa, la sardina y la trucha.

Comprender la cascada inflamatoria y la forma en que los alimentos pueden influir en las vías inflamatorias del organismo nos permite comprender la importancia de la ingesta de nutrientes con respecto a la forma en la que nuestro cuerpo funciona como conjunto. Por ejemplo, si nos aseguramos de incluir abundantes frutos secos, semillas y pescados de agua fría en nuestra dieta, evitaremos la inflamación de forma natural. Consumir estos alimentos incrementará los niveles de PGE1, lo que, a su vez, reducirá los niveles de PGE2, una de las prostaglandinas inflamatorias.

Las enzimas corporales implicadas en generar prostaglandinas y metabolitos del ácido araquidónico son de gran importancia con respecto al uso de la medicación antiinflamatoria. Por ejemplo, el importante enzima fosfolipasa A2 (PLA2) permite que el ácido araquidónico se libere de las membranas celulares. La producción de ácido araquidónico es el primer paso para la potenciación de la inflamación. Otra enzima, la ciclooxigenasa, es necesaria para transformar el ácido araquidónico en PGE2, prostaciclinas y tromboxanos, que potencian la inflamación. (Pista: puede averiguar si una sustancia es una enzima si su nombre acaba en –asa.) La lipooxigenasa es necesaria para potenciar la conversión del ácido araquidónico en muchas otras prostaglandinas productoras de inflamación. La vía de la ciclooxigenasa-1 colabora en la formación del recubrimiento protector del estómago, y la vía de la ciclooxigenasa-2 potencia la inflamación. Muchos fármacos antiinflamatorios afectan a ambas vías de la ciclooxigenasa, dañando así el recubrimiento del estómago. Este tema se trata en mayor detalle más adelante, en la sección dedicada a los daños que provoca el uso de fármacos antiinflamatorios a largo plazo.

La inflamación y las enfermedades crónicas

Como se ha mencionado, las investigaciones recientes respaldan la sorprendente relación entre la inflamación crónica y las enfermedades crónicas, como las enfermedades cardiacas, las autoinmunitarias, el cáncer, la osteoporosis, etcétera. En febrero de 2004, la revista *Time* mostraba un artículo anunciado en la portada sobre la relación entre ciertas enfermedades crónicas y la inflamación. Observemos el impacto de la inflamación sobre algunos trastornos importantes de la salud: las enfermedades cardiacas, la diabetes, el dolor crónico (la fibromialgia, en concreto) y el insomnio.

Enfermedad cardiaca

Bajo el término general de «enfermedad cardiaca» podemos incluir los trastornos como la apoplejía, la ateroesclerosis, los ataques al corazón y la presión sanguínea alta. Los factores de riesgo que se suelen examinar con respecto a la enfermedad cardiaca son los niveles de colesterol, la presión sanguínea, los niveles de glucosa en ayunas y, menos frecuentemente, los de proteína C reactiva (CRP), los de homocisteína, lipoproteína A, ferritina, fibrinógeno y algunos otros. Otros factores de riesgo de las enfermedades cardiovasculares incluyen poseer una personalidad de tipo A, un historial familiar de enfermedades cardiacas, la falta de una pareja, un estilo de vida sedentario, tabaquismo, las infecciones, la isquemia, los daños oxidativos (provocados por los radicales libres), la inflamación y la resistencia a la insulina.

La mayoría de los factores de riesgo de las enfermedades cardiacas pueden estimular la liberación de diversos promotores de la inflamación, de especies reactivas del oxígeno (radicales libres), de óxido nítrico (del que se hablará más adelante) y de células inmunitarias como resultado de las lesiones en los tejidos. (Una vez más, cuando hablamos de inflamación, en este contexto nos referimos a la inflamación que se produce a nivel celular y que no es detectable por el ojo humano.) Los daños microscópicos en los tejidos o el estrés repetitivo sobre ciertos tejidos pueden provocar la lesión de los mismos, lo que da lugar a una reacción inflamatoria del sistema inmunitario. A su vez, la inflamación prolongada somete a las personas al riesgo de padecer enfermedades cardiacas. Esto da lugar a un círculo vicioso: muchos factores de riesgo de las enfermedades cardiacas incrementan la inflamación y, a su vez, esta última aumenta el riesgo de sufrir una enfermedad cardiaca.

Los tres tipos de células susceptibles a los factores de riesgo cardiovascular incluyen a las células epiteliales, las células musculares lisas y las células inmunitarias. Las células epiteliales recubren los vasos sanguíneos y son responsables de controlar el flujo de nutrientes, las hormonas y los mediadores inmunitarios de una célula a otra. También regulan el tono vascular, que afecta al flujo sanguíneo a través de los vasos. (*Vascular* significa que pertenece o está relacionado con los vasos sanguíneos o los linfáticos.) Las células musculares lisas ayudan a la constricción y la dilatación de los vasos sanguíneos (vasoconstricción y vasodilatación), actuando así como importantes reguladoras de la presión sanguínea. Las células inmunitarias ayudan a defender y reparar el tejido vascular de las agresiones químicas y biológicas. Cualquier alteración de la homeostasia (o equilibrio) de estas células puede contribuir al riesgo de padecer una enfermedad cardiaca. Según un artículo publicado en marzo de 2004 en la revista *Alternative Medicine Review*, la inflamación crónica es la agresión más común a estos tres tipos de tejido, lo que da como resultado un funcionamiento subóptimo del aparato cardiovascular.

Como respuesta a la inflamación resultante de las lesiones tisulares o la exposición a sustancias químicas tóxicas, las células epiteliales producen variedad de moléculas que contribuyen al riesgo de padecer una enfermedad cardiaca. Entre ellas se incluyen los factores de coagulación, los de fibrinolisis (que pueden potenciar unas hemorragias anómalas), prostaglandinas y reguladores de tono vascular como el óxido nítrico. Vale la pena mencionar al óxido nítrico (NO), ya que desempeña un papel importante en la regulación de la presión sanguínea mediante su capacidad potenciadora de la vasodilatación. Un incremento prolongado de los niveles de azúcar en sangre, como sucede en el caso de la diabetes, reducirá los niveles de NO, lo que a su vez dará lugar a una mayor vasoconstricción y a una mayor presión sanguínea (hipertensión).

Durante la hipertensión, algunas células musculares lisas pueden transformarse en células más bien secretoras, en lugar de en las células de tipo elástico que se supone que deberían ser. Las células musculares lisas suelen ser de naturaleza elástica para así permitir su adaptación al grado variable de presión sanguínea experimentado a lo largo de todo el día. Las nuevas células musculares lisas secretoras pueden liberar promotores del crecimiento y empezar a formar una lesión de células musculares lisas secretoras que proliferan a lo largo del vaso sanguíneo. Esta lesión es clínicamente significativa, ya que mientras crece y se desarrolla, muestra unos importantes depósitos de colesterol y lípidos que provocan que la pared se debilite mientras las células experimentan apoptosis (muerte celular). A medida que esta zona de células debilita la pared vascular, se convierte en un aneurisma. Un aneurisma es un factor de riesgo cardiovascular clínicamente significativo, ya que tiene el potencial de sufrir una ruptura y provocar la muerte instantánea. En condiciones relacionadas con el estrés oxidativo (daños provocados en los tejidos por los radicales libres), como unos niveles elevados de colesterol, el NO puede estar elevado, pero inactivo y, por tanto, es incapaz de promover la vasodilatación de los vasos sanguíneos para así reducir la presión sanguínea y combatir la posibilidad de sufrir un aneurisma.

Así pues, quizás se esté preguntando cómo está relacionada toda esta información con la dieta contra la inflamación. Reducir la inflamación mediante la dieta hará descender los niveles de mediadores de la inflamación en el organismo que provocan daños oxidativos en las células. Además, disminuir la inflamación y la presión sanguínea mediante el ejercicio y la dieta puede reducir muchos riesgos cardiovasculares. Por último, disminuir la inflamación puede aminorar los daños menores sobre los tejidos que potencian incluso una posterior inflamación (lo que desencadena un círculo vicioso).

¿Cómo consigue la dieta contra la inflamación todas estas cosas? El exceso de toxinas liposolubles que obtenemos mediante la dieta se almacena en nuestras células grasas (adipocitos) y son transferidas a otras ubicaciones de nuestro organismo mediante el colesterol. A medida que empezamos a estimular un estado óptimo de salud mediante una dieta más saludable, el ejercicio y la reducción del estrés, generamos un sistema inmunitario que funciona mejor y que tiene una mayor capacidad de detoxificación. El ejercicio ayuda a eliminar las toxinas mediante el sudor y el aliento, y seguir la dieta contra la inflamación permite limitar la ingesta de toxinas lipo e hidrosolubles que forman parte de la dieta estándar en el mundo occidental, como los residuos de pesticidas, antibióticos, hormonas, conservantes, metales pesados y otras sustancias químicas (por ejemplo, colorantes y aromatizantes artificiales). A medida que nuestro organismo se vuelve más eficiente y consumimos una dieta más pura (una dieta que elimina esas cargas tóxicas), los niveles de colesterol empiezan a reducirse y el NO puede empezar a normalizar su función. Además, los estilos de vida más saludables aminoran el estrés sobre el cuerpo, dando lugar a una reducción de la secreción de hormonas del estrés (se hablará de esto en más detalle más adelante).

Permítame repetirlo de nuevo de forma más sencilla: si reducimos la ingesta de las toxinas normalmente consumidas como parte de la dieta típica en el mundo occidental, podremos aminorar la inflamación general y, por tanto, reducir la carga sobre el aparato cardiovascular y otros sistemas y aparatos del organismo.

Diabetes

La recopilación de pruebas sugiere que la inflamación leve crónica es también un factor de riesgo de la diabetes de tipo II. Un estudio publicado en el *American Journal of Clinical Nutrition* en septiembre de 2005 reportaba que una dieta rica en alimentos productores de inflamación, como los cereales refinados y las carnes y los azúcares refinados, incrementaba el riesgo de desarrollar una diabetes de tipo II. La conexión entre la inflamación y el riesgo de padecer diabetes fue también señalado ya en 2001 en el *Journal of the American Medical Association*.

Dolor crónico e insomnio

El dolor crónico, como el asociado a la fibromialgia, también puede relacionarse con la inflamación. A pesar del hecho de que la fibromialgia no se considera una enfermedad inflamatoria, la inflamación desempeña un importante papel en los síntomas relacionados con esta enfermedad. En el caso de los pacientes afectados por fibromialgia, la alteración del sueño tiene un papel destacable a la hora de impedir la curación. Durante la noche, nuestro sistema inmunitario tiene la importante tarea de reparar los tejidos y limpiar el sistema de antígenos extraños, células muertas y radicales libres. Cuando una persona no puede dormir, como cuando padece un dolor crónico o fibromialgia, los músculos, los vasos sanguíneos y otros tejidos corporales no pueden ser limpiados ni reparados adecuadamente para su funcionamiento óptimo. Esto genera una situación en la que la inflamación puede darse a nivel celular porque el tejido no está siendo reparado correctamente, y los productos de desecho empiezan a acumularse en el cuerpo porque el sistema inmunitario no los elimina de manera adecuada.

Muchas personas que padecen fibromialgia tienen unos niveles bajos de serotonina, un neurotransmisor que potencia la secreción de la hormona del crecimiento, responsable del estado de humor, que promueve el sueño e incrementa los niveles de DHEA (hablaremos de la DHEA más adelante). La hormona humana del crecimiento, que suele aumentar durante el sueño, estimula el crecimiento de tejido nuevo y facilita el metabolismo de los carbohidratos para mantener los niveles de energía durante todo el día. Como los niveles de serotonina se reducen en los pacientes aquejados de fibromialgia, los niveles de la hormona del crecimiento bajan y, además, se sufre insomnio, es más probable padecer depresión y, debido a unos niveles menores de DHEA, se potencia la inflamación. El 95 % de la serotonina se produce en el tracto gastrointestinal; por tanto, es muy importante que los pacientes aquejados de fibromialgia tengan un aparato digestivo sano. Seguir una dieta contra la inflamación reduce la carga tóxica en el aparato digestivo, promueve la buena salud del tracto gastrointestinal y reduce la respuesta inflamatoria. Un tracto gastrointestinal con un mejor funcionamiento potencia su secreción de serotonina, lo que, a su vez, mejora el sueño y el humor. A medida que el sueño y el humor mejoran, el sistema inmunitario está más capacitado para llevar a cabo la desintoxicación y para reparar, durante la noche, los tejidos dañados. Cuando la inflamación se reduce mediante cambios en la dieta, los tejidos se reparan adecuadamente, el sueño mejora y el dolor se reduce.

El estrés y la inflamación

Es extremadamente importante tratar el tema del estrés debido a su influencia directa en la inflamación. Hasta cierto punto, nuestro cuerpo necesita el estrés para que nos ayude a solucionar las situaciones amenazadoras. Nuestro cuerpo responde al estrés secretando varias hormonas para incrementar la energía. En el pasado, hace cientos de años, los humanos necesitaban ese rápido aumento en los niveles de adrenalina para que les ayudara a huir del tigre con el que se encontraban en el bosque. El estrés diario al que nos enfrentamos en la actualidad procede de los factores estresantes como el trabajo, la familia, los plazos, el tráfico, la acumulación de toxinas y el estrés ambiental, por mencionar algunos. En condiciones ideales, cuando se producen sucesos estresantes, el sistema nervioso simpático se activa, estimulando la producción de una hormona del estrés llamada *cortisol* que, a su vez, potencia un incremento en los niveles de azúcar en sangre. Este aumento de los niveles de azúcar en sangre está pensado para suministrarnos la energía extra necesaria para escapar del tigre, por así decirlo, pero en la sociedad moderna e industrializada, no hay tigres de los que huir, sino simplemente el estrés, que incrementa nuestros niveles de cortisol y de azúcar en sangre. Sin el gasto de energía que tiene lugar cuando escapamos del tigre, permanecemos con unos niveles elevados de cortisol y de azúcar en sangre que nuestro organismo no necesita. En la actualidad, enfrentada a numerosas situaciones estresantes, mucha gente vive en un continuo estado de estimulación del sistema nervioso simpático, lo que da lugar a unos niveles crónicamente elevados de cortisol. Unos niveles elevados y prolongados de cortisol pueden dar lugar a la disfunción tiroidea, a anomalías en los niveles de azúcar en sangre, a ganancia de peso, a osteoporosis, a una presión sanguínea alta, a hiperinsulinemia, a hipercolesterolemia y a una serie de otros desequilibrios metabólicos.

Además de incrementar el cortisol y los niveles de azúcar en sangre, el estrés fisiológico o el psicológico promueven la inflamación mediante la secreción de ciertos neuropéptidos. (Un neuropéptido es una proteína que transmite un mensaje en el interior del sistema nervioso.) Estos neuropéptidos inflamatorios estimulan una respuesta sistémica (es decir, en todo el organismo) de estrés mediante la estimulación del sistema nervioso simpático y la secreción de hormonas del estrés, de las cuales el cortisol es una de ellas. (De hecho, la secreción de neuropéptidos es lo que desencadena, en primer lugar, la secreción de cortisol. Toda esta cadena de acontecimientos sucede en un abrir y cerrar de ojos.) Estas hormonas del estrés estimulan la secreción de proteínas de fase aguda, que son las primeras promotoras de la inflamación. Una cosa que debe tenerse en cuenta es que los mismos neuropéptidos que median el estrés también lo hacen con la inflamación. Por tanto, es posible, e incluso probable, que el estrés dé lugar a una respuesta inflamatoria en el organismo.

Aprendamos algo más sobre cómo los niveles elevados de cortisol y de azúcar en sangre pueden afectar a la salud y la inflamación. Como se ha mencionado, a la producción prolongada de cortisol le acompaña un incremento continuado de los niveles de azúcar o glucosa en sangre. Con el tiempo, estos niveles elevados de azúcar en sangre dan lugar a una mayor producción de insulina y a un problema llamado *resistencia a la insulina*. Normalmente, la tarea de la hormona insulina consiste en permitir que la glucosa penetre en la célula en los momentos en los que existe un aumento en las necesidades de energía o cuando se produce un incremento en los niveles de azúcar en sangre. La resistencia a la insulina se produce cuando hay grandes cantidades de esta hormona en sangre junto con elevadas concentraciones de azúcar y aun así, la insulina no está siendo usada correctamente por los receptores celulares de la insulina para permitir que el azúcar de la sangre entre en la célula y que sea usado para obtener energía. Unos niveles elevados y prolongados de insulina desencadenan, a su vez, la producción de colesterol. Por tanto, un aumento del estrés acaba dando lugar a unos mayores niveles de colesterol.

Los niveles elevados de colesterol también contribuyen a la inflamación mediante el incremento de los niveles de interleukina-6 (IL-6), lo que provoca reacciones inflamatorias y también hace disminuir la actividad de aquella parte del sistema inmunitario responsable de la protección contra las infecciones víricas y bacterianas. Con el tiempo, los niveles elevados de colesterol y de IL-6 provocan un descenso en una hormona muy importante llamada DHEA. La DHEA, a la que se considera una hormona inmunitaria y antiedad, controla los trastornos relacionados con el envejecimiento, ayuda a reparar y conservar en buen estado los tejidos, reduce la ateroesclerosis, incrementa la sensibilidad a la insulina, controla las reacciones alérgicas y equilibra la actividad del sistema inmunitario. Se debería saber que la DHEA se puede comprar en tiendas de productos ecológicos y que no requiere receta. No obstante, no debería tomarse como suplemento a no ser que los niveles de DHEA del paciente sean bajos tras comprobarlo con análisis clínicos adecuados. Además, un médico debería controlar estas tomas.

Las emociones negativas y la falta de relaciones que nos aporten apoyo afectan a la modulación inmunitaria de forma significativa. Varias investigaciones han mostrado que la desregulación del sistema inmunitario desempeña un papel en muchos trastornos relacionados con la inflamación, incluidas las enfermedades cardiovasculares, la osteoporosis, la artritis, la diabetes de tipo II, ciertos cánceres y el envejecimiento. Se ha visto que las emociones negativas y las infecciones prolongadas estimulan directamente a las citoquinas proinflamatorias que influyen en estos y muchos otros trastornos. Según Robert A. Anderson, que escribió sobre enfermedades autoinmunitarias y la inflamación en el número de mayo de 2004 de la revista *Townsend Letter for Doctors and Patients*: «Se ha visto que las relaciones personales íntimas abrasivas provocan una regulación descendente persistente del sistema inmunitario.» (La «regulación inmunitaria descendente» significa una reducción de la capacidad del sistema inmunitario para reaccionar de forma eficiente ante los invasores externos. También puede significar una reacción excesiva ante moléculas no dañinas, tal como se produce en el caso de las reacciones alérgicas.) Según Anderson, incluso los sucesos estresantes negativos del pasado no procesados o no resueltos correctamente incrementan el riesgo de padecer enfermedades cardiovasculares, trastornos metabólicos y enfermedades degenerativas como el cáncer.

Esto sugiere en gran medida que el tratamiento de los trastornos inducidos por el estrés requiere un enfoque holístico: uno que incluya una dieta contra la inflamación, las horas correctas de sueño y ejercicio y, si así se recomienda, orientación psicopedagógica, llevar un diario, la autoafirmación, la oración, el *qi gong* (un suave arte chino de curación que usa una serie de ejercicios de concentración de la mente y el cuerpo) y la suplementación nutricional.

Los daños provocados por el uso continuo de medicación antiinflamatoria

Cuando alguien siente dolor, es frecuente que la propia persona se automedique o le receten antiinflamatorios, como los fármacos antiinflamatorios esteroideos o los no esteroideos (también conocidos como AINE). Los fármacos antiinflamatorios basados en los esteroides inhiben al sistema inmunitario e interfieren en el proceso de curación. En el grupo de los AINE se incluyen la aspirina, el ibuprofeno y el naproxeno. No incluye al acetaminofeno, que es eficaz contra el dolor y la fiebre, pero no contra la inflamación. La aspirina, el ibuprofeno y el naproxeno inhiben a los enzimas ciclooxigenasa que promueven la producción de mediadores de la inflamación (mencionados anteriormente). No obstante, como estos fármacos no son específicos, también afectan al revestimiento del estómago, dando como resultado posibles efectos secundarios como las úlceras y los trastornos estomacales. Además, los AINE bloquean la secreción de las prostaglandinas más antiinflamatorias (PGE1 y PGE3), lo que resulta contrario al efecto que se supone que debe producir el fármaco.

43

Los medicamentos antiinflamatorios más novedosos, como el rofecoxib, afectan principalmente a la vía de la ciclooxigenasa-2. Como consecuencia de ello se les llama inhibidores de la COX-2. Estos fármacos están diseñados para no afectar a la vía de la ciclooxigenasa que promueve el buen estado del recubrimiento gástrico. Son de ayuda con los efectos secundarios gastrointestinales, pero no los han reducido por completo y no carecen de sus propios efectos secundarios. Siguen potenciando la vía de la lipooxigenasa de las sustancias promotoras de la inflamación. En septiembre de 2004, el rofecoxib fue retirado por la Administración para los Fármacos y Alimentos (FDA) de EE.UU. debido a su gran riesgo de producir efectos cardiovasculares, incluidos los ataques cardiacos y las apoplejías. Desde entonces, el Celebrex, que es también un inhibidor de la COX-2 y el principal competidor del rofecoxib, también está en alerta. Su fabricante, Pfizer Inc., ha revelado que detuvo una investigación en diciembre de 2004 que relacionaba al Celebrex con un incremento «estadísticamente significativo» de riesgos cardiovasculares. Éste fue por lo menos el segundo estudio que mostró un incremento en los problemas cardiacos debidos al uso del Celebrex.

Un estudio publicado en 2005 en el *British Medical Journal* sugería que la ingesta regular de rofecoxib, diclofenaco e ibuprofeno incrementaba significativamente el riesgo de padecer un ataque al corazón. No se encontraron pruebas que demostraran que el riego del naproxeno de provocar problemas cardiovasculares fuera menor. Este estudio y muchos otros que aparecen en la bibliografía médica aportan pruebas suficientes como para causar preocupación acerca de la seguridad cardiovascular por el uso de AINE.

Los AINE también tienen efectos secundarios no cardiacos, como la hinchazón, erupciones cutáneas, asma, angiedema (hinchazón intensa bajo la piel), urticaria, anafilaxis (un tipo de reacción alérgica que puede poner la vida en peligro), etcétera. Tiene sentido seguir una dieta saludable que reducirá la inflamación de forma natural en lugar de basarnos en el uso a largo plazo de antiinflamatorios.

CAPÍTULO 3

La importancia de la dieta

Seguir una dieta saludable y equilibrada puede acabar con muchos de los problemas relacionados con la acumulación de productos de desecho en el organismo. También proporciona nutrientes suficientes que son esenciales para el equilibrio del organismo. El papel del aparato digestivo consiste en ingerir el alimento, metabolizarlo para dar lugar a energía utilizable mediante la absorción de los nutrientes y eliminar las sustancias de desecho que no pueden usarse de forma eficaz. Cuanta mayor sea la calidad del alimento ingerido, más nutrientes y energía obtendremos de él.

Mitigar los efectos de la sobrecarga tóxica

Estamos expuestos, a diario, a toxinas ambientales y a subproductos alimentarios que acumulamos a través de la dieta. Mientras ingerimos sustancias químicas no aprovechables contenidas en los alimentos, como hormonas, pesticidas, residuos de antibióticos y otros compuestos, nuestro organismo debe esforzarse mucho para digerir estas sustancias extrañas, además de obtener nutrientes de esos mismos alimentos. El hígado y los riñones, que son responsables de metabolizar compuestos tóxicos, deben trabajar descomponiendo las toxinas de nuestro entorno, nuestro alimento y nuestros propios procesos metabólicos. El cuerpo humano no tiene una eficiencia del cien por cien mientras lleva a cabo su metabolismo. Tiende a generar productos de desecho, toxinas endógenas que deben procesarse y excretarse del organismo. La eficiencia con la que el organismo de una persona excreta estos productos de desecho que se acumulan determina su propio «terreno» (la susceptibilidad del organismo a la enfermedad debido a su entorno bioquímico y energético). Así, las diferentes personas tienen terrenos distintos.

Además de las toxinas ambientales y de las procedentes de la dieta, los fármacos son otra fuente de toxinas externas. Una vez más, el hígado y los riñones son los principales responsables del catabolismo (descomposición) y la excreción de estas toxinas. Por último, además de tener que metabolizar las toxinas y los productos de desecho, el organismo debe ser capaz de digerir y descomponer los alérgenos transmitidos mediante el aire y los alimentos. ¿Tiene sentido sobrecargar nuestros sistemas y aparatos acumulando más toxinas? ¿Tiene sentido que reducir las toxinas alimentarias pueda potenciar la eficiencia con la que eliminamos las restantes?

Le comentaré una analogía para ayudarle a comprender la capacidad de su cuerpo con respecto al estrés, las toxinas, los alérgenos y los productos de desecho del metabolismo y cómo podría relacionarlos con su dieta. Imagine que tiene una taza con una capacidad de 200 ml. Esta taza simboliza su capacidad de ingesta de toxinas y alérgenos. Si llena la taza con 150 ml de alergias alimentarias, sólo quedará espacio para 50 ml más. Si más adelante se ve expuesto a toxinas ambientales, los distintos tipos de polen en primavera y los fármacos, la taza no podrá dar cabida a todas las agresiones a su organismo. Mientras su taza se desborda, quizás experimente dolor, tenga la nariz llena de mocos y le gotee, tos, erupciones cutáneas, fatiga y muchos otros síntomas (se habla de ello más adelante en la sección dedicada a las alergias alimentarias).

Por otro lado, si retira los 150 ml de las alergias alimentarias, dispondrá de una mayor capacidad para asimilar toxinas y alérgenos inevitables. Por ejemplo, los pacientes con una grave alergia al césped y al polen no pueden eliminar todo el césped y el polen de sus vidas, pero pueden reducir sus alergias alimentarias para permitir que su organismo procese mejor el césped y el polen.

En realidad, uno es lo que come

La parte más importante de mi práctica como naturópata en el desarrollo de un plan de tratamiento con mis pacientes es la dieta. Probablemente haya oído la frase: «Uno es lo que come» (o «De lo que se come se cría») miles de veces a lo largo de su vida. ¿Se ha parado a pensar alguna vez qué significa esta frase o por qué se ha convertido en un cliché tan popular?

Las leyes físicas especifican que cada objeto o ser pueden ser descompuestos en moléculas de tamaño cada vez menor. La parte más diminuta que constituye cualquier cosa o ser es la energía. Como todos los objetos están formados por energía, podemos deducir que los seres humanos también están formados, en todo su conjunto, por energía. Esto también implica que todo el alimento es energía. Si dejáramos de consumir alimentos aportadores de energía para alimentar a nuestros procesos corporales, no podríamos vivir durante mucho tiempo. Dicho esto, ¿acaso no tiene sentido prestar atención a lo que consumimos cada día? El alimento que ingerimos es el combustible para todos los procesos corporales. Si aprecia su vehículo y quiere que funcione a la perfección, ¿no le pondría la mejor gasolina y aceite posibles? Del mismo modo, si valora su cuerpo (y, de acuerdo con ello, su salud y su vida), ¿acaso no ha llegado el momento de aportarle el mejor alimento o «gasolina»?

Al igual que los diferentes objetos tienen una composición variable en energía, los distintos alimentos tienen también cantidades variables de energía. Necesitamos prestar atención a la calidad del alimento que consumimos. Los alimentos ecológicos, frescos y que han tenido un transporte lo más rápido posible son los que contienen más vitalidad y, por tanto, le aportarán la energía y los nutrientes de la máxima calidad. Cuanto más procesado sea un alimento, más toxinas y menos energía y valor nutricional tendrá. Le aporto una norma general que debe recordar: si no puede decir qué es un alimento mirándolo, no lo consuma. Por ejemplo, el pan blanco se elabora con trigo, pero, ¿se parece al trigo? ¿Puede verse que se ha elaborado a partir del trigo? En tal caso, quizás no debería consumirlo.

Comer alimentos producidos en su región y de temporada es una buena forma de asegurarse una buena calidad. Los alimentos deshidratados, los empaquetados durante semanas o meses, o los enlatados pueden carecer de energía y estar llenos de conservantes, aditivos y, posiblemente, de colorantes. Estos alimentos procesados pueden aportar una cantidad significativamente menor de nutrientes en comparación con los alimentos frescos. Podemos obtener algunos micronutrientes vitales (vitaminas, minerales y sustancias químicas de origen vegetal), que se usan para mantener el metabolismo y aportar energía, mediante la suplementación, pero los macronutrientes necesarios como combustible para el organismo (carbohidratos, proteínas y grasas) sólo pueden proceder del alimento. Como el alimento que consumimos es nuestra única fuente de combustible, en realidad somos lo que comemos. Consumir alimentos enlatados día tras día puede hacer que la persona se sienta fatigada y sin energía, de forma similar a la energía que contiene el alimento ingerido.

Alergias alimentarias, intolerancias a los alimentos e inflamación

Un componente vital de una dieta saludable es la eliminación de cualquier alergia o intolerancia alimentaria. Las alergias alimentarias se están haciendo cada vez más comunes en la población. Creo que su desarrollo y el de las intolerancias alimentarias se debe, en parte, a nuestra dieta monótona de alimentos siempre similares. Por ejemplo, uno puede consumir trigo tres o más veces por día en forma de una tostada en el desayuno, un bocadillo en la comida y de pasta en la cena.

¿Qué es una alergia alimentaria? Básicamente es el resultado de una reacción del sistema inmunitario ante ciertas proteínas de alimento. El sistema inmunitario estimula la secreción de histamina, lo que da como resultado una nariz que nos gotea, unos ojos llorosos y la producción de mucosidad en la garganta. Las reacciones más graves pueden incluir urticaria, calambres abdominales, diarrea e incluso anafilaxis. (Más adelante aparece una lista más completa de los síntomas de las alergias alimentarias.)

La reacción del sistema inmunitario a las alergias alimentarias puede provocar respuestas inflamatorias. Cuando alguien padece una alergia a cierto alimento, su consumo puede estimular la producción de anticuerpos que tienen el potencial de unirse al alimento o provocar reacciones cruzadas con tejidos normales, dando como resultado una reacción autoinmunitaria o inflamatoria. Cualquier inflamación en el organismo interfiere y ralentiza el metabolismo y la curación. Además, los alérgenos alimentarios no son, con frecuencia, digeridos correctamente y, por tanto, pueden ser otra fuente de «sustancias mórbidas» que se acumulan en el organismo y que deben eliminarse mediante los riñones, el hígado y otros órganos de excreción. La dieta contra la inflamación elimina la mayoría de las posibles reacciones alimentarias de la mayor parte de las personas.

A diferencia de una alergia alimentaria, una intolerancia alimentaria consiste en una reacción no inmunomediada. Quizás una persona carezca de los enzimas necesarios para descomponer ciertos alimentos, como en el caso de la intolerancia a la leche (más exactamente la intolerancia a la lactosa). Estas sensibilidades a los alimentos pueden producirse cuando un individuo no puede consumir ciertos ingredientes, aunque no manifiesta una reacción inmunitaria contra ellos. Creo que otra de las causas de la intolerancia a los alimentos es un desequilibrio o una carencia de la microflora bacteriana adecuada que normalmente recubre el tracto gastrointestinal, como *Lactobaci-*

llus acidophilus y *Lactobacillus bifidus*. El equilibrio de estos microorganismos desempeña un papel con respecto a la fortaleza de nuestro aparato gastrointestinal.

Los síntomas de las alergias y las intolerancias alimentarias suelen superponerse, haciendo que resulte complicado distinguir la verdadera causa. No me preocupa por qué los pacientes no pueden consumir ciertos alimentos, sino con lo mejor que se pueden encontrar después de eliminar de su dieta el alimento responsable.

Existen varios métodos para analizar las intolerancias o las alergias alimentarias. El estándar consiste en una dieta de eliminación y exposición. Si una persona es muy diligente, este enfoque puede ser muy económico y eficaz para descubrir sus alergias o intolerancias alimentarias. Me reservo este enfoque hacia la dieta contra la inflamación para aquellos individuos con una salud entre moderada y buena.

La mejor forma de instaurar la dieta de eliminación y exposición consiste en seguir a rajatabla la dieta contra la inflamación recomendada en este libro durante cuatro semanas. Después de este periodo de tiempo, se puede introducir cada alimento en su forma más integral. Por ejemplo, para introducir los tomates, coma uno entero después de evitar cualquier cosa que contenga tomate durante cuatro semanas: no consuma ni salsa ni sopa de tomate. Tras ingerir el tomate, no coma más tomates ni productos elaborados con tomates durante tres días, ya que algunas reacciones pueden aparecer con retraso. Después de tres días, y asumiendo que no haya experimentado ninguna reacción contra el tomate, probablemente podrá aceptar que este alimento es seguro para usted. A continuación podrá introducir en su dieta el siguiente alimento, en su forma más intacta, esperar tres días, etcétera. Si sufre una reacción, de inmediato podrá asumir que el alimento introducido no es bueno para usted y que debería evitarlo. Como ya ha mostrado una reacción contra el alimento recientemente introducido, puede introducir el siguiente alimento sin esperar los tres días habituales.

Si lo pasa mal siguiendo a rajatabla la dieta contra la inflamación, puede eliminar y volver a introducir un alimento cada vez. Por ejemplo: evite todos los productos lácteos durante un mes. Luego reintrodúzcalos tomando un vaso de leche y espere tres días para ver si aparece alguna reacción. A continuación, elimine el siguiente alimento, etcétera.

La mayoría de las personas reaccionarán contra estos alimentos problemáticos en el sistema corporal más susceptible. Por ejemplo, si tiene tendencia a sufrir migrañas, puede que padezca una; si es susceptible a la diarrea o a los trastornos digestivos, quizás sufra diarrea. No obstante, las reacciones no se limitan a los aparatos o sistemas susceptibles, y pueden consistir en cualquier cosa: desde una ligera congestión hasta la alteración del estado de humor y unos calambres abdominales intensos. Algunas reacciones pueden ser inmediatas y otras demorarse, y ésa es la razón por la que hacemos que los pacientes esperen hasta tres días antes de introducir el siguiente alimento.

Tras seguir la dieta de eliminación y exposición, se puede saber contra qué tipo de alimentos reacciona el paciente. No obstante, por mi experiencia y mis observaciones, para alguien con una enfermedad crónica, seguir la dieta de la forma en que está presentada le aportará la mejor salud posible. Por ejemplo, se recomienda que los pacientes con una enfermedad crónica eviten el trigo (incluso el trigo ecológico integral, pese a que no se aprecie ninguna reacción durante la fase de eliminación y exposición de la dieta) hasta que su salud mejore y su terreno sea tratado.

Ciertos alimentos que contribuyen a la inflamación

La lista de alimentos que deben evitarse en la dieta contra la inflamación incluye todos los productos derivados del trigo, los lácteos, las patatas, los tomates, el maíz, el azúcar, los cítricos, la carne de cerdo, los huevos normales (los no ecológicos), el marisco, los cacahuetes y la mantequilla de cacahuete, el alcohol, el café, los zumos, los tés con cafeína, las bebidas con gas, cualquier cosa que contenga aceites hidrogenados y los alimentos procesados y los fritos. Muchos de estos alimentos pueden contribuir directamente a la inflamación. Por ejemplo, los tomates y las patatas, que forman parte de la familia de hortalizas de las solanáceas, deberían evitarse por completo por cualquiera que padezca artritis de cualquier tipo.

Vale la pena hacer mención de los productos lácteos, ya que tienden a ser muy ricos en grasa. A pesar de ello, la cantidad de grasa no es en realidad el problema, ya que la verdadera preocupación consiste en la cantidad de toxinas liposolubles contenidas en la grasa. Sabemos que las vacas lecheras criadas de forma convencional y, como consecuencia, sus productos lácteos, están llenos de toxinas en forma de residuos de pesticidas y los productos derivados de la soja transgénica en el alimento. Muchos vacunos, que son herbívoros, incluso reciben proteínas de origen animal en su dieta que contienen sus propias toxinas acumuladas y, por tanto, incrementan la carga total de toxinas que el sistema inmunitario del organismo debe procesar y eliminar (o almacenar si el organismo está sometido a estrés y, por tanto, no puede eliminar las toxinas).

Quizás se pregunte cómo va a obtener el calcio necesario para la buena salud de sus huesos si le piden que evite la leche. ¿No es dejar de tomar leche especialmente peligroso para el desarrollo de los huesos de un niño? La industria de los productos lácteos ha hecho un excelente trabajo de marketing, inculcándonos la idea de que todos necesitamos tomar leche para mantener nuestros huesos sanos y fuertes. De hecho, hay muchas fuentes de calcio que no son productos lácteos, como la soja enriquecida, el arroz, la avena, las almendras y otras leches elaboradas con frutos secos.

El cuerpo absorbe tan sólo el 30% del calcio que contienen los productos lácteos. La revista *The Townsend Letter for Doctors and Patients*, en un resumen de más de veinte artículos distintos, concluyó que la alergia a la leche de vaca es común entre los adultos y los niños. De hecho, se sabe que las proteínas intactas de la leche estimulan la secreción de citoquinas proinflamatorias en los pacientes susceptibles, como aquellos con alergia a la leche de vaca. Además, como nuestra dieta estándar contiene muchas proteínas de origen animal (entre las que se incluyen las proteínas de la leche), que tienen una naturaleza ácida, el organismo reabsorbe calcio de los huesos para ayudar a equilibrar el pH en el aparato gastrointestinal.

Si alguien ve que su organismo no reacciona contra los productos lácteos y quiere incluirlos en su dieta, le recomiendo que sólo consuma productos lácteos ecológicos. No contienen los residuos de pesticidas, hormonas y antibióticos que pueden contener los productos lácteos normales. Esto se debe a que las vacas están sometidas a unos estándares alimentarios más estrictos y, por tanto, no acumulan toxinas innecesarias a través de su dieta. Aun así, ni siquiera los productos lácteos ecológicos deberían consumirse a diario.

El mejor (y a veces pasado por alto) sustitutivo a beber leche es tomar agua. Quiero que mis pacientes beban aproximadamente el 3 % de su peso de agua filtrada. Beber agua filtrada es importante porque reduce la carga de toxinas eliminando los metales no deseados, como el aluminio y el plomo, las bacterias, las hormonas, los residuos de pesticidas, los contaminantes industriales, los solventes, los elementos tóxicos y otras toxinas hidrosolubles. Los líquidos que se deben consumir como parte de la dieta contra la inflamación incluyen el agua filtrada y las infusiones preparadas con agua filtrada. Todas las bebidas que contengan cafeína y/o azúcar deben evitarse. No se incluye el zumo de frutas porque supone una gran fuente concentrada de azúcar, incluso aunque se trate de un azúcar natural. Pregúntese si se puede comer cuatro naranjas de una vez. Si la respuesta es no, entonces no debería ingerir un vaso de 250 ml de zumo de naranja, que contiene una cantidad equivalente de azúcar, pero que carece del beneficioso contenido en fibra que sí tendría la fruta entera.

El alcohol debería evitarse porque se transforma en azúcar una vez está en el interior del organismo. El café y otras bebidas que contienen cafeína someten al hígado a una carga excesiva debido a su contenido en toxinas y también sobrecargan las glándulas adrenales, debido al efecto de la cafeína sobre los niveles de cortisol. Las glándulas adrenales, situadas encima de los riñones, son responsables del mantenimiento de la energía, la producción de hormonas sexuales, el equilibrio de la presión sanguínea y el contenido de azúcar en sangre y moderar la respuesta ante el estrés. Si el organismo de una persona ya está afectado por factores estresantes fisiológicos o psicológicos, la cafeína agotará cualquier recurso moderador del estrés que quede en el organismo. La cafeína también tiene un efecto nocivo sobre la pérdida de peso y puede provocar ansiedad, ira, insomnio e irritabilidad.

Los huevos y la carne de vacuno y de cerdo están incluidos en la lista de alimentos a evitar en gran medida por las mismas razones que debemos evitar los productos lácteos: debido a su contenido en toxinas y la naturaleza acidificadora de las proteínas de origen animal. La carne de cerdo y la de vacuno son ricas en ácido araquidónico que, tal y como se ha comentado en el Capítulo 2, potencia la inflamación. Se puede consumir algo de carne de vacuno ecológico, pero debemos hacerlo en poca cantidad. La carne de cerdo, incluso aunque sea ecológica, no está permitida en esta dieta, debido a su potencial para desencadenar una respuesta autoinmunitaria y debido a la calidad de su grasa. Los cerdos tienen una estructura proteica muy parecida a la de las personas, por lo que consumir su carne puede incrementar la probabilidad de experimentar reacciones cruzadas en el sistema inmunitario. Una reacción cruzada se da cuando el sistema inmunitario reacciona contra las proteínas, en este caso de la carne de cerdo, tan similares a las proteínas humanas, desencadenando simultáneamente una respuesta inmunitaria contra las células de nuestro propio organismo. En su libro *The Maker's Diet*, Jordan Rubin describe la carne de cerdo como una carne sucia. Compara la carne de cerdo con la de vacuno basándose en la complejidad del aparato digestivo de ambas especies. Rubin afirma que la carne de vacuno es más «limpia» que la de cerdo debido a la compleja digestión de aquél (tiene cuatro estómagos) y a lo que consume. Como los cerdos suelen vivir en entornos sucios, tienen una digestión que no es compleja y consumen cualquier cosa, incluyendo a sus crías. Considera, además, que su grasa es de calidad inferior, haciendo que su carne sea también de peor calidad. Las investigaciones han mostrado que la grasa visible en la carne de cerdo tiene un elevado contenido en ácido araquidónico en comparación con la carne de vacuno, aunque la carne de cerdo propiamente dicha es más pobre en este ácido. La dieta contra la inflamación está diseñada para nutrir al cuerpo a todos los niveles. La carne de cerdo no está permitida en esta dieta por más de una razón: debido a su elevado contenido en ácido araquidónico y a su potencial para provocar desequilibrios en el sistema inmunitario.

Los huevos ecológicos, que carecen de residuos de hormonas y pesticidas y que proceden de gallinas camperas están permitidos, pero no deberían consumirse a diario debido a su contenido en proteínas de origen animal.

El azúcar provoca muchas reacciones anormales en el cuerpo y todas las personas deberían evitarlo. Provoca una depresión del sistema inmunitario y no aporta nutrientes a la dieta. Las dietas prolongadamente ricas en azúcar contribuyen a tener unos niveles de azúcar en sangre, de insulina y de colesterol elevados, y todos ellos incrementan el riesgo de padecer una enfermedad cardiaca, resistencia a la insulina y diabetes.

El marisco y los cacahuetes se evitan como parte de la dieta contra la inflamación porque a mucha gente le provocan reacciones alérgicas. Los cacahuetes también contienen una aflatoxina en su superficie que se ha visto que incrementa la incidencia del cáncer en algunas personas. Los cacahuetes deben procesarse cuidadosamente para evitar la producción de esta sustancia.

El maíz es otro alérgeno común que debe evitarse. El maíz cultivado de forma convencional se ha visto sometido, frecuentemente, a una cantidad significativa de ingeniería genética y está sujeto a un intenso bombardeo con pesticidas.

Vale la pena hablar del trigo, ya que nuestra dieta estándar es fanática de este cereal. Si quiere tener un buen punto de vista sobre el uso del trigo en las dietas actuales, pregunte a cualquier persona celíaca (la celiaquía es una enfermedad consistente en la intolerancia al gluten que da lugar a problemas intestinales). Piense en la típica familia occidental y en qué consume a diario. Como se ha mencionado anteriormente, se pueden tomar cereales, tostadas o tortitas en el desayuno, un bocadillo para comer y luego pasta o pizza a la hora de la cena. Una familia normal puede consumir trigo tres veces al día. En la actualidad, el trigo no es lo que era hace cien años. Este cereal se ha visto sometido a una buena cantidad de ingeniería genética y, además, muchos de sus nutrientes son eliminados durante su refinado y procesado. La modificación genética del trigo ha incrementado su contenido en gluten hasta el 90 %, lo que supone algo muy irregular. Es posible que la modificación genética de este cereal haya transformado su estructura de tal modo que nuestro organismo no lo reconoce como un alimento seguro. En su libro *Dangerous Grains*, James Brady y Ron Hoggan describen el gluten como una proteína contra la que el sistema inmunitario reacciona de forma patológica, dando lugar a la inflamación. Su teoría, respaldada por pruebas, es que el gluten destruye el tejido sano mediante su mimetismo molecular o una reacción cruzada. Según un artículo publicado en el número de noviembre de 2001 de la revista *Annals of Allergy, Asthma, and Immunology*, las sustancias CRP e IL-6 aumentan durante las reacciones alérgicas agudas. Recuerde que la CRP y la IL-6 estimulan la inflamación. Esta misma reacción puede apreciarse en el caso de cualquier alergia alimentaria, siendo el trigo simplemente un ejemplo común.

Los cítricos pueden incrementar la inflamación en el organismo y también tienden a agravar los síntomas de la artritis. No está claro por qué los cítricos hacen que se desencadenen síntomas inflamatorios en las articulaciones en algunas personas, pero no en otras. No obstante, en muchos individuos que padecen artritis reumatoide, uno o más de los alimentos que deben evitarse en esta dieta harán que su problema empeore. Una vez más, esto no significa que estos alimentos sean necesariamente perjudiciales para todos. Al igual que la picadura de una abeja puede provocar una reacción extrema en una persona y no en otra, estos alimentos pueden provocar dolores articulares a algunos individuos pero no a otros.

Recuerde que durante la fase de eliminación y exposición de la dieta puede empezar a consumir estos alimentos de nuevo para ver si reacciona contra ellos. Por ejemplo, si reintroduce los cacahuetes y no reacciona de forma negativa contra ellos, puede consumirlos, *pero no cada día.* (Recuerde que una de las características clave de una dieta saludable es la variedad.) Conocer sus reacciones frente a los alimentos será de utilidad para tratar y prevenir las enfermedades crónicas. De forma interesante, una persona puede encontrarse con que reacciona frente al maíz no ecológico, pero no contra el ecológico.

Por último, aparte de los alimentos que suelen desencadenar alergias o intolerancias alimentarias, otros alimentos que deberían evitarse son los procesados, los que contienen aceites hidrogenados y los fritos. Los alimentos que contienen aceites hidrogenados, incluidos los fritos, estimulan la secreción de las prostaglandinas que potencian la inflamación. Cualquier alimento procesado contendrá grandes cantidades de conservantes, toxinas y colorantes, que contribuyen a la carga tóxica total en el organismo. Además, frecuentemente han permanecido sobre estanterías durante semanas o meses antes de su adquisición, lo que ha reducido sus niveles de nutrientes vitales.

Los síntomas de las alergias alimentarias

Los síntomas de las alergias o las intolerancias alimentarias incluyen los dolores de cabeza, el carraspeo, la mucosidad en la garganta, los problemas abdominales, como la distensión o los calambres, el síndrome o la enfermedad del intestino irritable, fatiga, migrañas, artritis, asma, eccema, psoriasis, la mayoría de los problemas cutáneos, acné, aftas (en la boca), sinusitis, inflamación de los senos nasales, (lo que da como resultado una nariz llena de mocos y/o congestión), otitis media (infección del oído), tos crónica y alergias crónicas al polen, el moho u otros agentes ambientales. Las alergias alimentarias también pueden desencadenar cambios de humor leves o evidentes, entre los que se incluyen la depresión, la ira, la hiperactividad o la ansiedad.

Otras alergias alimentarias comunes

Aparte de la lista de alimentos que deben evitarse en la dieta contra la inflamación, otros alimentos que pueden desencadenar alergias o intolerancias incluyen a los colorantes alimentarios, especialmente los amarillos y los rojos; las frutas pasas, especialmente en el caso de los diabéticos, debido a su contenido concentrado en azúcares; el chocolate, que contiene cafeína y, en el caso del chocolate con leche, productos lácteos; el aspartamo; los plátanos; los conservantes de la carne (nitritos); el glutamato monosódico (MSG); las cebollas; los arenques en escabeche y algunos vinagres. Esta dieta elimina la mayoría de los principales alérgenos alimentarios. Si sigue mostrando síntomas tras seguir esta dieta a rajatabla, piense en eliminar el resto de estos irritantes potenciales de su dieta.

CAPÍTULO 4

La dieta contra la inflamación

Este capítulo resume cómo seguir la dieta contra la inflamación. La sección titulada «La dieta contra la inflamación: un resumen», ubicada en este capítulo, constituye un sumario de los alimentos permitidos y de los que se tienen que evitar.

Los ladrillos

Los constituyentes básicos de cualquier dieta incluyen las proteínas, las grasas, los carbohidratos, la fibra, las vitaminas y los minerales. De ellos, sólo las proteínas, las grasas y los carbohidratos contienen calorías. (El alcohol también las contiene, pero no es recomendable como parte de la dieta contra la inflamación.) Las proporciones que recomiendo de cada uno de estos componentes aparecen a continuación:

Porcentajes en macronutrientes para tener una salud óptima	
Proteínas	20-30 % de las calorías totales
Grasas (principalmente un equilibrio entre los ácidos grasos esenciales)	20-30 % de las calorías totales
Carbohidratos (principalmente carbohidratos complejos)	40-60 % de las calorías totales

Incluso para aquellas personas que necesitan o quieren perder peso, en lugar de reducir drásticamente su ingesta de calorías, el plan contra la inflamación les permite consumir una dieta con un contenido moderado en calorías, lo que incluye aperitivos saludables a lo largo del día. La dieta pobre en grasas y en calorías frecuentemente propuesta para perder peso suele acabar en un ciclo perpetuo de pérdida y recuperación del peso. No debería tener que reducir en gran medida su ingesta calórica para perder peso si consume los alimentos adecuados.

Proteínas

Consumir una cantidad suficiente de proteínas de buena calidad en cada comida es una de las mejores formas de mantener unos niveles adecuados y constantes de azúcar en sangre, lo que se traduce en unos niveles de energía y unos estados de humor estabilizados a lo largo del día. La ingesta de proteínas de una persona adulta debería ser de 45-60 g diarios. Las fuentes ecológicas de proteínas son las mejores para evitar los residuos de pesticidas, antibióticos y hormonas. Para los consumidores de carne, la carne de vacuno que ha comido hierba está bien, pero debería limitarse a una o dos raciones semanales. Otras carnes permitidas en la dieta incluyen la de los pollos o pavos ecológicos criados en libertad y sin antibióticos u hormonas (para que la carne sea más sana y no nos cause problemas en la salud), la de cordero, la de animales de caza y la del pescado salvaje.

La soja es una excelente fuente de proteínas para los consumidores de carne y los vegetarianos. Las fuentes de soja fermentada, como el *miso*, el *tempeh* y la salsa de soja aportan más antioxidantes que combaten el cáncer que las fuentes no fermentadas, como la leche de soja y el tofu. Los frutos secos, las semillas y las legumbres de cualquier clase son buenas fuentes de proteínas. Las comidas que combinan cereales y granos con legumbres aportan una proteína completa. Los huevos procedentes de gallinas camperas criadas sin antibióticos son una gran fuente de proteína. Deberían cocerse lentamente, escalfarse o pasase por agua para evitar la oxidación de la proteína. Los aguacates contienen una buena cantidad de proteína, además de una grasa saludable.

Son un excelente aperitivo a media mañana o por la tarde. ¿Está preocupado porque el aguacate contiene demasiadas grasas?: siga leyendo.

La historia de la grasa

En un momento u otro, todos nos preocupábamos por el consumo excesivo de grasas. Esa preocupación debería reemplazarse por la pregunta: «¿Estoy consumiendo el *tipo adecuado* de grasas?». Tengo algunos consejos sobre la ingesta de grasas que pueden ser de utilidad mientras se pasa a la dieta contra la inflamación. La grasa corporal tiene el potencial de almacenar toxinas que no se eliminan adecuadamente. Por tanto, nuestra ingesta de grasas de origen animal debería proceder, principalmente, de fuentes ecológicas, debido al potencial de los animales de almacenar toxinas en su tejido graso. Además, las fuentes no ecológicas de grasa pueden estar expuestas a más toxinas, como los pesticidas (que pueden proceder de fuentes de grasa vegetales y animales), los antibióticos, las hormonas y otros compuestos similares.

Tres tipos de grasas

La ingesta de grasas es extremadamente importante para nuestro organismo. Necesitamos un poco de grasa en nuestra dieta para mantener las funciones vitales, para incorporarla a las membranas celulares y para inhibir un almacenamiento excesivo de grasa. Una vez más, en lugar de preocuparnos tanto por la *cantidad* de grasas que consumimos, debemos preocuparnos más por el *tipo* de grasas que comemos. Hay tres tipos distintos de grasas: las saturadas, las monoinsaturadas y las poliinsaturadas. Las grasas saturadas proceden, fundamentalmente, de los productos lácteos, las carnes rojas y las de las aves, y de muchos alimentos procesados. Las grasas saturadas también se encuentran en los aceites de coco y de palma. Necesitamos cierta cantidad de grasas saturadas en la dieta para fabricar colesterol, que es un componente importante de las membranas celulares, además de actuar como precursor de todas las hormonas esteroideas (por ejemplo, las pregnenolona, la progesterona, el cortisol y la aldosterona), cada una de las cuales tiene una función bien diferenciada en el organismo. Por ejemplo, la progesterona y la pregnenolona tienen funciones antioxidantes, contra los ataques de apoplejía, antiespasmódicas, anticoagulantes, contra el cáncer, y favorecedoras de la memoria y de la mielinización, y son de utilidad para regular el ciclo menstrual de las mujeres.

Las grasas monoinsaturadas, que se encuentran en los aceites como el de canola (un tipo de colza) o el de oliva, y también en los aguacates, han recibido el apelativo de «grasas buenas», lo que es cierto en parte. Se ha demostrado que consumir unas cantidades suficientes de grasas monoinsaturadas reduce el colesterol LDL, que es el colesterol «malo».

Hablemos un momento del aceite de canola, que actualmente se comercializa como un aceite «saludable». El aceite de canola, que procede de la semilla de la colza, es venenoso para muchos seres vivos. Se usa como repelente de insectos y fue la fuente del gas mostaza, usado en la guerra química, y que fue prohibido después de demostrarse que provocaba ampollas en los pulmones y la piel de los soldados. El nombre *canola* se debe a que el aceite de colza fue modificado en un laboratorio canadiense para dar lugar a un aceite con un menor contenido en ácido que se presumía seguro para el consumo humano (la palabra *canola* hace referencia a <u>Can</u>adian <u>oi</u>l low <u>ac</u>id, o aceite canadiense pobre en ácido). El gobierno canadiense pagó a la FDA (Administración Estadounidense para los Fármacos y Alimentos) mucho dinero para que el aceite de canola fuera clasificado en la lista «de alimentos generalmente considerados seguros» (GRAS). No obstante, las investigaciones sobre los efectos del aceite de canola en animales de laboratorio muestran problemas relacionados con el corazón, las glándulas adrenales, los riñones y la glándula tiroides. No se realizaron estudios en humanos antes de que el aceite de canola fuera ampliamente promocionado en EE.UU.

Al hornear, solía usar mantequilla ecológica y aceite de canola. Ahora, a la hora de hornear he pasado a usar una mezcla de mantequilla y de aceite de coco ecológicos. El aceite de coco y la mantequilla, al ser grasas saturadas, son estables a temperaturas elevadas y permanecen estables durante todo el tiempo necesario para el horneado. Los daños provocados por la oxidación de las grasas suele darse al calentar una grasa relativamente inestable, como una grasa mono o poliinsaturada. Usar una grasa monoinsaturada, como el aceite de canola, al hornear, hace que el organismo sea más susceptible a los daños oxidativos. Una grasa insaturada tiene el potencial, al calentarse, de convertirse en un ácido graso trans, y el organismo es incapaz de metabolizarlo. (Hablaremos con mayor detalle de los ácidos grasos trans a continuación.)

Los daños oxidativos en el organismo incrementan el riesgo de formación de placas ateroescleróticas en las arterias, lo que, a su vez, incrementa el riesgo de padecer enfermedades cardiacas. Debido al aumento del riesgo de daños oxidativos al calentar una grasa monoinsaturada a temperaturas elevadas, es importante que se asegure de no calentar en exceso el aceite de oliva al usarlo para cocinar. Como el aceite de coco es una grasa saturada de cadena corta, es metabolizada por el organismo con más facilidad que muchas otras grasas saturadas. He usado aceite de coco en lugar de aceite de oliva para los salteados, si el calentamiento es prolongado, con grandes resultados y sin diferencias en el sabor. El aceite de coco es sólido a temperatura ambiente. Las investigaciones muestran que este aceite conservado a temperatura ambiente durante más de un año no da muestras de tornarse rancio. Las investigaciones también han sugerido que usar aceite de coco regularmente puede reducir los niveles totales de colesterol. Las personas que viven en regiones en las que el aceite de coco se consume regularmente suelen tener unos niveles de colesterol más bajos que las personas que viven en EE.UU. y que consumen la típica dieta norteamericana consistente en alimentos y aceites procesados.

Los ácidos grasos esenciales

Las grasas poliinsaturadas están constituidas por ácidos grasos omega. Los ácidos grasos omega-3 y omega-6 son los ácidos grasos esenciales. Se les llama *esenciales* porque el cuerpo humano es incapaz de sintetizarlos y, por tanto, debemos obtenerlos en la dieta. Antaño, el contenido en grasas de nuestra dieta estaba más equilibrado entre los ácidos grasos omega-3 y omega-6. Como nuestra dieta ha cambiado y hemos incluido más alimentos procesados y refinados, la relación ha resultado muy desproporcionada. Consumimos normalmente entre veinte y veinticinco veces más ácidos omega-6 que omega-3. Además, el contenido en grasas de nuestras dietas consiste, en gran medida, en grasas saturadas e hidrogenadas (hablaremos de las grasas hidrogenadas más adelante).

Los ácidos grasos omega-6 incluyen aceites como el de borraja y el de onagra. La mayoría de los frutos secos y las semillas contienen una combinación de ambos tipos de aceites. Los ácidos grasos omega-3 proceden de los peces de agua fría, como el salmón, el atún, las sardinas, el mero y la caballa, además de las semillas de lino, de otras semillas, algunos frutos secos y ciertas legumbres. Los ácidos grasos omega-3 deberían consumirse por lo menos tres o cuatro veces por semana. Algunos síntomas relacionados con una deficiencia de ácidos grasos omega-3 son las alergias graves, los trastornos inflamatorios, la piel y el cabello secos, las uñas quebradizas, el eccema y otras erupciones cutáneas y los bultitos en la parte posterior del brazo (queratosis pilaris). Los ácidos grasos esenciales ayudan a potenciar un sistema nervioso más saludable, lo que incluye una mejor función cerebral, estado de humor, memoria y transmisión nerviosa; ayuda a mejorar los perfiles lipídicos; son antiesclerósicos; ayudan a potenciar una piel sana y favorecen una función inmunitaria adecuada.

Entre las formas de aportar estos ácidos grasos, tenemos el consumo de aceite de linaza, de hígado de bacalao, de onagra, cápsulas de ácidos grasos esenciales, semillas de lino recién molidas, y semillas de calabaza, de sésamo y de girasol. Estos aceites no deberían calentarse antes de su ingesta. Las semillas de lino deberían molerse en lugar de usarlas enteras, ya que la molienda libera sus ácidos grasos. Consumirlas enteras le aporta los beneficios de la fibra, pero una menor cantidad de su contenido en ácidos grasos. Moler semillas de lino a diario (en un molinillo de café limpio) es importante, ya que al cabo de algunos días el contenido en aceite de las semillas molidas ya no conservará su frescor.

Aceites hidrogenados

Los aceites hidrogenados, que se elaboran para hacer que los aceites líquidos como el de canola y el de soja sean sólidos a temperatura ambiente para que los alimentos horneados tengan una vida comercial más prolongada, se usan en aproximadamente cuarenta mil productos alimentarios en EE.UU., según Margo Wootan, del Centro para la Ciencia por el Interés Público. Los aceites hidrogenados (o parcialmente hidrogenados) se incluyen en muchos productos de consumo corriente, como cereales de desayuno, galletitas saladas, aperitivos (de pan duro salado, como los *pretzels*) y galletas para untar queso (*crackers*). También se usan en alimentos aparentemente inocuos como algunos tipos de pan, las margarinas y la mantequilla de cacahuete, así como en ciertos productos «sanos» pobres en grasas, como algunas barritas energéticas. Los aceites hidrogenados aportan a las galletas envasadas y a las saladas el sabor crujiente y a mantequilla que esperamos de ellas, y la mayoría de los alimentos procesados que consumimos ya no sabrían igual sin ellos.

Los aceites hidrogenados son grasas creadas por el hombre y el cuerpo tiene una capacidad limitada para reconocerlos, metabolizarlos o utilizarlos. ¿Por qué se llaman «hidrogenados»? Ciertos aceites son procesados de una forma que añade átomos de hidrógeno a su estructura química. Este proceso de «hidrogenación» permite a los científicos endurecer aceites que normalmente son líquidos a temperatura ambiente para así elaborar margarina y otras alternativas a la mantequilla. La nueva grasa también se denomina «ácido graso trans» o «grasa trans». Según el *Journal of Clinical Nutrition*, investigaciones realizadas en la Universidad de Harvard en 2004 revelaron que los ácidos grasos trans pueden incrementar los niveles de inflamación en el organismo. Los mismos investigadores vieron también que las grasas trans pueden empeorar la inflamación ya presente en aquellas personas con un fallo cardiaco.

Cuando las grasas trans se usan para reemplazar a las grasas saludables en la dieta podrían hacer que varios de los aparatos y sistemas corporales vitales funcionen de forma defectuosa. Si acumulamos una cantidad suficiente de estas «grasas indigestibles» que sobrecargue al organismo, el riesgo de padecer un cáncer o enfermedades no infecciosas podría aumentar potencialmente.

Según Donald Yance, autor de *Herbal Medicine, Healing and Cancer*, en 1977, la Organización Mundial de la Salud envió una advertencia a todas las naciones en la que afirmaba que seguir usando aceites hidrogenados podría provocar efectos perniciosos sobre la salud en el futuro. ¿Sabe que ninguna nación hizo caso a esta advertencia? En la actualidad, las enfermedades crónicas (como el cáncer, la diabetes y otras enfermedades cardiovasculares, principalmente las enfermedades cardiacas y la apoplejía) se encuentran entre las más prevalentes, onerosas y prevenibles de todos los problemas de salud. Muchísimas personas fallecen cada año debido a una enfermedad crónica.

No estoy diciendo que los aceites hidrogenados sean la única causa de las enfermedades crónicas, sino que desempeñan un papel entre los muchos componentes del estilo de vida que parecen haber incrementado nuestras probabilidades de padecer trastornos crónicos. Lo que sí sabemos es que los aceites hidrogenados promueven la inflamación estimulando el incremento de las prostaglandinas potenciadoras de la inflamación, tal y como se ha mencionado anteriormente.

Como también se ha dicho antes, cualquier aceite o grasa cocinada a temperaturas muy elevadas se transforma en grasas trans. Tenga cuidado, y cuando saltee, evite una temperatura muy alta. Si el aceite empieza a humear, la temperatura es excesiva. Además, el contenido en aceites de cualquier alimento frito y que después se deje en la freidora, como en los restaurantes de comida rápida, se convertirá en ácidos grasos trans y debería evitarse. Por último, para evitar cambiar la configuración de las grasas de los huevos, lo mejor es cocinarlos poco a poco a fuego lento. Según el libro *Every Woman's Book*, de Paavo Airola (naturópata), use el siguiente procedimiento para preparar unos huevos revueltos: separe las claras y las yemas y reserve las yemas. Las claras deberán escalfarse, retirarse del fuego y añadirse a las yemas crudas. Remueva brevemente las claras y las yemas antes de servir.

Carbohidratos

Consuma mayoritariamente carbohidratos no procesados, no refinados y que sean tan similares a su estado completo, integral y natural como sea posible. La avena, el centeno y el mijo integrales, la pasta integral, el trigo bulgur, la cebada, las legumbres (como las alubias pintas, las lentejas, las alubias blancas, las habas, los guisantes partidos), las hortalizas frescas, el arroz integral y los boniatos son buenas fuentes de carbohidratos complejos. Los cereales integrales son una gran fuente de vitaminas del grupo B, y las legumbres consumidas junto con cereales son una gran fuente de proteína completa. Las hortalizas de hojas verdes oscuras son una excelente fuente de calcio y zinc.

Los carbohidratos, como los que encontramos en los alimentos refinados, procesados y edulcorados, deberían limitarse o excluirse de la dieta. Entre ellos se incluyen las fuentes de azúcares, las frutas, la harina refinada, los bollos, los donuts, las galletas, las bebidas carbonatadas o con cafeína, el arroz blanco, los cereales con azúcar o las semillas enriquecidas y otros productos cuya lista de ingredientes incluye «trigo», pero no la palabra «integral». Los carbohidratos simples elevan rápidamente los niveles de azúcar en sangre y provocan que el organismo incremente la producción de insulina, lo que desencadena la síntesis de colesterol. Por tanto, un incremento en la producción de insulina provocada por unas cantidades excesivas de azúcar en la sangre hace aumentar los niveles de colesterol, además de promover la producción de grasas y su almacenamiento. Para explicarlo de forma sencilla, los carbohidratos simples exacerban la diabetes, la obesidad, unos niveles elevados de colesterol y unos malos perfiles lipídicos.

Fibra

La fibra no es un nutriente específico, pero es muy importante para la buena salud digestiva. Actúa a modo de agente volumétrico (de relleno) para ayudar a que las heces circulen por el intestino. Unas cantidades insuficientes de fibra en la dieta pueden dar lugar a trastornos digestivos, como el estreñimiento y, con menor frecuencia, la diarrea. La fibra también ayuda a incrementar la velocidad de tránsito para asegurar que no se absorban más toxinas hacia la sangre debido a que las heces hayan permanecido en el recto durante demasiado tiempo. La fibra de la dieta puede ayudar a evitar las alergias alimentarias, mejorar la capacidad del organismo para utilizar los nutrientes y conservar limpio todo el tracto digestivo. El Instituto Nacional de la Salud recomienda que los adultos consuman 35 g de fibra por día. Recomiendo como mínimo esa cantidad, aunque 40-50 g son incluso mejores.

La fibra puede encontrarse en las hortalizas frescas, la fruta, las legumbres y los granos. Las semillas de lino molidas son una gran fuente de fibra, proteínas y ácidos grasos esenciales omega-3. Aconsejo consumir dos cucharadas soperas diarias de semillas de lino recién molidas. Conserve las semillas en la nevera, en un tarro. Saque el tarro cada día e introduzca dos cucharadas soperas en un molinillo de café, muélalas y añádalas a sus cereales o a una ensalada, o mézclelas con un poco de agua y tómelas. Otra forma creativa de introducir semillas de lino en su dieta consiste en formar unas bolitas con ellas y con mantequilla de almendras y miel (*véase* la receta de los Caramelos de semillas de girasol en la sección «Cosas dulces»).

Consuma una mayor cantidad de estos alimentos

En el capítulo anterior ofrecí una lista de alimentos que deben evitarse al seguir la dieta contra la inflamación. Ahora hablemos de aquellos alimentos que es bueno incluir en la dieta, ya que ayudan a reducir la inflamación. Aquí tenemos una lista:

- Los ácidos grasos esenciales que encontramos en los pescados azules de agua fría como el salmón, la caballa, el atún (limítelo a dos raciones mensuales), las sardinas, el mero, y también los aceites extraídos de estos pescados.
- La piña, debido a su contenido en bromelaína, que reduce la inflamación.
- Las frutas y las hortalizas, excepto las mencionadas en la tabla que aparece más adelante.

- El ajo, el jengibre y la cúrcuma.
- La mayoría de los frutos secos y las semillas, excepto los cacahuetes.
- El aceite de linaza. El aceite de oliva si no se calienta en exceso.
- El agua filtrada en una cantidad equivalente a un 3 % de su peso corporal a diario.

La dieta contra la inflamación: un resumen
Poner una copia de este resumen en la puerta de la nevera ha sido de utilidad para muchos de mis pacientes.

- Intente consumir sólo alimentos ecológicos para reducir su exposición a los pesticidas. Además, según una hoja informativa elaborada por la Soil Association del Reino Unido que resume un artículo de James Cleeton que aparece en la revista *Coronary and Diabetic Care in the UK* en 2004, los alimentos ecológicos reducen la cantidad de sustancias químicas tóxicas ingeridas, no han sido modificados genéticamente, limitan la cantidad de aditivos y colorantes alimentarios e incrementan la cantidad de vitaminas, minerales, ácidos grasos esenciales y antioxidantes beneficiosos consumidos, que son usados por el organismo para combatir al cáncer y a las enfermedades crónicas.
- No hay restricciones preprogramadas sobre la cantidad de alimento que puede ingerir, y no existe necesidad de contar las calorías. Preste atención a los signos de saciedad de su cuerpo. Coma cuando tenga hambre y deje de comer cuando esté satisfecho.
- Los alimentos concretos mencionados a continuación son sólo ejemplos de alimentos que consumir, así que experimente.
- Intente planear las comidas con, aproximadamente, la siguiente composición calórica: 40 % de carbohidratos, 30 % de proteínas y 30 % de grasas saludables.
- No consuma ningún alimento más de cinco veces por semana.
- Planifique sus comidas con antelación.
- Intente encontrar por lo menos diez recetas en este libro con las que disfrute.

Categoría de alimentos	Alimentos que consumir	Alimentos que debe evitar
Hortalizas: las hortalizas son clasificadas progresivamente según su contenido en carbohidratos. Las del grupo 1 tienen el menor contenido en carbohidratos y las del grupo 4 el mayor. Consuma mayoritariamente las hortalizas con el menor contenido en carbohidratos (las de los grupos 1 y 2). Cocer las hortalizas ligeramente al vapor mejora la utilización o la disponibilidad de los nutrientes, permitiendo a la mucosa gastrointestinal repararse a sí misma. Minimice su ingesta de hortalizas crudas, excepto en las ensaladas. Incluya por lo menos 1-2 raciones de verduras por día, aunque es preferible consumir más.	*Grupo 1:* espárragos, legumbres germinadas, brécol, col y col lombarda, coliflor, apio, acelgas, pepino, endivias, lechuga (verde, roja, romana, mezcla de verduras para ensalada), hojas verdes de mostaza y de diente de león, rábanos, espinacas y berros. *Grupo 2:* judías verdes, remolacha, col china, coles de Bruselas, cebolletas, col silvestre, berenjena, col rizada, colirrábano, puerros, cebolla, perejil, pimiento rojo, calabaza, colinabo, nabo y calabacín. *Grupo 3:* alcachofas, chirivía, guisantes verdes, calabaza de invierno, zanahorias. *Grupo 4:* ñame y boniato.	Tomates, patatas.
Granos: incluya 1-3 tazas de granos cocidos por día a no ser que desee perder peso.	Amaranta, espelta, cebada, alforfón, mijo, avena, quinoa, arroz basmati o integral, centeno y *teff*. Las tortas de arroz y las galletas de centeno de la marca Wasa también están bien.	Todos los productos derivados del trigo, incluidos los distintos tipos de panes, los cereales, la harina de trigo integral, la harina refinada y la pasta elaborada con trigo.
Legumbres: deje las legumbres en remojo durante la noche y cuézalas a fuego lento al día siguiente.	Guisantes partidos; lentejas; alubias blancas, pintas y negras; garbanzos; habas de soja fermentadas (*tempeh* o *miso*); y alubias mungo y alubias *adzuki*.	El *tofu* puede provocar reacciones en algunas personas. Experimente incluyéndolo y eliminándolo de la dieta.

Categoría de alimentos	Alimentos que consumir	Alimentos que debe evitar
Productos del mar: el pescado salvaje (frente al de piscifactoría) y de aguas profundas y frías es una fuente excelente de ácidos grasos esenciales y debería consumirse 3-4 veces por semana. Escálfelo, hornéelo o áselo a la parrilla.	Salmón salvaje, bacalao, abadejo, caballa, sardinas, atún, truchas y falso halibut de Canadá.	Marisco, incluidos las gambas, los cangrejos, el bogavante, las almejas y los mejillones.
Carne: consumir proteína en cada comida ayuda a regular y mantener unos niveles constantes de azúcar en sangre y de energía.	Sólo carne (es decir, no la piel) de pollos y pavos criados de forma ecológica y en libertad. Carne de caza, venado y alce. Carne de cordero y de búfalo criados de forma ecológica y en libertad.	Carne de cerdo. Carne de terneras criadas de forma convencional (cantidades pequeñas de carne de ternera criada de forma ecológica a base de hierba están bien).
Especias y hierbas aromáticas	Use cualquier especia y hierba aromática que le guste para potenciar el sabor de sus comidas.	
Frutas: consuma sólo 1-2 raciones de cualquier fruta por día. Intente consumir principalmente frutas pertenecientes a las categorías más pobres en carbohidratos (grupos 1 y 2).	*Grupo 1:* melón cantalupo, ruibarbo, melón, fresas. *Grupo 2:* albaricoques, moras, arándanos agrios, papaya, melocotón, ciruelas, frambuesas, kiwi. *Grupo 3:* manzanas, arándanos, cerezas, uvas, peras, piña, pomelo. *Grupo 4:* plátanos, higos, ciruelas pasas.	Cítricos (el limón está bien). Limite su ingesta de frutas secas y elimínelas si es usted diabético.
Edulcorantes: use edulcorantes sólo ocasionalmente.	Jarabe puro de arce, jarabe de arroz integral, miel, jarabe de agave, *stevia*.	Absolutamente nada de azúcar. El aspartamo o cualquier otro tipo de edulcorante están permitidos.

Categoría de alimentos	Alimentos que consumir	Alimentos que debe evitar
Mantequilla y aceites: mezcle 450 g de mantequilla ecológica con una taza de aceite de oliva virgen extra para usarlo para untar. Consérvelo en la nevera.	Una pequeña cantidad de mantequilla ecológica está bien. Use aceite de oliva para cocinar, aceite de coco para hornear y aceites de frutos secos o de semillas para las ensaladas.	Aceites hidrogenados, aceites parcialmente hidrogenados (grasas trans). Evite calentar los aceites excesivamente, ya que en el proceso pueden transformarse en grasas trans.
Huevos y productos lácteos	Huevos ecológicos.	Productos lácteos, incluidos el yogur, el queso y las leches de origen animal. Huevos comerciales.
Frutos secos y semillas: consúmalos crudos o molidos y añádalos a las hortalizas cocidas al vapor, los granos cocidos, las ensaladas, los cereales, etc.	Semillas de lino, calabaza, sésamo y girasol. La mayoría de los frutos secos y de las mantequillas de frutos secos.	Cacahuetes y mantequilla de cacahuete.
Bebidas	Un mínimo de un 3 % de su peso corporal de agua filtrada a diario. Pequeñas cantidades de leche de arroz, avena, almendra o soja. Infusiones (sustitutivas del café y los zumos).	Café, bebidas con gas, zumos, tés con cafeína, alcohol.
Miscelánea		Productos derivados del maíz. Alimentos procesados. Alimentos fritos.

Elecciones con respecto al de estilo de vida

Nuestros hábitos caseros y laborales actuales no suelen permitirnos un programa de comidas regulares. La ocupada vida de las personas puede evitar que su ingesta calórica esté distribuida homogéneamente a lo largo del día. La cena, que suele consumirse muy tarde y, por tanto, se ve sucedida pronto de varias horas de sueño, es normalmente la mayor comida de la gente. Cuando deberíamos estar digiriendo el alimento que acabamos de consumir solemos estar durmiendo, y durante el sueño nuestras funciones metabólicas son lentas.

El ritmo de vida acelerado ha favorecido las comidas sobre la marcha, como las comidas rápidas y las preparadas, y apaños para incrementar rápidamente los niveles de azúcar en sangre, como las barritas de chocolate y otras golosinas procesadas. Según el libro *Fast food nation: El lado oscuro de la comida rápida*, de Eric Schlosser, la comida rápida supone el 40 % de la ingesta alimentaria de los estadounidenses. Investigadores del Brigham and Women's Hospital, filial de enseñanza de la facultad de medicina de Harvard, llevaron a cabo un estudio publicado en el *International Journal of Cancer* en 2006 que revelaba que las niñas de preescolar que comían regularmente patatas fritas tenían mayores probabilidades de sufrir cáncer de mama. De hecho, la Dra. Karin Michels, investigadora, y sus colegas, estimaron que el riesgo de una mujer de padecer cáncer de mama más adelante en su vida se incrementaba un 27 % por cada ración adicional de patatas fritas por semana que consumiera siendo una alumna de preescolar. Estos alimentos no son el combustible de la mejor calidad que podemos aportar a nuestros procesos corporales.

Nuestros hijos tienen una necesidad todavía mayor de consumir alimentos que proporcionen energía para potenciar el crecimiento y la buena salud. Mis puntos de vista sobre el desarrollo y la nutrición infantil se vieron realzados e iluminados cuando asistí a un seminario en Portland, Oregón, dirigido por el Dr. Gerard Gueniot, un médico francés. Tal y como afirma, «los niños de menos de cuatro años no tienen la misma capacidad digestiva que los adultos; por tanto, es un crimen proporcionar alimentos procesados y llenos de sustancias tóxicas a los niños pequeños». Los pequeños (además de los adultos) se benefician inmensamente con la adopción de una dieta diaria saludable consistente en hortalizas, frutas, cereales integrales, frutos secos, semillas y una cantidad moderada de proteínas de buena calidad. Los progenitores deben dar ejemplo a sus hijos, y las personas conscientes deben hacer lo mismo para el resto de la sociedad. Las personas que comprenden la importancia de una dieta sana y equilibrada son responsables de enseñar al resto de la población lo importantes que son los nutrientes para potenciar la buena salud y combatir la enfermedad. ¿Qué mejor forma que enseñar a la gente mediante el ejemplo? Es especialmente importante que compartamos nuestros conocimientos con los niños que hay a nuestro alrededor. Después de todo serán los próximos líderes de nuestro planeta.

Recomendaciones a la hora de la comida

Aquí les ofrezco mis sugerencias para realzar la calidad a la hora de las comidas. Pase tiempo con su alimento. No haga nada más, como por ejemplo ver la televisión, conducir o hablar por teléfono. Disponga de un entorno tranquilo y relajado en el que disfrutar de su comida. Reflexione sobre la energía que contiene el alimento y lo que le está proporcionando. No beba nada mientras come. Si debe beber algo, debería limitarse a pequeños sorbos de agua.

Masticar correctamente es una parte importante de la digestión y debería ser algo en lo que se concentrarse durante cada comida. Si no mastica su comida concienzudamente, la digestión no se iniciará de forma correcta y su organismo absorberá peor los nutrientes importantes. Recomiendo a la gente que mastique el alimento por lo menos diecinueve veces antes de tragarlo. Esto nos asegurará que un producto casi licuado entrará en el estómago para una absorción más fácil.

Lo mejor es que tome las comidas a horas programadas y regulares. Comer a la misma hora cada día asentará un patrón con su sistema endocrino, lo que le ayudará a facilitar la digestión en esos periodos. No cene tarde, cuando su metabolismo se está preparando para descansar.

Asegúrese de tomar el desayuno. Tomar un desayuno basado en los cereales integrales se ha relacionado con una reducción del 15 % del riesgo de la resistencia a la insulina, un síndrome que puede dar lugar a la diabetes de tipo II, la ganancia de peso y las complicaciones cardiovasculares. Los cereales refinados para niños, los distintos tipos de panes, los bollos y otros carbohidratos consumidos normalmente en el desayuno no tendrán el mismo efecto que los cereales integrales. Respetar todas las comidas, empezando por el desayuno, es importante para mantener un metabolismo bien revolucionado a lo largo de todo el día.

Algunas sugerencias más

El objetivo de este libro es servir a modo de guía para ayudarle a aprender a cocinar de forma saludable. No pretende ser algo que deba utilizar cada vez que cocine. Mi objetivo es enseñarle cómo cocinar, cómo aprender de sus errores, cómo experimentar y cómo aprender de esos errores positivos que dan lugar a nuevas ideas para las comidas. Aprender a cocinar consiste en un proceso de desarrollo de sus habilidades. Añada un poco de estilo a sus comidas. Experimente. Sea creativo. Puede usar muchas de las recetas de este libro como patrón para comidas más grandes. Si carece de uno o dos ingredientes sustitúyalos por algo de lo que disponga. He incluido algunas recetas sencillas para empezar que pueden encaminarse luego en muchas direcciones diferentes. No tema mezclar hortalizas o granos con fruta. Añadir una pequeña cantidad de fruta a una ensalada verde puede suponer un refrescante premio en un día estival.

Experimente con las hierbas aromáticas y las especias. Escoja, cada semana, un aderezo nuevo con el que jugar y sobre el que aprender. Averigüe sus propiedades medicinales y agradezca sus acciones sobre su organismo. Si no se siente cómodo experimentando con una receta al principio, siga las indicaciones al pie de la letra y piense en cómo mejorarla la próxima vez. Quizás quiera más o menos especias. Cocine para complacerse y, por supuesto, para complacer a cualquiera que coma con usted.

Cocinar de forma saludable puede llevar muy poco tiempo. Aunque pasar horas en la cocina picando hortalizas y preparando comidas es una de mis pasiones, también tengo una consulta de asistencia sanitaria muy atareada, un marido y un hijo del que cuidar. No desconozco las «comidas rápidas». Ser previsor ayuda a hacer que incluso las comidas rápidas sean nutritivas y estén repletas de energía dadora de vida. Un consejo para ahorrar tiempo consiste en picar las hortalizas con antelación (por ejemplo, al llegar a casa después de ir a la verdulería). Si sé que voy a preparar algunas comidas distintas para las que necesitaré cebolla picada, pico dos o tres cebollas y las conservo en un recipiente hermético hasta que las necesite.

Como sucede con cualquier cosa, cuanto más practique mejor cocinero será. Sea el anfitrión, semanal o mensualmente, de almuerzos o cenas en las que cada invitado (familiar o amigo) traiga algún plato para así compartir y aprender recetas. La mayor parte de mi inspiración para cocinar ha procedido de mis colegas naturópatas, incluido mi marido. Es importante disponer de apoyo al cambiar su dieta. Haga que los miembros de su familia y sus amigos se impliquen y, por encima de todo, diviértase.

CAPÍTULO 5

Cómo usar este libro

He intentado hacer que este libro sea muy fácil de usar y que resulte sencillo seguir las recetas. Algunas de ellas pueden incluir alimentos que quizás sean alergénicos para algunas personas, pero he hecho recomendaciones, en tales casos, sobre cómo reemplazarlos por otros ingredientes. De hecho, casi todas las recetas aportan ideas para las sustituciones. Además, en el Apéndice aparece una tabla de sustituciones que le resultará de ayuda cuando quiera realizar algunos experimentos con los ingredientes.

Aparte de aportar ideas para las sustituciones, cada receta contiene un retazo de información relacionada con la salud sobre la receta o sobre uno de los ingredientes. Siempre es una ventaja saber cómo está mejorando su salud cada vez que prepara una receta. La mayoría de las recetas son fáciles de preparar e incluso resultan apetitosas para la mayoría de los niños. La clave para los niños consiste en presentarles formas saludables de comer cuando son pequeños y mantenerlos alejados de los alimentos procesados y los azúcares. Siempre existe un sustitutivo para los alimentos azucarados.

Convertirse y convertir a su familia

Como ya habrá visto, los niños, e incluso algunos adultos, son quisquillosos con la comida. Modificar drásticamente la dieta de su familia puede ser difícil y se encontrará con resistencias. Para utilizar alimentos saludables para sus familiares debe dominar el arte de añadir nutrientes valiosos y sustentadores de la vida en cada comida. Puede ser tan sencillo como añadir semillas de lino y otros tipos de semillas a los alimentos horneados. Las hortalizas deberían consumirse regularmente, así que si es usted el principal preparador del alimento en su hogar, considere un objetivo «introducirlos» tan frecuentemente como sea posible. Según uno de mis libros de cocina favoritos, *Confessions of a Sneaky Organic Cook*, de Jane Kinderlehrer, la clave para la cocina taimada consiste en disponer de un pequeño procesador de alimentos o robot de cocina. Añadiría a esa lista un molinillo para café.

Aquí tenemos algunos ejemplos sobre cómo añadir hortalizas sin que su familia se dé cuenta. Cueza algunas hortalizas al vapor (si alguien pregunta, diga que son «para usted») y transfórmelas en un puré en un procesador de alimentos cuando nadie esté mirando. Añada las hortalizas hechas puré a su comida usándolas para espesar y dar sabor a distintas salsas, sopas, aliños para ensaladas, ensaladas de pollo o atún, hamburguesas vegetarianas, hamburguesas de pavo, albóndigas, pan de carne, etcétera. Puede añadir calabacines o zanahorias rallados a las galletas, magdalenas, o a la masa para preparar tortitas. Asegúrese de que todas sus sopas contengan hortalizas. Si sus hijos pequeños no quieren consumirlas, hágalas puré y añádalas a la sopa. Sea creativo y experimente, pero no exagere al principio o su familia averiguará que lo que está comiendo no es una simple salsa, sopa, etcétera.

Esté preparado

Un aspecto importante relacionado con ser un cocinero taimado consiste en estar preparado. Durante el fin de semana, planee las comidas para toda la semana, si puede. Sepa cuándo a usted y a sus hijos les gusta tomar un tentempié, y disponga, en esos momentos, de refrigerios ya preparados que dejar en las mesas o en la encimera.

Cuando sus hijos lleguen a casa buscando un aperitivo, verán, de forma natural, lo que está disponible y a la vista. Algunos de mis tentempiés favoritos son el apio o las manzanas con mantequilla de almendras, los frutos secos, las semillas, la fruta cortada en trozos fáciles de comer y las tortas de arroz con aguacate o *hummus*.

Modificar las recetas

Aprender cómo modificar las recetas es otra parte importante de la cocina contra la inflamación. Adquirir esta habilidad lleva un poco de práctica, pero una vez la domine podrá variar casi cualquier receta (*véase* el Apéndice para obtener ideas sobre sustituciones).

La típica receta para galletas puede ser bastante semejante a ésta:

- ▶ 3 tazas de harina refinada
- ▶ ¾ de taza de azúcar moreno
- ▶ ¾ de taza de azúcar blanquilla
- ▶ 2 huevos
- ▶ 1 taza de mantequilla o de manteca
- ▶ ½ cucharadita de postre de sal
- ▶ ½ cucharadita de postre de bicarbonato
- ▶ 1 bolsa de virutas de chocolate

Con un poco de práctica, es fácil reemplazar los ingredientes mencionados por harinas y edulcorantes alternativos. Su receta nueva podría ser algo semejante a esto:

- ▶ 1½ tazas de harina de espelta
- ▶ 1½ tazas de harina de arroz o de garbanzo
- ▶ ¾ de taza de miel
- ▶ ½ taza de mantequilla ecológica
- ▶ ½ cucharadita de postre de sal marina
- ▶ ½ cucharadita de postre de bicarbonato sin aluminio

- ▶ 2 huevos ecológicos (o un plátano majado con 3 cucharadas soperas de semillas de lino molidas dejadas en remojo en ¼ taza de agua durante la noche)
- ▶ 1 taza de frutos secos y/o semillas
- ▶ ½ taza de fruta (como albaricoques o manzanas) picada

Si observa la nueva receta, verá que hemos reducido a la mitad las cantidades de azúcar y de mantequilla y que hemos añadido algunos frutos secos, semillas y fruta en lugar de las virutas de chocolate. Puede incrementar ligeramente la cantidad de mantequilla si quiere que las galletas queden más planas. Estas nuevas galletas contienen algo de proteína para así calmar el apetito y estabilizar los niveles de azúcar en sangre. No tendremos que comer tantas de estas galletas para sentirnos saciados como sí tendríamos que hacer con las galletas de la receta antigua. Si adora el chocolate, puede añadir harina de algarroba en lugar de las virutas de chocolate. Incorporar canela ayudará a mantener equilibrados los niveles de glucosa en sangre. También puede añadir coco. ¿Ve lo divertido que puede ser todo esto? Puede experimentar añadiendo muchos ingredientes nuevos. Yo agrego calabacín a mis galletas, y esto hace que mantengan cierta humedad durante semanas, por lo que deberían mantenerse refrigeradas.

Ingredientes útiles en la cocina

No tiene por qué ir a la verdulería y comprar todo lo que aparece en esta lista. Piense en ella como en una plantilla que tener a mano para así poder seguir muchas de las recetas de este libro.

1. Aceite de oliva virgen extra extraído en frío (adquiera sólo aceites refinados sin usar calor: por ejemplo, «prensado en frío», para evitar la posibilidad de que se haya transformado en grasas trans mediante el proceso de calentado).
2. Aceite de coco ecológico para hornear.
3. Cebollas.
4. Ajo.
5. Miel o jarabe de agave.
6. Jarabe de arroz integral.
7. Jarabe de arce puro.

8. Harinas que no sean de trigo, como las de espelta, avena, quinoa, centeno, cebada y arroz.
9. Limones
10. Vinagre de arroz, balsámico, al estragón, de manzana ecológico.
11. Hierbas aromáticas secas y especias: por ejemplo, albahaca, orégano, tomillo, ajo en polvo, sal marina, pimienta negra, comino, curry, canela, cúrcuma, semillas de mostaza, nuez moscada, algarroba en polvo y cualquier otra que le guste.
12. Agua filtrada.
13. Frutos secos y semillas.
14. Frutas frescas.
15. Hortalizas frescas.
16. Arroz integral, quinoa, avena, amaranto y otros cereales/granos.
17. Mantequilla de almendras.
18. Sustitutivos de la leche, como la leche de arroz, avena, soja o almendra.
19. Alubias y legumbres en conserva o secas.
20. Una sartén grande para saltear hortalizas.
21. Una olla grande para las salsas y las sopas.
22. Una cacerola de unos dos litros de capacidad para cocinar arroz y otros granos.
23. Risas, un buen apetito y la valentía para descubrir nuevos sabores.

Menús de muestra

Las dos tablas que aparecen a continuación esbozan menús semanales para los meses estivales y los invernales, respectivamente. Su objetivo es servir, simplemente, a modo de ejemplo. La inclusión en una tabla o en la otra no implica que cierto alimento deba consumirse sólo en esa estación concreta. También se incluyen recomendaciones relativas a la actividad física.

«El médico del futuro no administrará medicamentos,
sino que hará que sus pacientes se interesen
por el cuidado de la estructura humana, la dieta
y por las causas y la prevención de la enfermedad.»
THOMAS A. EDISON

Equivalencias de volumen

▸ 1½ cucharaditas de postre (c/p) = ½ cucharada sopera (c/s)
▸ 1 c/s = 3 c/p
▸ 2 c/s = 30 ml = ⅛ taza
▸ 1 taza = 240 ml (16 c/s)

Tabla de conversión

▸ 1 c/p = 5 ml
▸ 1 taza (16 c/s) = 240 ml
▸ Cucharadas de postre x 5 = ml
▸ Cucharadas soperas x 15 = ml
▸ Tazas x 240 = ml

Menús de muestra de la dieta contra la inflamación para los meses estivales

	Lunes	Martes	Miércoles	Jueves	Viernes	Sábado	Domingo
Desayuno	Batido de desayuno	Desayuno rico en proteínas	Batido de desayuno	2 huevos pasados por agua; 1 ración de fruta	Muesli con sustitutivo de la leche; 1 ración de fruta	Frittata con brécol y aceitunas	Tortitas sin trigo
Almuerzo	Lata de salmón con tortitas de arroz	Barrita proteica de arroz	Frutos secos y semillas	Apio con mantequilla de almendras	Manzanas con mantequilla de almendras	Guacamole con tortitas de arroz	Hummus con crudités
Comida	Ensalada de remolacha y alubias (preparada la noche anterior)	Ensalada verde con aguacate y frutos secos	Sopa de remolacha cruda (preparada la noche anterior)	Ensalada de quinoa y hortalizas	Ensalada de zanahoria y remolacha (preparada la noche anterior)	Sopa de coco picante; arroz integral	Fideos asiáticos fríos con salmón ahumado
Merienda	Frutos secos y semillas	1-2 huevos pasados por agua	Baba ganoush con tortitas de arroz	Ensalada de aguacate y salmón	Frutos secos y semillas	Caramelos de semillas de girasol	1 rebanada de pan de plátano misericordioso
Cena	Ensalada de pepino; Tofu al horno; verduras cocidas al vapor	Sopa de aguacate en 10 minutos; ensalada verde fresca	Pan de carne de pavo; ensalada picante con miel y limón y hojas verdes de diente de león	Curry de pollo fácil (con el pollo horneado la noche anterior)	Ensalada de espinacas y fresas con salmón ennegrecido	Atún soasado sobre hortalizas crudas	Pollo a la parrilla o pescado con marinada para hortalizas para cocinarlas a la parrilla

Incluya estos alimentos a diario. **Semillas:** 2 cucharadas soperas de semillas de lino molidas. **Agua:** un 3 % de su peso corporal por día (no beba agua mientras esté comiendo). **Movimiento:** 30-45 minutos caminando, haciendo ejercicio, moviéndose fuera de casa

Menús de muestra de la dieta contra la inflamación para los meses invernales

	Lunes	Martes	Miércoles	Jueves	Viernes	Sábado	Domingo
Desayuno	Muesli de avena rapidísimo	Desayuno rico en proteínas	Muesli de avena rapidísimo con bayas congeladas y miel	Muesli con sustitutivo de la leche; 1 ración de fruta	Muesli de avena rapidísimo de la forma que le guste	Huevos mexicanos	*Tofu* revuelto
Almuerzo	Frutos secos y semillas	Semillas; 1 ración de fruta	Barrita proteica de arroz	Lata de salmón con tortitas de arroz	2 huevos pasados por agua	*Hummus* con ramitas de apio	Caramelos de semillas de girasol
Comida	Ensalada de aguacate y atún sobre un lecho de hortalizas frescas	Hamburguesas vegetarianas de sobras (hechas la noche anterior con sobras)	Ensalada de pollo al curry con galletas para untar queso o verduras de ensalada (pollo asado la noche anterior)	Ensalada de quinoa al curry (preparada la noche anterior)	Ensalada mexicana (prepare el aliño la noche anterior)	Sopa de crema de zanahoria con jengibre	Champiñones rellenos; ensalada verde pequeña
Merienda	Mantequilla de almendras con apio	2 huevos pasados por agua	Mantequilla de almendras con manzana	Frutos secos y semillas	Aguacate con tortitas de arroz	1 rebanada de pan de calabacín	Ensalada italiana de zanahoria
Cena	Salteado sencillo con su cereal/grano favorito	Pechuga de pollo rellena con salsa de curry con «cacahuetes»; judías verdes deliciosas	Salmón ennegrecido; ensalada sabrosa con vinagreta de limón	Sopa de cebolla con frutos secos; hortalizas cocidas al vapor	Noche griega; *Kafta* a la barbacoa; ensalada no muy griega, *hummus* y hortalizas frescas o tortitas de arroz	Sopa de invierno; tortitas de arroz	Pargo rebozado con salsa de mango; ensalada de judías verdes con ajo; boniatos «fritos»

Incluya estos alimentos a diario. **Semillas:** 2 cucharadas soperas de semillas de lino molidas. **Agua:** un 3 % de su peso corporal por día (no beba agua mientras esté comiendo). **Movimiento:** 30-45 minutos caminando, haciendo ejercicio, moviéndose fuera de casa

84

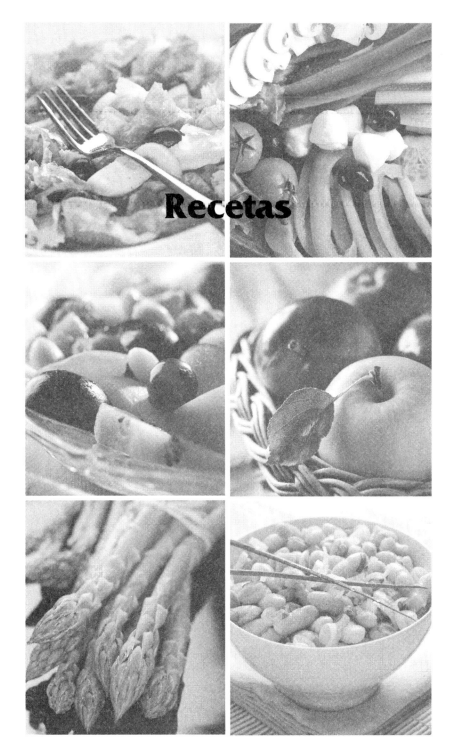

Recetas

Tentempiés, platos de acompañamiento, aderezos y pastas para untar

- Espárragos al limón dulce
- *Baba ganoush*
- Salsa pesto de albahaca
- Col con anacardos
- Deliciosas judías verdes con ajo
- «Patatas fritas»
- Guacamole
- *Hummus* con frutos secos y curry
- Arroz con hortalizas y limón
- Salsa de mango
- Puré de «patatas» (puré de tupinambo)
- Sal con cardo mariano para sazonar
- Pasta para untar de mantequilla y aceite de oliva
- Salsa de «cacahuete»
- Arroz con semillas de amapola
- Calabaza con romero
- Rollitos de ensalada
- Judías verdes sabrosas
- Remolachas sencillas y exquisitas
- Hortalizas cocidas al vapor
- Hojas de parra rellenas (*dolmades*)
- Champiñones rellenos
- Boniatos «fritos»
- Marinada para hortalizas para cocinarlas a la parrilla

Espárragos al limón dulce

Para 4 personas

POR RACIÓN: 128,4 CALORÍAS – 2,9 G DE PROTEÍNA – 6,2 G DE CARBOHIDRATOS – 2,6 G DE FIBRA – 11,3 G DE GRASAS TOTALES – 1,7 G DE GRASAS SATURADAS – 0,0 MG DE COLESTEROL – 293,7 MG DE SODIO

El limón tiene un gran sabor para añadir a la mayoría de los platos, y la nuez moscada aporta un dulzor sorprendente a los espárragos.

> ▸ 2 manojos de espárragos (alrededor de 450 g)
> ▸ el zumo de 1 limón mediano
> ▸ 3 c/s de aceite de oliva
> ▸ ½ c/p de sal marina
> ▸ ¼ de c/p de pimienta negra
> ▸ ¼ de c/p de nuez moscada molida
> ▸ 1 c/s de anacardos molidos (para adornar)

Lave los espárragos, recorte los extremos y cuézalos al vapor hasta que los tallos estén cocidos, pero todavía algo firmes.

Mezcle, en un cuenco, el zumo de limón, el aceite, la sal marina, la pimienta y la nuez moscada. Coloque los espárragos sobre una fuente y rocíelos con la preparación del zumo de limón.

Adorne con anacardos molidos y sirva de inmediato.

Sustituciones
Puede probar esta receta con judías verdes.

Consejo saludable
Mis padres tienen espárragos silvestres, y me encanta ir picando (son sabrosos incluso crudos). El espárrago es la principal raíz ayurvédica para fortalecer las hormonas femeninas. También puede favorecer la fertilidad, incrementar la producción de leche materna y aliviar los dolores menstruales. Los espárragos pueden reducir las flemas y

mucosidades, aliviar los costipados, y son ricos en glutatión (un poderoso antioxidante). También se han usado en el tratamiento del fallo cardiaco, los edemas, el reumatismo y la gota. Para conservar los espárragos frescos después de comprarlos, colóquelos de pie en la nevera en un recipiente con 5 cm de agua.

Análisis nutricional por ración			
Vitamina A	62,8 RE	Vitamina D	0,0 µg
Tiamina (B$_1$)	0,2 mg	Vitamina E	0,0 mg
Riboflavina (B$_2$)	0,2 mg	Calcio	30,1 mg
Niacina	1,1 mg	Hierro	2,7 mg
Vitamina B$_6$	0,1 mg	Fósforo	70,7 mg
Vitamina B$_{12}$	0,0 µg	Magnesio	22,7 mg
Ácido fólico (total)	53,2 µg	Zinc	0,7 mg
Vitamina C	10,7 mg	Potasio	257,6 mg

Baba ganoush

Para 6 personas

POR RACIÓN: 101,3 CALORÍAS – 3,2 G DE PROTEÍNA – 8,7 G DE CARBOHIDRATOS – 3,8 G DE FIBRA – 7,1 G DE GRASAS TOTALES – 1,0 G DE GRASAS SATURADAS – 0,0 MG DE COLESTEROL – 200,4 MG DE SODIO

Cuando era joven, solía ir a una tienda de productos gourmet durante mi pausa para la comida mientras estudiaba en la facultad de medicina, y allí aprendí a amar el *baba ganoush*. Gusta a todo el mundo y es ideal como salsa para mojar y como acompañamiento para cualquier plato de carne.

- 1 berenjena grande o 2 pequeñas
- ¼ de taza, más 1 c/s colmada de *tahini* (pasta de semillas de sésamo que podrá encontrar en la mayoría de las tiendas de productos ecológicos)
- ½-1 c/p de sal
- 1-2 dientes de ajo picados

- 2 c/s de zumo de limón recién exprimido
- ⅛ de c/p de comino molido
- ¼ de c/p de pimienta negra
- pimentón dulce para adornar
- perejil para adornar

Precaliente el horno a 175 °C. Hornee la berenjena entera y sin pelar sobre una placa de horno unos 30 minutos, hasta que esté tierna. (Para obtener un *baba ganoush* más homogéneo, retire la piel de la berenjena antes de procesarla.) Deje que se enfríe a temperatura ambiente.

Corte la berenjena para abrirla, retire tantas semillas como pueda y corte la carne restante en dados. Procese todos los ingredientes en un robot de cocina hasta que la mezcla quede homogénea.

Adorne con perejil y pimentón dulce y sirva con tortitas de arroz, pan que no sea de trigo u hortalizas crudas para mojar, como zanahorias y apio.

Consejo saludable

El pimentón dulce, que está emparentado con la cayena, se obtiene moliendo un pimiento de la familia de las solanáceas. Se suele usar en la cocina húngara y se ha usado con fines medicinales para prevenir los mareos durante los viajes por mar.

Análisis nutricional por ración			
Vitamina A	8,4 RE	Vitamina D	0,0 µg
Tiamina (B$_1$)	0,2 mg	Vitamina E	0,0 mg
Riboflavina (B$_2$)	0,1 mg	Calcio	28,7 mg
Niacina	1,3 mg	Hierro	0,8 mg
Vitamina B$_6$	0,1 mg	Fósforo	126,8 mg
Vitamina B$_{12}$	0,0 µg	Magnesio	25,7 mg
Ácido fólico (total)	33,5 µg	Zinc	0,8 mg
Vitamina C	5,1 mg	Potasio	280,1 mg

Salsa pesto de albahaca

Para 4 personas

POR RACIÓN: 330,6 CALORÍAS – 2,7 G DE PROTEÍNA – 4,1 G DE CARBOHIDRATOS
– 2,1 G DE FIBRA – 35,1 G DE GRASAS TOTALES – 4,3 G DE GRASAS SATURADAS –
0,0 MG DE COLESTEROL – 146,8 MG DE SODIO

Esta versátil salsa pesto puede usarse sobre tortitas de arroz o con pasta que no sea de trigo, en platos con huevos, en ensaladas o con cualquier cosa con la que puedan soñar sus papilas gustativas. Extiéndela sobre una masa de pizza de espelta o úsela como sustitutivo en cualquier receta que lleve una salsa marinera a base de tomate. Puede preparar una cantidad doble o triple de la de la receta y congelar la salsa pesto en tarros para usarla más adelante.

> ‣ 4 tazas de hojas de albahaca frescas,
> lavadas y secadas con papel de cocina
> ‣ ½ taza de aceite de oliva virgen extra
> ‣ 3-4 dientes de ajo
> ‣ ⅛ de taza de piñones
> ‣ ¼ de c/p de sal
> ‣ ¼ de c/p de pimienta (opcional)

Procese todos los ingredientes en un robot de cocina hasta que la mezcla quede homogénea.

Sustituciones

La salsa pesto no tiene por qué prepararse con albahaca. Puede usar cilantro, espinacas o perejil. Incluso puede emplear una combinación de dos hierbas aromáticas para variar. Use, por ejemplo, 2 tazas de albahaca y 2 de espinacas. También puede probar distintos frutos secos, como nueces o pacanas.

Consejo saludable

Los piñones lubrican los pulmones y los intestinos. Son una gran fuente de proteínas, pueden ser de ayuda en caso de un resfriado y pueden reducir el estreñimiento.

Análisis nutricional por ración			
Vitamina A	163,9 RE	Vitamina D	0,0 µg
Tiamina (B$_1$)	0,1 mg	Vitamina E	0,0 mg
Riboflavina (B$_2$)	0,1 mg	Calcio	71,6 mg
Niacina	0,9 mg	Hierro	2,2 mg
Vitamina B$_6$	0,1 mg	Fósforo	98,6 mg
Vitamina B$_{12}$	0,0 µg	Magnesio	63,7 mg
Ácido fólico (total)	31,1 µg	Zinc	1,1 mg
Vitamina C	8,4 mg	Potasio	273,6 mg

Col con anacardos

Para 6 personas

POR RACIÓN: 177,9 CALORÍAS – 6,6 G DE PROTEÍNA – 17,8 G DE CARBOHIDRATOS – 4,5 G DE FIBRA – 10,8 G DE GRASAS TOTALES – 1,9 G DE GRASAS SATURADAS – 0,0 MG DE COLESTEROL – 112,0 MG DE SODIO

Mi familia ha usado una versión de esta receta durante generaciones. Los anacardos hacen que el sabor sea muy sorprendente y atrayente.

- ▸ 1 col pequeña picada
- ▸ 2 tallos de apio
- ▸ ½ cebolla mediana picada
- ▸ sal marina al gusto
- ▸ pimienta al gusto
- ▸ ½ taza de leche de arroz o de soja
(una cantidad mayor o menor, según sea necesario)
- ▸ 1 taza de anacardos molidos

Precaliente el horno a 175 °C. Mezcle la col, el apio, la cebolla y los condimentos y dispóngalos en una fuente refractaria. Añada leche de arroz o de soja para cubrirlos (no incorpore demasiada). Hornee hasta que quede tierno (unos 50 minutos).

Esparza los anacardos molidos por encima.

Sustituciones

Experimente con distintos condimentos. Si puede tolerar una pequeña cantidad de productos lácteos (*véase* el «Consejo saludable»), añadir queso feta o queso de cabra ecológico confiere un sabor verdaderamente único.

Consejo saludable

Los productos lácteos de origen animal son muy abundantes en nuestra cultura y la mayoría de la gente los consume a diario. Como los productos lácteos son un alérgeno común, es importante evitarlos o limitarlos en sus recetas. Los productos lácteos ecológicos son mejores que los normales porque carecen de los residuos de hormonas, pesticidas y antibióticos presentes en los productos de origen animal no ecológicos. Las alergias a los productos lácteos pueden provocar infecciones crónicas del oído y de los senos nasales, erupciones cutáneas crónicas, una nariz que gotea, tos crónica o carraspeo y muchos más síntomas leves.

Análisis nutricional por ración			
Vitamina A	21,4 RE	Vitamina D	0,0 µg
Tiamina (B$_1$)	0,2 mg	Vitamina E	0,2 mg
Riboflavina (B$_2$)	0,1 mg	Calcio	91,1 mg
Niacina	0,9 mg	Hierro	2,3 mg
Vitamina B$_6$	0,2 mg	Fósforo	163,9 mg
Vitamina B$_{12}$	0,0 µg	Magnesio	87,6 mg
Ácido fólico (total)	79,2 µg	Zinc	1,5 mg
Vitamina C	48,8 mg	Potasio	579,6 mg

Deliciosas judías verdes con ajo

Para 4 personas

POR RACIÓN: 92,5 CALORÍAS – 2,8 G DE PROTEÍNA – 12,0 G DE CARBOHIDRATOS
– 4,0 G DE FIBRA – 4,7 G DE GRASAS TOTALES – 0,7 G DE GRASAS SATURADAS –
0,0 MG DE COLESTEROL – 342,6 MG DE SODIO

Preparo este plato con bastante frecuencia. Es fácil, rápido y siempre gusta a todo el mundo.

> ‣ 3 dientes de ajo picados o majados
> ‣ 1 c/s más 1 c/p más de aceite de oliva
> ‣ 450 g de judías verdes lavadas y limpias
> ‣ ¼ de taza de agua filtrada
> ‣ 1 c/s más 1 c/p más de *tamari*
> (salsa de soja con muy poco o sin trigo)
> ‣ 2 c/p de miel

Saltee, en una sartén, el ajo en aceite de oliva unos 3 minutos a fuego medio.

Añada las judías verdes, el agua, el *tamari* y la miel y cocine a fuego medio-bajo hasta que las judías estén tiernas, pero todavía ligeramente crujientes. Si el agua se evapora con demasiada rapidez, añádala a cucharadas (la cantidad suficiente para que las judías se cuezan al vapor).

Sustituciones
Uso esta misma receta con espárragos y muchas otras hortalizas.

Consejo saludable
La fibra, aportada en grandes cantidades en forma de hortalizas frescas cocidas ligeramente al vapor, es esencial para un correcto funcio-

namiento intestinal y debería incrementarse en la dieta de la mayoría de las personas. Los adultos necesitan 25-30 g a diario (muchas dietas medias aportan 10-12 g). Las dietas pobres en fibra están relacionadas con la diverticulitis, los cánceres de colon y otros problemas gastrointestinales.

Análisis nutricional por ración			
Vitamina A	72,2 RE	Vitamina D	0,0 µg
Tiamina (B$_1$)	0,1 mg	Vitamina E	0,0 mg
Riboflavina (B$_2$)	0,1 mg	Calcio	47,5 mg
Niacina	1,1 mg	Hierro	1,4 mg
Vitamina B$_6$	0,1 mg	Fósforo	54,5 mg
Vitamina B$_{12}$	0,0 µg	Magnesio	31,4 mg
Ácido fólico (total)	36,9 µg	Zinc	0,3 mg
Vitamina C	16,4 mg	Potasio	260,6 mg

«Patatas fritas»

Para 2-3 personas.

POR RACIÓN: 181,4 CALORÍAS – 1,5 G DE PROTEÍNA –
43,2 G DE CARBOHIDRATOS – 2,0 G DE FIBRA –
0,3 G DE GRASAS TOTALES – 0,1 G DE GRASAS SATURADAS –
0,0 MG DE COLESTEROL – 15,9 MG DE SODIO

Realmente echaba de menos las patatas fritas, por lo que di con esta receta al aprender que podía reemplazar las patatas por yuca. Ahora puedo prepararlas muy de vez en cuando y quedar satisfecha durante mucho tiempo antes de volver a tener ganas de patatas fritas.

- 450 g de yuca
- sal marina al gusto
- pimienta al gusto

Cueza o cocine al vapor la yuca hasta que esté tierna (unos 40 minutos). Cuando la yuca casi haya acabado de cocerse, precaliente el horno a 190 °C.

Deje que la yuca se enfríe lo suficiente para poder manipularla. Corte y retire la capa cerosa externa y córtela en palitos cortos de alrededor de 1 cm de grosor.

Colóquelos en una bandeja de horno, añada sal y pimienta (y otros condimentos, si lo desea) y hornéelos hasta que queden crujientes a su gusto.

Sustituciones

Puede preparar la misma receta con boniatos (no hará falta que los cueza previamente al vapor). Pruébelo también con *taro* o tupinambo.

Consejo saludable

Una cataplasma preparada con yuca puede ayudar a tratar las irritaciones cutáneas y los esguinces. Si la prepara como una infusión puede aliviar los dolores artríticos.

Análisis nutricional por ración			
Vitamina A	2,3 RE	Vitamina D	0,0 µg
Tiamina (B$_1$)	0,1 mg	Vitamina E	0,0 mg
Riboflavina (B$_2$)	0,1 mg	Calcio	18,1 mg
Niacina	1,0 mg	Hierro	0,3 mg
Vitamina B$_6$	0,1 mg	Fósforo	30,6 mg
Vitamina B$_{12}$	0,0 µg	Magnesio	23,8 mg
Ácido fólico (total)	30,6 µg	Zinc	0,4 mg
Vitamina C	23,4 mg	Potasio	307,3 mg

Guacamole

Para 6 personas

POR RACIÓN: 145,0 CALORÍAS – 1,8 G DE PROTEÍNA – 8,2 G DE CARBOHIDRATOS – 5,8 G DE FIBRA – 13,1 G DE GRASAS TOTALES – 1,8 G DE GRASAS SATURADAS – 0,0 MG DE COLESTEROL – 62,9 MG DE SODIO

He preparado esta receta desde que iba a la universidad, y siempre da que hablar en las fiestas. Queda muy bien con casi cualquier plato. Mis acompañamientos favoritos son las tortitas de arroz, las ensaladas, el arroz con alubias, los huevos ecológicos escalfados o las tortitas (sin harina de trigo ni de maíz) para preparar unos burritos.

- 3 aguacates maduros
- 2 dientes de ajo picados
- 2 c/s de zumo de limón
- sal marina al gusto
- pimienta al gusto
- 2-3 c/s de cilantro fresco picado (opcional)
- 1 c/p de *tamari* sin trigo (opcional; añadirá sal, por lo que deberá reducir o excluir la sal marina)
- ½-1 cebolla pequeña picada (opcional)

Maje los aguacates junto con el zumo de limón. Añada los restantes ingredientes y mézclelos bien. Si deja que repose ½ hora, los sabores se fusionarán de maravilla.

Sustituciones

Pruebe a usar los ingredientes opcionales, ya que nos permitirán obtener un guacamole realmente sabroso. Otras hortalizas que puede añadir son el pimiento verde picado, guindillas suaves o medio picantes picadas, cebolletas, lechuga picada, guisantes majados o brotes de alubia. Todos ellos aportan distintos elementos. Puede hacer que su guacamole sea distinto cada vez. Añadir más ajo aportará un sabor más picante.

Consejo saludable

El cilantro, una de mis hierbas aromáticas preferidas, pertenece a la familia de las zanahorias. La semilla de esta planta también se usa como condimento y es dulce y tiene un ligero sabor a corteza de naranja. Las hojas del cilantro son refrescantes y favorecen los meridianos del bazo-páncreas, el estómago, la vejiga y los pulmones. Puede regular la energía y se ha usado para ayudar en la digestión y para aliviar los dolores y la acumulación de gases o hinchazón intestinales.

Análisis nutricional por ración			
Vitamina A	2,3 RE	Vitamina D	0,0 µg
Tiamina (B₁)	0,1 mg	Vitamina E	0,0 mg
Riboflavina (B₂)	0,1 mg	Calcio	18,1 mg
Niacina	1,0 mg	Hierro	0,3 mg
Vitamina B₆	0,1 mg	Fósforo	30,6 mg
Vitamina B₁₂	0,0 µg	Magnesio	23,8 mg
Ácido fólico (total)	30,6 µg	Zinc	0,4 mg
Vitamina C	23,4 mg	Potasio	307,3 mg

Hummus con frutos secos y curry

Para 6-8 personas

POR RACIÓN: 356,0 CALORÍAS – 13,0 G DE PROTEÍNA –
31,9 G DE CARBOHIDRATOS – 8,0 G DE FIBRA – 21,9 G DE GRASAS TOTALES –
2,4 G DE GRASAS SATURADAS – 0,0 MG DE COLESTEROL – 300,9 MG DE SODIO

Ésta es otra fabulosa salsa para mojar, y es la mejor receta de *hummus* que conozco. Uno de mis colegas, J. K. Monagle, naturópata, me inspiró esta versión. Usar mantequilla de almendras en lugar de mantequilla de cacahuete no hace desmerecer a esta receta. Gracias, J. K.

- 3 tazas de garbanzos cocidos
  (2 latas)
  - ¼ de taza del líquido
  de los garbanzos
  - ⅓ de taza de *tahini*
  (una pasta de semillas de sésamo
  que podrá adquirir
  en la mayoría de las tiendas
  de productos ecológicos)
  - 3 dientes de ajo picados
  o majados

- ¼ de taza, más 1 c/s más de
  zumo de limón recién exprimido
  - 3 c/s de agua filtrada
  - ½-1 c/p de de sal marina
  (o al gusto)
  - ½ taza de mantequilla
  de almendras
  - 2 c/p de curry en polvo
  - pimentón dulce para adornar
  - perejil para adornar

Mezcle todos los ingredientes en un procesador de alimentos hasta que quede todo homogéneo.

Adorne con perejil y pimentón dulce y sirva con tortitas de arroz, pan elaborado sin harina de trigo u hortalizas frescas para mojar (crudités), como zanahorias y apio.

Dependiendo del contenido en humedad de la mantequilla de almendras y del *tahini*, quizás tenga que añadir un poco más de agua o de zumo de limón para preparar la mezcla.

Sustituciones

Puede omitir la mantequilla de almendras y el curry para preparar un *hummus* normal. A partir de la base normal puede añadir distintos condimentos y hortalizas, como por ejemplo aceitunas negras, alcachofas, espinacas o pimientos rojos asados.

Análisis nutricional por ración			
Vitamina A	4,3 RE	Vitamina D	0,0 µg
Tiamina (B_1)	0,3 mg	Vitamina E	0,0 mg
Riboflavina (B_2)	0,2 mg	Calcio	123,5 mg
Niacina	1,8 mg	Hierro	4,0 mg
Vitamina B_6	0,2 mg	Fósforo	359,9 mg
Vitamina B_{12}	0,0 µg	Magnesio	119,5 mg
Ácido fólico (total)	170,7 µg	Zinc	2,6 mg
Vitamina C	8,2 mg	Potasio	493,6 mg

Consejo saludable

En comparación con muchas otras legumbres, los garbanzos contienen una buena cantidad de vitamina C, que es un importante antioxidante. Los antioxidantes funcionan, en el interior del cuerpo, a modo de «depredadores» de los radicales libres, neutralizando a muchas especies reactivas del oxígeno (ERO) antes de que puedan dañar a los tejidos. Los radicales libres se encuentran de forma normal en el organismo como resultado de las reacciones metabólicas habituales. Además, ciertos hábitos alimentarios y en el estilo de vida (por ejemplo fumar) tienden a incrementarlos. Aumentar la cantidad de antioxidantes en la dieta es una forma de protegernos de los daños provocados por los radicales libres, que podrían dar lugar a enfermedades crónicas. Según un artículo de Ayako Makino que apareció en el ejemplar de julio de 2003 de la revista *Hypertension Journal*, el estrés oxidativo provocado por los radicales libres se ha relacionado con la presión sanguínea alta y otras enfermedades cardiovasculares.

Arroz con hortalizas y limón

Para 6-8 personas

POR RACIÓN: 304,9 CALORÍAS – 6,2 G DE PROTEÍNA –
50,4 G DE CARBOHIDRATOS – 3,2 G DE FIBRA – 9,7 G DE GRASAS TOTALES –
1,6 G DE GRASAS SATURADAS – 0,0 MG DE COLESTEROL –
397,2 MG DE SODIO

Para todos aquellos calabacines con los que los que tenemos huerto no sabemos qué hacer, aquí tenemos un fantástico y ligero plato de acompañamiento que combina bien con cualquier comida.

- El zumo de 2 limones medianos
  - 2 c/s de jarabe de arce
  - 2½ tazas de caldo de pollo ecológico
  - 1½ tazas de arroz integral de grano corto
    - ½ c/p de sal marina
    - 1 ramita de canela
  - 5 clavos de especia enteros
    - 2 c/s de aceite de oliva
- 1 c/p de semillas de comino
- 1 cebolla pequeña cortada en láminas finas
- 2 calabacines pequeños cortados en rodajas
- ⅓ de taza de anacardos tostados enteros
- 2 c/s de albahaca dulce fresca picada
- gajos de limón para adornar

Vierta el zumo de limón, el jarabe de arce y el caldo de pollo en una cacerola. Añada el arroz, la sal marina, la ramita de canela y los clavos de especia.

Tape, lleve a ebullición y deje hervir 2 minutos. Baje el fuego y cueza 25-30 minutos a fuego lento, hasta que todo el líquido se haya absorbido.

En una sartén grande, saltee las semillas de comino en el aceite de oliva hasta que empiecen a saltar. Añada la cebolla y cocínela 5 minutos a fuego medio.

Incorpore los calabacines y los anacardos y saltéelos hasta que el calabacín esté tierno.

Agregue la albahaca y el arroz, caliéntelos un minuto o dos y sirva adornando con los gajos de limón.

Sustituciones

Si prefiere otro tipo de fruto seco, le recomendaría los piñones. Si no dispone de albahaca fresca, puede usar cualquier otra hierba aromática fresca o descartar ese ingrediente.

Análisis nutricional por ración			
Vitamina A	76,4 RE	Vitamina D	0,0 µg
Tiamina (B$_1$)	0,2 mg	Vitamina E	0,0 mg
Riboflavina (B$_2$)	0,1 mg	Calcio	52,5 mg
Niacina	2,5 mg	Hierro	2,1 mg

▸ continúa en página siguiente

Análisis nutricional por ración			
Vitamina B$_6$	0,4 mg	Fósforo	291,7 mg
Vitamina B$_{12}$	0,0 µg	Magnesio	104,6 mg
Ácido fólico (total)	36,0 µg	Zinc	1,9 mg
Vitamina C	19,5 mg	Potasio	507,6 mg

Consejo saludable

Los limones, al igual que todos los cítricos, son una gran fuente de vitamina C. También son ricos en potasio y en vitamina B$_1$, también llamada *tiamina*. Los limones tienen menos azúcar y más ácido (principalmente ácido cítrico), que cualquier otro cítrico. El zumo de limón es antiséptico y astringente, además de estimular la producción de saliva, lo que ayuda a la digestión. El limón también potencia la producción de bilis, con lo que potencia la función hepática. El aceite esencial de limón es estimulante y puede ayudar a purificar el agua.

Salsa de mango

Para 6-8 personas

POR RACIÓN: 79,1 CALORÍAS – 0,9 G DE PROTEÍNA – 20,5 G DE CARBOHIDRATOS – 2,3 G DE FIBRA – 0,3 G DE GRASAS TOTALES – 0,1 G DE GRASAS SATURADAS – 0,0 MG DE COLESTEROL – 3,3 MG DE SODIO

De todas las recetas que contienen tomate, a la que más me costó renunciar fue a la salsa. Por tanto, tuve que hallar una alternativa. Puede usar esta versión para reemplazar la salsa de tomate en cualquier plato y añadir toda una nueva dimensión de sabor. Queda perfecta sobre un pescado blanco, como el halibut, ligeramente condimentado. También puede complementar al guacamole o a cualquier receta mexicana.

- 3 mangos maduros pelados y cortados en dados
  - 1 cebolla roja picada
  - 4 c/s de cilantro picado fino
  - el zumo de ½ limón
  - 1-2 pimientos medianamente picantes (dependiendo de su tolerancia al picante)
  - sal marina al gusto
  - 1 pimiento morrón rojo picado (opcional)

Mezcle todos los ingredientes en un cuenco grande. Sirva de inmediato acompañado de tortitas de arroz o conserve en la nevera. Después de dejar reposar en la nevera un rato sabe incluso mejor.

Sustituciones

Puede experimentar añadiendo cualquier cosa que quiera (por ejemplo, alubias negras, pimientos morrones verdes, aguacate). Incluso puede intentar añadir otra fruta, como los kiwis o las nectarinas. Si no puede tolerar el sabor picante, omita los pimientos picantes: aun así, el sabor es perfecto.

Consejo saludable

Como los mangos son refrescantes, son maravillosos para calmar la sed. También son ricos en precursores de la vitamina A y en vitamina C y aportan una buena fuente de potasio, que puede ser de ayuda para la buena salud cardiovascular. Los mangos pueden resultar tonificantes para todos los tipos y constituciones corporales.

Análisis nutricional por ración			
Vitamina A	76,4 RE	Vitamina D	0,0 µg
Tiamina (B$_1$)	0,2 mg	Vitamina E	0,0 mg
Riboflavina (B2)	0,1 mg	Calcio	52,5 mg
Niacina	2,5 mg	Hierro	2,1 mg
Vitamina B$_6$	0,4 mg	Fósforo	291,7 mg
Vitamina B$_{12}$	0,0 µg	Magnesio	104,6 mg
Ácido fólico (total)	36,0 µg	Zinc	1,9 mg
Vitamina C	19,5 mg	Potasio	507,6 mg

Puré de «patatas» (puré de tupinambo)

Para 6 personas

POR RACIÓN: 80,4 CALORÍAS – 1,8 G DE PROTEÍNA – 13,5 G DE CARBOHIDRATOS – 1,3 G DE FIBRA – 2,4 G DE GRASAS TOTALES – 0,3 G DE GRASAS SATURADAS – 0,0 MG DE COLESTEROL – 5,3 MG DE SODIO

▸ Si le gusta el puré de patatas, ésta es una alternativa excelente.
▸ 450 g de tupinambos cepillados para limpiarlos
▸ 1 c/s de aceite de oliva
▸ 1 c/s de estragón fresco picado
▸ 2 c/s de leche de soja
▸ sal marina y pimienta al gusto

Precaliente el horno a 200 °C. Corte los tupinambos en forma de cuñas, vierta aceite de oliva por encima y dispóngalos en una bandeja para el horno. Hornéelos 35-40 minutos o hasta que estén tiernos.

Retírelos del horno, májelos o procéselos hasta hacerlos puré y añada los ingredientes restantes. Remueva una vez más y sirva caliente.

Sustituciones

Si le gusta mucho una receta con puré de patatas, pruebe a elaborarla con tupinambos. Simplemente, asegúrese de usar un sustitutivo de la leche, a no ser que pueda tolerar cierta cantidad de productos lácteos. También puede cocer coliflor al vapor y usarla en lugar de los tupinambos. En lugar del estragón pruebe con orégano y/o tomillo.

Consejo saludable

Los tupinambos son una fuente excelente de inulina, que es un componente beneficioso para los diabéticos. Contienen provitamina A, vitaminas del complejo B, potasio, hierro, calcio y magnesio. Se sabe que alivian los problemas de asma, sirven para tratar los costipados y nutren a los pulmones. Lo mejor es comprarlos durante el otoño y el invierno, cuando su sabor es mejor.

Análisis nutricional por ración			
Vitamina A	1,7 RE	Vitamina D	0,0 µg
Tiamina (B₁)	0,2 mg	Vitamina E	0,0 mg
Riboflavina (B₂)	0,0 mg	Calcio	13,3 mg
Niacina	1,0 mg	Hierro	2,6 mg
Vitamina B₆	0,1 mg	Fósforo	62,0 mg
Vitamina B₁₂	0,0 µg	Magnesio	14,4 mg
Ácido fólico (total)	10,7 µg	Zinc	0,1 mg
Vitamina C	3,0 mg	Potasio	335,1 mg

Sal con cardo mariano para sazonar

Esta mezcla es una alternativa sabrosa (y más saludable) a la sal normal.

> ▸ 3 c/s de semillas de cardo mariano
> (podrá encontrarlas en las tiendas de productos ecológicos)
> ▸ 3 c/s de sal marina

Muela las semillas de cardo mariano en un molinillo para café hasta obtener un polvo fino. Mézclelo con la sal marina. Úsela como sustitutivo de la sal normal.

Sustituciones
Añadir algas secas aportará todavía más nutrientes. Simplemente muela el alga en el molinillo para café y añada el polvo a la mezcla anterior.

Consejo saludable
El cardo mariano es un tratamiento específico para el hígado, el bazo y los riñones. Es un poderoso protector del hígado y está in-

dicado en el caso de tener unos vasos sanguíneos débiles, estasis sanguínea y enfermedades hepáticas. El hígado es un importante órgano de desintoxicación.

Pasta para untar de mantequilla y aceite de oliva

Para 48 raciones de 1 c/s cada una

POR RACIÓN: 107,7 CALORÍAS – 0,1 G DE PROTEÍNA – 0,0 G DE CARBOHIDRATOS – 0,0 G DE FIBRA – 12,2 G DE GRASAS TOTALES – 5,5 G DE GRASAS SATURADAS – 20,4 MG DE COLESTEROL – 54,6 MG DE SODIO

Conocí esta mezcla gracias a mi mentor, el Dr. Dick Thom, que inspiró este libro de cocina. Úselo como pasta para untar en lugar de la mantequilla ecológica normal, o para cocinar en lugar del aceite de oliva ecológico.

> ▸ 450 g de mantequilla ecológica ablandada
> ▸ 1 taza de aceite de oliva virgen extra

En caso necesario, caliente la mantequilla un poco para facilitar la mezcla de los ingredientes. Mézclelos bien.

Conserve la pasta en la nevera y úsela para untar con moderación.

Sustituciones
En lugar de aceite de oliva puede usar aceite de linaza o cualquier otro aceite omega-3, pero si lo hace, evite calentarlo a temperaturas elevadas, como cuando vaya a saltear hortalizas. Para hacerlo, use aceite de oliva o de coco.

Consejo saludable

Las toxinas como los metales pesados, los pesticidas, las hormonas y los antibióticos se almacenan en el tejido adiposo (graso) del organismo. Por tanto, es importante que los alimentos ricos en grasa que adquiramos sean ecológicos. Ésta es la razón por la que en la dieta contra la inflamación sólo se admite la mantequilla ecológica. La mantequilla es mejor que la margarina, ya que la producción de la margarina suele implicar la hidrogenación de aceites vegetales para así endurecerlos y poder untarlos. El cuerpo es físicamente incapaz de metabolizar o digerir los productos finales de este proceso (los ácidos grasos trans). La hidrogenación también implica el uso de metales pesados, como el níquel, lo que supone el riesgo de que estarán presentes en la margarina. Hay algunos tipos de margarina en el mercado que no contienen productos lácteos y están libres de aceites hidrogenados, productos modificados genéticamente y sabores artificiales. Para obtener más información sobre los aceites hidrogenados, consulte el capítulo 4.

Análisis nutricional por ración			
Vitamina A	47,3 RE	Vitamina D	0,1 µg
Tiamina (B$_1$)	0,0 mg	Vitamina E	0,0 mg
Riboflavina (B$_2$)	0,0 mg	Calcio	2,3 mg
Niacina	0,0 mg	Hierro	0,0 mg
Vitamina B$_6$	0,0 mg	Fósforo	2,3 mg
Vitamina B$_{12}$	0,0 µg	Magnesio	0,2 mg
Ácido fólico (total)	0,3 µg	Zinc	0,0 mg
Vitamina C	0,0 mg	Potasio	2,3 mg

Salsa de «cacahuete»

Para 20 raciones

POR RACIÓN: 156,8 CALORÍAS – 2,7 G DE PROTEÍNA – 5,1 G DE CARBOHIDRATOS – 1,9 G DE FIBRA – 15,2 G DE GRASAS TOTALES – 10,4 G DE GRASAS SATURADAS – 0,0 MG DE COLESTEROL – 88,8 MG DE SODIO

La salsa de cacahuete es un acompañamiento muy apreciado en las recetas tailandesas, como los rollitos de ensalada y los pinchitos de *saté*. Usar almendras en lugar de cacahuetes no hace que la receta pierda sabor. Podrá encontrar salsa de curry rojo y salsa de pescado en los colmados asiáticos o en la sección de productos asiáticos de la mayoría de los grandes supermercados.

▸ 150 g de almendras tostadas sin sal
▸ 4 tazas de leche de coco sin azúcar
▸ 2 c/s de salsa de curry rojo
▸ 1 c/s de miel
▸ 3 c/s de zumo de limón
▸ 3 c/s de salsa de pescado

Muela, en pequeñas cantidades, los frutos secos en un molinillo para café hasta que tengan la consistencia de una harina fina.

Mezcle, en una sartén grande, la mitad de la leche de coco con la pasta de curry y cocínela a fuego alto hasta que la mezcla se separe.

Baje el fuego y añada el resto de los ingredientes, además de la leche de coco restante, y caliéntelo todo 15-20 minutos a fuego medio, removiendo de vez en cuando.

Sustituciones

Puede probar con otros frutos secos tostados en lugar de las almendras. Puede reducir las cantidades de la receta a la mitad para preparar una menor cantidad de salsa. Si esta versión es demasiado picante, reduzca la cantidad de pasta de curry rojo.

Consejo saludable

Las almendras y otros frutos secos son unas fuentes excelentes de proteína. Las almendras son también muy ricas en calcio, vitaminas del grupo B, hierro, potasio y fósforo. Son una de las fuentes más ricas de vitamina E, que es un poderoso antioxidante que previene el cáncer. Por último, reemplazar las calorías de la dieta por calorías en forma de almendras tiene un efecto significativamente beneficioso en los perfiles lipídicos, de acuerdo con los resultados de una prueba alimentaria aleatoria publicada en el ejemplar del 1 de junio de 2003 de la revista *American Journal of Clinical Nutrition.*

Análisis nutricional por ración			
Vitamina A	26,1 RE	Vitamina D	0,0 µg
Tiamina (B$_1$)	0,0 mg	Vitamina E	0,0 mg
Riboflavina (B$_2$)	0,1 mg	Calcio	27,4 mg
Niacina	0,7 mg	Hierro	1,1 mg
Vitamina B$_6$	0,0 mg	Fósforo	82,9 mg
Vitamina B$_{12}$	0,0 µg	Magnesio	39,8 mg
Ácido fólico (total)	10,8 µg	Zinc	0,6 mg
Vitamina C	5,4 mg	Potasio	185,1 mg

Arroz con semillas de amapola

Para 6 personas

POR RACIÓN: 150,6 CALORÍAS – 2,1 G DE PROTEÍNA –
24,3 G DE CARBOHIDRATOS – 0,4 G DE FIBRA – 4,8 G DE GRASAS TOTALES –
0,7 G DE GRASAS SATURADAS – 0,0 MG DE COLESTEROL – 0,3 MG DE SODIO

Éste es un arroz agradable que servir en una comida distendida. No suelo usar arroz basmati, ya que su índice glucémico es muy superior al del arroz integral, por lo que me reservo esta receta para las ocasiones especiales. Puede crear una comida muy artística usando ingredientes sencillos. Evite esta receta si es usted diabético.

> ‣ 1 taza de arroz basmati
> ‣ 2 tazas de agua filtrada
> ‣ ½ c/p de sal marina (opcional)
> ‣ 2 c/p de zumo de limón recién exprimido
> ‣ 6 c/s de aceite de oliva o de mezcla de aceite de oliva y mantequilla
> ‣ 1½ c/p de semillas de amapola
> ‣ gajos de limón para adornar

Lave y escurra el arroz. Ponga el arroz, el agua, la sal y el zumo de limón en una cacerola de unos 2 litros de capacidad a fuego medio. Lleve a ebullición.

En una sartén pequeña, caliente el aceite a fuego medio, añada las semillas de amapola y saltéelas hasta que desprendan su aroma. Agregue las semillas y el aceite al zumo de limón, el agua y el arroz en ebullición. Deje que el agua siga hirviendo algunos segundos más.

Baje el fuego, tape la cacerola y deje que el arroz se cueza 15-20 minutos a fuego lento sin remover ni retirar la tapa, o hasta que el arroz esté tierno, seco y esponjoso. Apague el fuego y déjelo reposar por lo menos 5 minutos antes de servirlo.

Sustituciones
Puede usar arroz integral, pero el contraste de colores no es tan acusado como si quiere conseguir una presentación creativa y artística. No obstante, sigue teniendo un sabor fabuloso.

Análisis nutricional por ración			
Vitamina A	689,1 RE	Vitamina D	0,0 µg
Tiamina (B$_1$)	0,2 mg	Vitamina E	0,0 mg
Riboflavina (B$_2$)	0,0 mg	Calcio	46,3 mg
Niacina	0,9 mg	Hierro	1,0 mg
Vitamina B$_6$	0,2 mg	Fósforo	54,3 mg

‣ continúa en página siguiente

Análisis nutricional por ración			
Vitamina B$_{12}$	0,0 µg	Magnesio	42,9 mg
Ácido fólico (total)	22,1 µg	Zinc	0,2 mg
Vitamina C	12,7 mg	Potasio	485,5 mg

Consejo saludable

Las semillas de amapola son las semillas secas de la amapola del opio (*Papaver somniferum*), una planta natural de Grecia y Oriente Medio. Contrariamente a lo que dicen algunas leyendas urbanas, las semillas no tienen propiedades narcóticas. Calentar las semillas permite que surjan los sabores. Las semillas de amapola son populares en muchas recetas: desde el arroz hasta los aliños para ensalada y las magdalenas dulces. La mitad de su contenido está constituido por aceites, por lo que pueden enranciarse rápidamente. Una vez haya abierto un recipiente hermético que contenga semillas de amapola, consérvelas en la nevera, bien tapadas, y úselas en menos de dos meses. Para experimentar con las semillas de amapola, pruebe a añadir ¼ de taza a una de sus recetas de magdalenas favoritas.

Calabaza con romero

Para 8 personas

POR RACIÓN: 116,2 CALORÍAS – 1,4 G DE PROTEÍNA – 17,8 G DE CARBOHIDRATOS – 2,6 G DE FIBRA – 5,2 G DE GRASAS TOTALES – 0,7 G DE GRASAS SATURADAS – 0,0 MG DE COLESTEROL – 116,6 MG DE SODIO

Conocí por primera vez esta receta en una cena en la que cada invitado traía un plato cuando algunos de mis colegas y yo participamos de la experiencia de disfrutar de una cabaña de sudoración (un tipo de sauna típica de los nativos norteamericanos). Pasamos el día preparándonos para la sauna y elaborando el festín posterior. Tras sudar y dar gracias a la Madre Tierra, todos disfrutamos alimentándonos con unas recetas deliciosas y una gran amistad.

- 2-3 calabazas de invierno pequeñas
- 2 boniatos medianos sin pelar
- 3 c/s de aceite de oliva virgen extra
- 2 c/p de romero
- ½ c/p de sal marina (o al gusto)
- ¼ de c/p de pimienta (o al gusto)

Corte la calabaza por la mitad y retire las semillas y las hebras del centro con ayuda de una cuchara. Luego córtelas en trozos de aproximadamente 1,5 cm y deseche la piel.

Corte los boniatos en trozos de alrededor de 1,5 cm.

Mezcle los boniatos y la calabaza en una cacerola refractaria grande, rocíe con aceite de oliva por encima y añada los condimentos.

Tape y hornee hasta que los trozos de calabaza estén tiernos, pero no se rompan al clavarles un tenedor (unos 40 minutos). Remueva de vez en cuando durante el horneado.

Sustituciones

Pruebe esta receta con distintas variedades de calabaza y omita los boniatos si lo desea.

Análisis nutricional por ración			
Vitamina A	689,1 RE	Vitamina D	0,0 µg
Tiamina (B$_1$)	0,2 mg	Vitamina E	0,0 mg
Riboflavina (B$_2$)	0,0 mg	Calcio	46,3 mg
Niacina	0,9 mg	Hierro	1,0 mg
Vitamina B$_6$	0,2 mg	Fósforo	54,3 mg
Vitamina B$_{12}$	0,0 µg	Magnesio	42,9 mg
Ácido fólico (total)	22,1 µg	Zinc	0,2 mg
Vitamina C	12,7 mg	Potasio	485,5 mg

Consejo saludable

En los últimos años, el romero ha sido objeto de investigaciones relacionadas con la prevención del cáncer, la prevención y el tratamiento del Alzheimer y el tratamiento de las enfermedades cardiacas. Las investigaciones han mostrado que el romero contiene más de una docena de antioxidantes que pueden ayudar a prevenir algunas de las enfermedades crónicas más graves. Como los antioxidantes son tan importantes para salud cardiovascular, se ha estudiado el romero como hierba aromática potencialmente cardioprotectora. Además, en tres experimentos aislados en animales, se ha visto que el romero inhibe con éxito el crecimiento de las células cancerosas. Seguramente habrá más investigaciones sobre las propiedades anticancerosas del romero. Un uso común del romero se debe a sus propiedades antiinflamatorias.

Rollitos de ensalada

Para 10 personas

POR RACIÓN: 143,8 CALORÍAS – 11,7 G DE PROTEÍNA –
11,4 G DE CARBOHIDRATOS – 2,2 G DE FIBRA – 6,9 G DE GRASAS TOTALES –
1,0 G DE GRASAS SATURADAS – 0,0 MG DE COLESTEROL – 129,0 MG DE SODIO

Los rollitos de ensalada, que son una de las recetas favoritas en los restaurantes de cocina del sudeste asiático, como los que sirven comida tailandesa o vietnamita, son sencillísimos de preparar.

- 10 láminas redondas de papel de arroz (podrá encontrarlas en colmados asiáticos)
- Un paquete pequeño de fideos de arroz, cocidos y lavados
- 1 ramillete de cilantro picado o entero sin los tallos
- 225 g de tofu firme crudo cortado en tiras largas y finas
- 2 zanahorias medianas cortadas en tiras largas y finas
- ½ pepino (cortado longitudinalmente) en tiras largas y finas
- Una pequeña cantidad de lechuga de hojas verdes cortada en tiras

Corte el cilantro, el tofu, las zanahorias, el pepino y la lechuga tal y como se indica y haga un montón con cada uno de ellos para luego preparar el plato.

Cueza los fideos de arroz siguiendo las instrucciones del fabricante. Lávelos bien con agua fría y resérvelos.

Llene una cacerola grande con 0,5-1 cm de agua filtrada y caliéntela a fuego medio. Introduzca una lámina del papel de arroz en el agua hasta que se ablande (unos 15-20 segundos). Retírela del agua, deje que escurra el exceso de agua y pásela a una tabla para cortar.

Disponga un ingrediente cada vez (una pequeña cantidad de fideos de arroz, cilantro, tofu, zanahoria, pepino y lechuga) sobre la mitad inferior del papel de arroz. Doble hacia dentro los lados del papel de arroz, enróllelo muy apretado para obtener un rollo grande y resérvelo. Repita el proceso con las láminas de papel de arroz restantes. Experimentando aprenderá qué cantidad de cada ingrediente entra en cada rollito. Corte cada rollito por la mitad para que se vea el interior.

Sirva de inmediato con *tamari* sin trigo o con salsa de «cacahuete». (*véase* la receta en la página 109)

Sustituciones

Puede hacer que esta receta sea tan sencilla o compleja como desee. Experimente con distintas hortalizas o incluso añada pescado que le haya sobrado. Incorporar menta en lugar de cilantro también aporta un sabor fresco y refrescante.

Análisis nutricional por ración			
Vitamina A	363,2 RE	Vitamina D	0,0 µg
Tiamina (B$_1$)	0,1 mg	Vitamina E	0,0 mg
Riboflavina (B$_2$)	0,1 mg	Calcio	473,6 mg
Niacina	0,4 mg	Hierro	2,0 mg
Vitamina B$_6$	0,1 mg	Fósforo	138,0 mg
Vitamina B$_{12}$	0,0 µg	Magnesio	43,2 mg
Ácido fólico (total)	24,2 µg	Zinc	1,1 mg
Vitamina C	1,8 mg	Potasio	227,8 mg

Consejo saludable

Según el libro *Fast food nation: El lado oscuro de la comida rápida*, de Eric Schlosser, en 1970, los estadounidenses se gastaron seis mil millones de dólares en comida rápida; en el año 2000 más de ciento diez mil millones de dólares: más de lo que se empleó en educación superior, ordenadores, software para ordenadores o vehículos nuevos. Según los Centros para el Control de las Enfermedades (CDC), se puede comprar comida rápida, bebidas gaseosas, barritas de caramelo, patatas fritas y otros tentempiés ricos en grasas y azúcares, todos ellos de marca, en el 98,2 % de los institutos estadounidenses. La industria de la comida rápida se ha convertido, por un lado, en un apaño rápido, pero, por el otro, es un asesino lento. La obesidad infantil está aumentando y el sobrepeso en los preescolares es cada vez más común. La obesidad a largo plazo puede dar lugar a hipertensión, enfermedades cardiovasculares, diabetes y a otros problemas de salud.

En lugar de darse un atracón a patatas fritas y un batido, reeduque su paladar para que tenga ganas de comer el saludable surtido de deliciosos tentempiés caseros, como estos rollitos de ensalada ricos en fibra.

Judías verdes sabrosas

Para 6 personas

POR RACIÓN: 68,6 CALORÍAS – 1,5 G DE PROTEÍNA – 6,5 G DE CARBOHIDRATOS – 2,7 G DE FIBRA – 4,7 G DE GRASAS TOTALES – 0,6 G DE GRASAS SATURADAS – 0,0 MG DE COLESTEROL – 393,1 MG DE SODIO

Unas sencillas judías verdes nunca han sabido tan bien. Esta receta supone una gran forma de introducir algunas verduras en la dieta de su familia.

- ▸ 2 c/s de aceite de oliva
- ▸ ½ c/p de semillas de mostaza negras o amarillas (podrá conseguirlas en la sección de hierbas aromáticas a granel de la mayoría de las tiendas de productos ecológicos)
- ▸ un dado de 1 cm de lado de jengibre pelado y cortado en juliana
- ▸ ¼ de taza de agua
- ▸ 450 g de judías verdes lavadas y peladas
- ▸ ½ c/p de comino molido
- ▸ ¼ de c/p de cúrcuma
- ▸ 1 c/p de sal marina
- ▸ 2 c/s de cilantro fresco picado
- ▸ el zumo de 1 limón

Saltee a fuego medio las semillas de mostaza y el jengibre en aceite de oliva hasta que las semillas de mostaza empiecen a estallar.

Añada las judías verdes y saltéelas unos 5 minutos a fuego medio. Agregue el agua, tape bien y cueza 5 minutos a fuego bajo.

Retire la tapa cuando la mayor parte del agua se haya evaporado. Añada el resto de los ingredientes, excepto el zumo de limón, y siga cociendo hasta que las judías estén calientes pero todavía ligeramente crujientes.

Agregue el zumo de limón justo antes de servir. Sírvalas calientes.

Análisis nutricional por ración			
Vitamina A	48,5 RE	Vitamina D	0,0 µg
Tiamina (B$_1$)	0,1 mg	Vitamina E	0,0 mg
Riboflavina (B$_2$)	0,1 mg	Calcio	31,9 mg
Niacina	0,6 mg	Hierro	0,9 mg
Vitamina B$_6$	0,1 mg	Fósforo	30,3 mg
Vitamina B$_{12}$	0,0 µg	Magnesio	20,0 mg
Ácido fólico (total)	24,9 µg	Zinc	0,2 mg
Vitamina C	14,1 mg	Potasio	179,7 mg

Sustituciones

Si tiene a mano perejil, pero no cilantro, pruebe a usarlo. Emplee estas recetas con distintas hortalizas, como por ejemplo espárragos, zanahorias cortadas en rodajas u hortalizas de raíz cortadas en tiras largas y finas. Recuerde que las judías verdes también tienen un sabor excelente cocidas al vapor, sin condimentos. Pruébelas preparadas así si todavía no lo ha hecho.

Consejo saludable

Las judías verdes pueden actuar a modo de diurético y pueden ser de ayuda en los casos de diabetes. Las judías verdes frescas están repletas de nutrientes importantes, como la provitamina A, vitaminas del complejo B, calcio y potasio. Las vitaminas del grupo B fortalecen las glándulas adrenales, que ayudan a regular los niveles de azúcar en sangre y la presión sanguínea, sintetizan algunas hormonas sexuales, incrementan el nivel de energía y modulan la respuesta ante el estrés.

Remolachas sencillas y exquisitas

Para 4 personas

POR RACIÓN: 26,8 CALORÍAS – 1,0 G DE PROTEÍNA – 6,0 G DE CARBOHIDRATOS – 1,7 G DE FIBRA – 0,1 G DE GRASAS TOTALES – 0,0 G DE GRASAS SATURADAS – 0,0 MG DE COLESTEROL – 48,0 MG DE SODIO

Las remolachas son tan dulces que no necesitan condimentos, pero si quiere experimentar con algunos sabores nuevos pruebe esta receta.

> ‣ 3 remolachas peladas y cocidas al vapor
> hasta que estén tiernas, pero todavía
> ligeramente crujientes
> ‣ 1 c/p de zumo de limón
> ‣ 1 c/p de miel (opcional)
> ‣ sal marina y pimienta al gusto

Cueza las remolachas al vapor, resérvelas y deje que se enfríen un poco.

Mezcle el zumo de limón y la miel a fuego bajo en una cacerola de unos 2 litros hasta que la miel se disuelva.

Apague el fuego, corte las remolachas en rodajas y añádalas a la cacerola. Mézclelo todo con delicadeza.

Incorpore sal marina y pimienta al gusto y sirva de inmediato.

Si omite la miel, corte las remolachas cocidas en rodajas, rocíelas con zumo de limón, espolvoréelas con sal marina y pimienta y sírvalas.

Sustituciones

Use un poco de nuez moscada o de jengibre en lugar de la miel para añadir sabor, pero no azúcar.

Consejo saludable

La miel es mi edulcorante favorito. Está repleta de antioxidantes y es ligeramente antiséptica. Los romanos la usaban como digestivo y afirmaban que era de ayuda en los casos de diarrea y de estreñimiento. Como se absorbe fácilmente, satisface a los golosos mucho mejor que otros azúcares procesados. Es más dulce que el azúcar de caña y no está refinada. Al reemplazar el azúcar por miel en una receta, use la mitad (o incluso menos) de la cantidad de azúcar que utilizaría. Como tiene un mayor contenido en agua que el azúcar normal, también puede reducir la cantidad de aceite a la mitad. Así hemos hecho que su receta sea mucho más saludable gracias a un único ingrediente.

Análisis nutricional por ración			
Vitamina A	2,5 RE	Vitamina D	0,0 µg
Tiamina (B$_1$)	0,0 mg	Vitamina E	0,0 mg
Riboflavina (B$_2$)	0,0 mg	Calcio	9,9 mg
Niacina	0,2 mg	Hierro	0,5 mg
Vitamina B$_6$	0,0 mg	Fósforo	24,7 mg
Vitamina B$_{12}$	0,0 µg	Magnesio	14,2 mg
Ácido fólico (total)	67,2 µg	Zinc	0,2 mg
Vitamina C	3,6 mg	Potasio	201,4 mg

Hortalizas cocidas al vapor

Las hortalizas cocidas al vapor son el acompañamiento ideal para muchas comidas. La combinación del arroz integral y las hortalizas cocidas al vapor se ha convertido en una popular comida rápida de estilo japonés llamada *bento*. Halle su salsa favorita contra la inflamación y sírvala con el arroz integral y las hortalizas cocidas al vapor. Aquí tenemos algunas directrices para cocer al vapor:

45 minutos
▸ Remolachas, zanahorias, nabos, calabaza de invierno, alcachofas
25 minutos
▸ Boniatos, tallos de brécol, guisantes, chirivías, apio
15 minutos
▸ Ajo, col, pimientos morrones, coliflor, cebolla, judías verdes, espárragos
7 minutos
▸ Setas, ramitas de brécol, calabacín, calabaza de verano

Corte las hortalizas, póngalas en una cacerola para cocer al vapor y cuézalas durante el tiempo recomendado. Retírelas del fuego, condiméntelas y sírvalas calientes.

Nota: usar una vaporera eléctrica con temporizador es lo mejor, ya que podrá prestar atención a sus otras tareas en la cocina mientras las hortalizas se cocinan. Si no dispone de una vaporera eléctrica, use una cesta metálica para cocer al vapor que encaje en una cacerola o una olla grande y añada unos 2 cm de agua en el fondo. Esto permitirá que las hortalizas permanezcan fuera del agua mientras se cuecen. Si no dispone de nada en lo que cocer las hortalizas al vapor, vierta una pequeña cantidad de agua en una cacerola u olla (una cantidad suficiente para cubrir el fondo), añada las hortalizas y cuézalas al vapor a fuego medio. Quizás tenga que añadir agua a medida que se evapore, así que asegúrese de estar atento para evitar que las hortalizas se quemen.

Consejo saludable

La fibra insoluble, formada por la celulosa de las hortalizas y la capa externa del salvado de los cereales integrales, ayuda a incrementar el volumen de las heces, estimula la actividad gastrointestinal normal y diluye las toxinas del colon. La fibra insoluble también ayuda a prevenir la aparición de la diverticulosis. Las fibras solubles son las pectinas, las gomas, los mucílagos y algunas hemicelulosas. Entre sus fuentes tenemos muchas frutas y hortalizas, además del salvado de avena, la cebada y las legumbres. Las fibras solubles ayudan a la fermentación bacteriana y ligan las sales biliares, neutralizándolas para que sean excretadas.

Hojas de parra rellenas (*dolmades*)

Para 8 personas

POR RACIÓN: 131,8 CALORÍAS – 2,5 G DE PROTEÍNA – 14,6 G DE CARBOHIDRATOS – 2,6 G DE FIBRA – 8,0 G DE GRASAS TOTALES – 0,9 G DE GRASAS SATURADAS – 0,0 MG DE COLESTEROL – 157,5 MG DE SODIO

Si le gusta el sabor a limón, lo ácido y la creatividad, éste es su tentempié.

- ¾ de taza de arroz integral cocido
- 120 g de hojas de parra (puede adquirirlas en conserva en una tienda de productos regionales)
- 1 c/s de aceite de oliva más 1 c/s más para saltear
- ¼ de taza de cebolla picada
- 4 dientes de ajo
- 2 c/s de hojas de menta picadas
- ¼ de taza de eneldo fresco picado
- ⅓ de taza de pasas picadas
- ⅓ de taza de piñones picados
- 1½ c/s de aceitunas *kalamata* picadas
- ¼ de c/s de sal marina
- ¼ de c/p de pimienta negra
- ¾ de taza de caldo de pollo ecológico
- 2 c/s de zumo de limón

Extienda las hojas de parra sobre un cuenco, cúbralas con agua hirviendo y déjelas reposar 2 minutos. Escúrralas, cúbralas con agua fría, déjelas reposar 5 minutos y vuelva a escurrirlas.

Mientras, saltee la cebolla y 1 diente de ajo picado unos 5 minutos en 1 c/s de aceite de oliva, removiendo frecuentemente hasta que estén tiernos. Mezcle el arroz cocido, la preparación de cebolla, la menta, el eneldo, las pasas, los piñones, las aceitunas, la sal y el pimiento en un cuenco grande.

Precaliente el horno a 175 °C. Coloque una hoja de parra sobre una tabla para cortar, con el lado del nervio hacia arriba y corte el pecíolo. Añada 1 c/s colmada de la mezcla en el centro. Doble los lados de la hoja por encima de la preparación y luego enróllela fuertemente desde el lado del pecíolo para formar un rollo pulcro. En caso necesario, use un palillo para mantener cada hoja bien enrollada.

Coloque las hojas con el lado del borde libre de la hoja hacia abajo sobre una placa de horno de 23 x 33 cm recubierta con papel encerado. Repita el proceso con los rollos restantes, colocándolos juntos. Forme dos capas en caso necesario.

Análisis nutricional por ración			
Vitamina A	396,3 RE	Vitamina D	0,0 µg
Tiamina (B$_1$)	0,1 mg	Vitamina E	0,1 mg
Riboflavina (B$_2$)	0,1 mg	Calcio	65,9 mg
Niacina	0,9 mg	Hierro	1,0 mg
Vitamina B$_6$	0,1 mg	Fósforo	95,4 mg
Vitamina B$_{12}$	0,0 µg	Magnesio	39,5 mg
Ácido fólico (total)	16,7 µg	Zinc	0,6 mg
Vitamina C	4,5 mg	Potasio	177,1 mg

Pique gruesos 3 dientes de ajo y dispóngalos entre las hojas de parra. Vierta el caldo de pollo, el aceite de oliva restante y 1 c/s de zumo de limón por encima. Hornee 20-25 minutos o hasta que el líquido se haya absorbido. Rocíe con el zumo de limón restante y sirva.

Sustituciones

En una ocasión, conocí a una mujer que preparaba las hojas de parra rellenas más deliciosas del mundo. Cuando le pregunté cómo lo hacía no me pudo dar la receta, ya que las preparaba de forma distinta cada vez, basándose en lo que tuviera en la cocina. Así pues, sea creativo. Puede añadir 225 g de cordero crudo a la receta e incrementar el tiempo de horneado a 35 minutos para conseguir un sabor más apetitoso.

Consejo saludable

Las hojas de parra proceden de una fruta muy versátil. Comemos uvas y elaboramos vino y mermelada con ellas. Incluso podemos comernos sus hojas como envoltorio de ingredientes sabrosos. Las uvas y las hojas de parra son una gran fuente de vitaminas A, B y C.

Champiñones rellenos

Para 8 personas

POR RACIÓN: 317,7 CALORÍAS – 3,2 G DE PROTEÍNA – 5,8 G DE CARBOHIDRATOS – 2,0 G DE FIBRA – 32,8 G DE GRASAS TOTALES – 7,0 G DE GRASAS SATURADAS – 0,0 MG DE COLESTEROL – 5,9 MG DE SODIO

Los champiñones al horno, que combinan con muchas comidas, suponen un plato divertido que cocinar durante las vacaciones. También son buenos como tentempié en una fiesta. Puede experimentar y servir tres o cuatro tipos distintos de champiñones rellenos.

- 1 taza de coco rallado no edulcorado
- 25-30 champiñones pequeños pulidos sin el pie (sencillamente, estire de ellos)
- 1 taza de aceite de oliva
- 4 dientes de ajo picados
- el zumo de 2 limones
- 2 c/p de jengibre rallado
- una pequeña cantidad de corteza de limón rallada (evite la amarga piel blanca)
- ¼ de taza de semillas de girasol molidas
- sal marina y pimienta al gusto
- 2 c/s de hojas de cilantro fresco picadas para adornar
- gajos de limón para adornar

Precaliente el horno a 205 °C. Extienda el coco sobre una placa de horno y hornéelo hasta que quede ligeramente dorado.

Disponga los champiñones con el lado recortado por encima en una bandeja para el horno grande (use una que pueda colocarse debajo del grill).

Mezcle bien el coco con los ingredientes restantes en un cuenco grande. Disponga homogéneamente la preparación en los champiñones con ayuda de una cuchara, cúbralos sin apretar con papel de aluminio y hornéelos 15-20 minutos o hasta que los champiñones estén tiernos. Encienda el grill el último minuto para que la parte superior de los champiñones quede dorada. Sírvalos adornados con los gajos de limón y las hojas de cilantro.

Análisis nutricional por ración			
Vitamina A	0,5 RE	Vitamina D	1,1 µg
Tiamina (B$_1$)	0,2 mg	Vitamina E	0,0 mg
Riboflavina (B$_2$)	0,2 mg	Calcio	12,3 mg
Niacina	2,3 mg	Hierro	1,0 mg
Vitamina B$_6$	0,1 mg	Fósforo	94,6 mg
Vitamina B$_{12}$	0,0 µg	Magnesio	25,5 mg
Ácido fólico (total)	23,4 µg	Zinc	0,3 mg
Vitamina C	7,4 mg	Potasio	268,1 mg

Sustituciones

Puede usar setas grandes, como los rebozuelos, y utilizar sólo 6-8. Como variante del relleno, experimente con una combinación de frutos secos molidos, espinacas picadas, aceite de oliva y ajo. Se sorprendería del buen sabor que pueden tener las hortalizas y las hierbas aromáticas en el interior de un champiñón.

Consejo saludable

Las setas son un poderoso estimulante y modulador del sistema inmunitario. Son grandes desintoxicantes, ya que permanecen con lo que se descompone a su alrededor. Se dice que absorben las toxinas (como por ejemplo, los lípidos de la sangre, los agentes patógenos y la mucosidad excesiva en el aparato respiratorio) y las eliminan de forma segura. Las variedades *reishi* y *shiitake* han sido estudiadas por sus efectos anticancerígenos. Se ha observado que la seta *reishi* reduce en un 50% los radicales libres causantes del cáncer.

Boniatos «fritos»

Para 4 personas

POR RACIÓN: 93,8 CALORÍAS – 1,5 G DE PROTEÍNA – 19,6 G DE CARBOHIDRATOS – 2,9 G DE FIBRA – 1,2 G DE GRASAS TOTALES – 0,2 G DE GRASAS SATURADAS – 0,0 MG DE COLESTEROL – 51,0 MG DE SODIO

▸ 3 boniatos o ñames no pelados y cortados en tiras
▸ 1 c/s de aceite de oliva
▸ sal marina y pimienta al gusto
▸ una pizca de tomillo
▸ una pizca de nuez moscada

Precaliente el horno a 205 °C. Mezcle el aceite de oliva, los boniatos, la sal marina y el pimiento en un cuenco grande.

Pase la preparación de los boniatos a una bandeja para el horno, espolvoréelos con nuez moscada y tomillo y hornéelos 30-35 minutos o hasta que estén tiernos.

Sustituciones

Muchos condimentos distintos combinan bien con los boniatos. Experimente con la pimienta, el romero o la corteza de naranja rallada.

Consejo saludable

Las patatas fritas de los restaurantes de comida rápida se fríen en aceites que se calientan a muy altas temperaturas, lo que implica que estos aceites se habrán transformado en ácidos grasos trans y que, por tanto, deberían evitarse. Además, el sabor tan familiar de las patatas fritas de los restaurantes de comida rápida se consigue mediante la adición de azúcar, sal y aromatizantes químicos. Los boniatos «fritos» suponen una alternativa mucho más saludable.

Análisis nutricional por ración			
Vitamina A	1.662,5 RE	Vitamina D	0,0 µg
Tiamina (B₁)	0,1 mg	Vitamina E	0,0 mg
Riboflavina (B₂)	0,1 mg	Calcio	27,8 mg
Niacina	0,5 mg	Hierro	0,6 mg
Vitamina B₆	0,2 mg	Fósforo	43,5 mg
Vitamina B₁₂	0,0 µg	Magnesio	23,2 mg
Ácido fólico (total)	9,7 µg	Zinc	0,3 mg
Vitamina C	1,8 mg	Potasio	295,7 mg

Marinada para hortalizas para cocinarlas a la parrilla

Para 6 personas

POR RACIÓN: 323,9 CALORÍAS – 0,2 G DE PROTEÍNA – 1,2 G DE CARBOHIDRATOS – 0,2 G DE FIBRA – 36,1 G DE GRASAS TOTALES – 5,0 G DE GRASAS SATURADAS – 0,0 MG DE COLESTEROL – 389,0 MG DE SODIO

Esta marinada permite que el sabor de las hortalizas a la parrilla llene su boca. Sírvalas con una gran ensalada y pescado condimentado a la parrilla.

- 1 taza de aceite de oliva
- 2 c/s de vinagre de vino tinto
- 5-7 dientes de ajo picados finos
- ½ c/p de cayena molida

- ½ c/p de cebolla en polvo
- ½ c/p de orégano
- ½ c/p de pimienta negra
- 1 c/p de sal marina

Bata todos los ingredientes con un tenedor hasta que queden bien mezclados. Pinte las hortalizas con ayuda de una pequeña brocha o pincel de cocina antes y durante el cocinado a la parrilla.

Sustituciones

Para obtener una versión con menos grasa, reduzca el aceite a ¼-½ taza y añada ¼ de taza de agua. También puede usar esta receta para marinar hortalizas un día antes de hornearlas o cocerlas al vapor. Pique las hortalizas que quiera, introdúzcalas en un recipiente de tipo *tupperware* y vierta la marinada por encima. Vaya moviendo el recipiente periódicamente para que las hortalizas queden bien recubiertas. Hornee o ase a la parrilla las hortalizas sobre una rejilla para que el aceite sobrante se escurra.

Consejo saludable

Es muy importante obtener nuestras necesidades diarias de vitaminas mediante la dieta. En la actualidad, el consumo de hortalizas se ha reducido significativamente, y como consecuencia de ello, la incidencia de enfermedades no infecciosas ha aumentado en gran medida. El alimento es nuestra fuente de combustible y energía, y las hortalizas contienen los nutrientes puros, vitales y esenciales que necesitamos para sobrevivir. Intente incrementar su ingesta de hortalizas esta semana.

Análisis nutricional por ración			
Vitamina A	7,1 RE	Vitamina D	0,0 µg
Tiamina (B$_1$)	0,0 mg	Vitamina E	0,0 mg
Riboflavina (B$_2$)	0,0 mg	Calcio	8,7 mg
Niacina	0,0 mg	Hierro	0,4 mg
Vitamina B$_6$	0,0 mg	Fósforo	5,4 mg
Vitamina B$_{12}$	0,0 µg	Magnesio	1,8 mg
Ácido fólico (total)	0,8 µg	Zinc	0,0 mg
Vitamina C	1,0 mg	Potasio	19,4 mg

Panes, bollos y tortitas

Pan de harina de arroz de Hannah

Para 6 personas

POR RACIÓN: 533,9 CALORÍAS – 10,2 G DE PROTEÍNA – 96,7 G DE CARBOHIDRATOS – 3,5 G DE FIBRA – 12,1 G DE GRASAS TOTALES – 6,0 G DE GRASAS SATURADAS – 126,1 MG DE COLESTEROL – 740,1 MG DE SODIO

Este pan sin gluten es delicioso. Pruébelo: no le defraudará. Esta receta es de Hannah Ashley, una masajista terapéutica que desempeña su trabajo en McMinnville, Oregón.

> - ½ taza de agua tibia
> - 2 c/p, más ¼ de taza de miel
> - 4 c/p de gránulos de levadura seca
> - 2 tazas de harina de arroz
> - 2 tazas de harina de tapioca
> - 4 c/p de goma xantana
> (podrá encontrarla en las tiendas de productos ecológicos)
> - 1½ c/p de sal marina
> - 1¼ tazas de leche de soja
> - 4 c/s de mantequilla ecológica derretida
> - 1 c/p de vinagre
> - 3 huevos ecológicos ligeramente batidos

Mezcle, en un cuenco pequeño, el agua, 2 c/s de miel y la levadura. Deje reposar 15 minutos.

Mezcle los ingredientes secos en un cuenco grande.

Añada los ingredientes húmedos y mézclelo todo con una batidora de varillas. *Nota*: la masa acabada se parece más a una masa de pastel que a una de pan.

Divida la masa en dos mitades iguales. Dispóngalas en dos moldes para pan de 20 x 10 x 6 cm, recubiertos de papel sulfurizado. Alise la parte superior con una espátula de silicona húmeda y deje que la masa ascienda en un lugar cálido durante aproximadamente 1 hora.

Una vez que la masa haya subido, precaliente el horno a 175 °C. Hornee las hogazas 20-25 minutos.

Sustituciones

Puede experimentar con distintas harinas para preparar este pan. También es posible usar cualquier leche alternativa en lugar de la leche de soja. El aceite de coco reemplazará fácilmente a la mantequilla para aquellos que no toleren los productos lácteos.

Análisis nutricional por ración			
Vitamina A	95,1 RE	Vitamina D	0,5 µg
Tiamina (B$_1$)	0,2 mg	Vitamina E	0,0 mg
Riboflavina (B$_2$)	0,3 mg	Calcio	56,1 mg
Niacina	2,9 mg	Hierro	2,0 mg
Vitamina B$_6$	0,3 mg	Fósforo	180,7 mg
Vitamina B$_{12}$	0,3 µg	Magnesio	37,9 mg
Ácido fólico (total)	84,3 µg	Zinc	1,1 mg
Vitamina C	56,1 mg	Potasio	236,7 mg

Consejo saludable

Un artículo publicado en 2005 en la revista *Bioscience, Biotechnology, and Biochemistry* indica que el pan que contiene almidón resistente (6 o más gramos de tapioca por cada 2 rebanadas) es de utilidad para la prevención de las enfermedades relacionadas con el estilo de vida, como la diabetes de tipo II, y como forma suplementaria de terapia dietética. El almidón resistente tenía un efecto inhibidor sobre el incremento posprandial (después de comer) de los niveles de glucosa en sangre en los hombres y mujeres adultos con unos niveles de glucosa en ayunas entre 100 y 140 mg/dl.

Bollos con miel y mijo

Para preparar 12 bollos normales

POR RACIÓN: 210,1 CALORÍAS – 5,3 G DE PROTEÍNA – 35,4 G DE CARBOHIDRATOS – 2,7 G DE FIBRA – 5,6 G DE GRASAS TOTALES – 2,3 G DE GRASAS SATURADAS – 26,5 MG DE COLESTEROL – 233,2 MG DE SODIO

A mi hija le encantan estos bollitos. Los puede servir como postre debido a su sabor dulce.

- 1 huevo ecológico
- 3 c/s de mantequilla ecológica derretida
- ½ taza de sustitutivo de la leche (por ejemplo leche de soja) o agua
- ½ taza de miel
- 2 tazas de harina de avena
- 1 c/p de levadura en polvo
- ½ c/p de bicarbonato de sosa
- ½ c/p de sal marina
- 1 taza de mijo no cocido
- ½ c/p de goma de guar

Precaliente el horno a 190 °C. Mezcle todos los ingredientes húmedos en un cuenco grande.

Sin dejar de remover, añada los ingredientes secos lentamente. Agregue el mijo en último lugar e incorpórelo bien a la preparación.

Vierta la mezcla, con ayuda de una cuchara, en un molde para magdalenas (engrasado si no usa papel sulfurizado) y hornéela 17-20 minutos.

Sustituciones

Esta receta contiene suficiente goma de guar como para reemplazar al gluten de la harina de trigo, así que experimente sustituyéndola con distintas harinas sin gluten. La de avena es mi favorita porque tiene un sabor similar a la de trigo integral.

Consejo saludable

En muchos otros países, el mijo se usa principalmente como alimento para pájaros, a pesar de que nos resultaría beneficioso incluir una mayor cantidad de este cereal en nuestra dieta. El mijo es el cereal preferido para el tratamiento de los desequilibrios en los niveles de azúcar en sangre. De todos los cereales, es el que tiene la cantidad más elevada de proteína y el mayor contenido en hierro. También es rico en fósforo y en las vitaminas del grupo B.

Análisis nutricional por ración			
Vitamina A	34,0 RE	Vitamina D	0,1 µg
Tiamina (B$_1$)	0,2 mg	Vitamina E	0,1 mg
Riboflavina (B$_2$)	0,1 mg	Calcio	41,1 mg
Niacina	1,1 mg	Hierro	1,4 mg
Vitamina B$_6$	0,1 mg	Fósforo	146,4 mg
Vitamina B$_{12}$	0,1 µg	Magnesio	46,6 mg
Ácido fólico (total)	23,5 µg	Zinc	1,0 mg
Vitamina C	0,1 mg	Potasio	126,5 mg

Pan de espelta

Para preparar una hogaza pequeña (aproximadamente 10 raciones)

POR RACIÓN: 184,0 CALORÍAS – 4,7 G DE PROTEÍNA – 32,2 G DE CARBOHIDRATOS – 4,5 G DE FIBRA – 3,8 G DE GRASAS TOTALES – 2,4 G DE GRASAS SATURADAS – 0,0 MG DE COLESTEROL – 349,7 MG DE SODIO

Como la espelta contiene gluten, este pan no tiene problemas para ligar sin un aglutinante adicional. Úselo como sustitutivo del pan de trigo, pero evite consumirlo a diario, debido a su contenido en gluten y su potencial para provocar alergias.

▶ 1 c/s de levadura seca activa
▶ 1¼ tazas de agua filtrada tibia

- 2 c/s de aceite de coco ecológico calentado hasta que tenga una consistencia líquida
- 3 c/s de miel o de jarabe de arroz integral
- 1½ c/p de sal marina
- 3½-4½ tazas de harina de espelta (la cantidad final usada dependerá de la humedad)

Mezcle ¼ de taza de agua tibia con la levadura y déjela reposar mientras prepara los otros ingredientes.

Mezcle, en un cuenco grande, 1 taza de agua tibia, el aceite líquido de coco, la miel, la sal y 1½ tazas de harina. Cuando la levadura burbujee, añádala al cuenco. Bata vigorosamente unos 60 segundos para que el gluten trabaje. Añada gradualmente otra taza de harina mientras remueve la mezcla para conseguir una masa blanda.

Amase la masa durante unos 10 minutos sobre una tabla de cortar enharinada mientras va añadiendo, poco a poco, más harina para dar a la masa la forma de una hogaza redonda. Agregue harina suficiente para evitar que la masa se pegue a la tabla, pero no tanta como para que se disgregue. Evite amasar en exceso, ya que esto podría hacer que el pan quedara duro.

Cuando la hogaza esté preparada, déle forma rectangular, colóquela en un molde engrasado y déjela reposar 1 hora en un lugar cálido (30 °C) para que suba.

Cuando la masa haya ascendido un poco, hornéela 30 minutos a 175 °C. Recuerde que la harina de espelta hará que el pan suba menos que en el caso de uno elaborado con harina de trigo, por lo que la hogaza será más densa que aquello a lo que está acostumbrado.

Análisis nutricional por ración			
Vitamina A	0,0 RE	Vitamina D	0,0 µg
Tiamina (B$_1$)	0,1 mg	Vitamina E	0,0 mg
Riboflavina (B$_2$)	0,1 mg	Calcio	1,4 mg
Niacina	1,8 mg	Hierro	1,4 mg
Vitamina B$_6$	0,0 mg	Fósforo	15,5 mg
Vitamina B$_{12}$	0,0 µg	Magnesio	1,3 mg
Ácido fólico (total)	27,8 µg	Zinc	0,1 mg
Vitamina C	0,0 mg	Potasio	186,1 mg

Sustituciones

Puede añadir algo de levadura en polvo a la receta para que el pan ascienda un poco más, pero tenga cuidado: entre ¼ y ½ c/p estará bien. Si quiere moldear la masa para hacer bollos, divídala en 10 partes y moldéelas de la forma que desee antes de dejar que asciendan.

Puede probar distintas combinaciones de harinas, pero recuerde que si la harina no contiene gluten, deberá añadir un aglutinante (*véase* la Tabla de sustituciones en la página 305).

Consejo saludable

Aunque la espelta está emparentada con el trigo y contiene gluten, mucha gente intolerante al trigo puede tolerarla. Como se ha mencionado anteriormente, como contiene gluten debería consumirse de vez en cuando. La solubilidad de la espelta en el agua es distinta a la del trigo y, por tanto, puede ser asimilada más fácilmente por el organismo.

Tortitas de espelta

Para hacer 8 tortitas

POR RACIÓN: 140,6 CALORÍAS – 3,4 G DE PROTEÍNA – 21,3 G DE CARBOHIDRATOS – 3,4 G DE FIBRA – 4,2 G DE GRASAS TOTALES – 0,5 G DE GRASAS SATURADAS – 0,0 MG DE COLESTEROL – 0,1 MG DE SODIO

Las tortitas pueden servirse en muchas comidas en lugar del pan o las galletas para untar queso o acompañarlo. Esta versión sin trigo ni maíz es divertida de preparar y tiene un sabor estupendo.

▸ 2 tazas de harina de espelta
(opción: 1 taza de harina blanca de espelta

y 1 taza de harina de espelta integral)
▸ 1 taza de agua filtrada tibia
(una cantidad ligeramente mayor o menor dependiendo
del nivel de humedad)
▸ 2 c/s de aceite de oliva
¼ de taza de harina de espelta (para amasar)

Añada agua a la harina de espelta. Amase con las manos para obtener una mezcla uniforme. Forme 8 bolas de masa del tamaño de un huevo y déjelas reposar unos 20 minutos.

Sobre una superficie enharinada generosamente, use un rodillo de cocina para extender una bola en forma de un círculo. Si la masa se pega al rodillo o a la superficie, añada un poco más de harina. Si se deshace, añada algunas gotas de agua.

Siga extendiendo la masa hasta formar una tortita redonda muy fina. (A medida que adquiera práctica, encontrará más fácil obtener una forma redonda. No ocurre nada si las tortitas no le salen bien la primera vez.)

Caliente una sartén a fuego medio-alto y añada ½ c/p de aceite de oliva. Disponga la tortita en la sartén y caliéntela lo justo para que la cara inferior se dore (unos 60 segundos). Cuando la tortita esté hecha por un lado, empezará a hincharse. Dé la vuelta a la tortita y caliéntela brevemente por el otro lado hasta que quede ligeramente dorada (unos 60 segundos más).

Colóquela directamente sobre una servilleta y tápela con ella para conservarla caliente. Repita el proceso con cada bola de masa. Sírvalas de inmediato.

Consejo saludable

Hacer una comida empezando desde cero puede resultar beneficioso para su salud. Al preparar tortitas en casa usará sólo unos pocos ingredientes, y usted sabe que todos ellos son seguros. La próxima vez que vaya a la tienda de comestibles, elija un paquete normal de tortitas y lea la lista de ingredientes. Las tortitas son una receta sencilla y siempre debería ser así.

Análisis nutricional por ración			
Vitamina A	0,0 RE	Vitamina D	0,0 µg
Tiamina (B₁)	0,1 mg	Vitamina E	0,0 mg
Riboflavina (B₂)	0,0 mg	Calcio	0,0 mg
Niacina	1,0 mg	Hierro	0,9 mg
Vitamina B₆	0,0 mg	Fósforo	0,0 mg
Vitamina B₁₂	0,0 µg	Magnesio	0,0 mg
Ácido fólico (total)	0,0 µg	Zinc	0,0 mg
Vitamina C	0,0 mg	Potasio	127,9 mg

Pan de plátano misericordioso

Para preparar una hogaza de 28 x 10 cm (aproximadamente 10 rebanadas)

POR RACIÓN: 368,5 CALORÍAS – 7,0 G DE PROTEÍNA – 42,3 G DE CARBOHIDRATOS – 4,9 G DE FIBRA – 20,8 G DE GRASAS TOTALES – 6,7 G DE GRASAS SATURADAS – 54,5 MG DE COLESTEROL – 232,2 MG DE SODIO

Cuando digo misericordioso quiero decir precisamente eso. Puede efectuar modificaciones a esta receta y aun así seguirá siendo estupenda. Compruebe todas las opciones en el apartado de «Sustituciones». A los niños les encanta este pan. La mayoría de la gente no tiene ni idea de que no contiene trigo. En comparación con una receta tradicional de pan de plátano, sólo necesita la mitad de aceite/grasas, ya que usa miel en lugar de azúcar. También contiene la mitad de «azúcar» que un pan de plátano normal.

▸ ¼ de taza de margarina ecológica o vegetariana (sin aceites hidrogenados), ablandada
▸ ⅛ de taza de aceite de coco, calentado hasta que tenga una consistencia líquida
▸ 4 plátanos medianos maduros hechos puré o machacados concienzudamente con un tenedor

▸ ½ taza de miel
▸ 2 huevos ecológicos
▸ 1 c/p de bicarbonato de sosa
▸ ¼ de c/p de sal marina
▸ 1½ taza de nueces picadas
▸ 2 tazas de harina de espelta

Precaliente el horno a 190 ºC. Mezcle bien todos los ingredientes. Puede usar un procesador de alimentos para hacer puré los plátanos junto con el resto de los ingredientes húmedos. Vierta gradualmente los ingredientes secos en el procesador y mézclelos hasta que todo quede homogéneo. Vierta la preparación en un molde para pan engrasado de 28 x 10 x 8 cm o en dos moldes pequeños. Hornee 15 minutos, baje la temperatura del horno a 175 °C y hornee otros 40-45 minutos.

Análisis nutricional por ración			
Vitamina A	52,0 RE	Vitamina D	0,2 µg
Tiamina (B$_1$)	0,1 mg	Vitamina E	0,0 mg
Riboflavina (B$_2$)	0,1 mg	Calcio	27,7 mg
Niacina	1,3 mg	Hierro	1,6 mg
Vitamina B$_6$	0,3 mg	Fósforo	93,8 mg
Vitamina B$_{12}$	0,1 µg	Magnesio	42,8 mg
Ácido fólico (total)	32,3 µg	Zinc	0,8 mg
Vitamina C	4,4 mg	Potasio	362,8 mg

Sustituciones

Como siempre, el jarabe de arroz integral es un sustitutivo aceptable de la miel. Además, puede usar casi cualquier harina o combinación de harinas. Los plátanos aportan tanto aglomerante que eliminan la necesidad de un aglomerante extra, que sí suele hacer falta cuando se usa una harina que no sea la de trigo. Mi opción favorita es una combinación de harinas de arroz, garbanzo y avena. Entre otras opciones tenemos la harina de centeno y la de tapioca. En cuanto a los frutos secos, también puede experimentar con pacanas, anacardos, semillas de calabaza, girasol o lino, coco o casi cualquier cosa que tenga en la alacena. Una pequeña cantidad de pasas añadirá dulzor.

Mi variante favorita (siempre gusta a todos) consiste en usar 1 taza de coco y 1 taza de mijo en lugar de los frutos secos. Luego vierto la masa en moldes para magdalenas. Siga las indicaciones para hornear que aparecen en la receta de los bollos con miel y mijo.

Desde que visité África he sentido curiosidad por los plátanos. Los que comí allá no se parecían en nada a los que había consumido en otros lugares: eran muy dulces y jugosos. Desde entonces he estado buscando plátanos que tuvieran un sabor tan bueno. En África me dijeron que en ese continente crecen 52 tipos de plátanos. Los plátanos son muy ricos en potasio y, por tanto, pueden ayudar a regular la presión sanguínea. Tienen un elevado contenido en azúcar, pero son más ricos en minerales que ninguna otra fruta blanda excepto las fresas (lamentablemente, las fresas suelen ser rociadas abundantemente con sustancias químicas).

Pan de calabacín

Para una hogaza de 28 x 10 cm (unas 10 rebanadas)

POR RACIÓN: 390,9 CALORÍAS – 6,7 G DE PROTEÍNA – 48,3 G DE CARBOHIDRATOS – 2,3 G DE FIBRA – 20,6 G DE GRASAS TOTALES – 15,1 G DE GRASAS SATURADAS – 63,5 MG DE COLESTEROL – 272,5 MG DE SODIO

Mi madre preparaba pan de calabacín cuando yo era pequeña, y ahora me encanta comerlo tanto como entonces. Es casi imposible distinguir entre la antigua versión y ésta, nueva y saludable.

- ¾ de taza de aceite de coco ecológico calentado hasta que adquiera una consistencia líquida
- 3 huevos ecológicos batidos
- 2 tazas de calabacín rallado
- 1 taza de miel
- 1 c/p de extracto de vainilla
- 3 tazas de harina de avena
- 1 c/p de bicarbonato de sosa
- ½ c/p de sal marina

Precaliente el horno a 175 ºC. Mezcle todos los ingredientes húmedos, incluido el calabacín. Añada los ingredientes secos gradualmente mientras remueve concienzudamente. Vierta la masa en un molde engrasado de 28 x 10 x 8 cm.

Hornee 1 hora o hasta que al insertar un cuchillo en el centro salga limpio.

Sustituciones

Puede probar distintas combinaciones de harinas en esta receta, pero recuerde que si la harina no contiene gluten, deberá añadir un aglutinante. Experimente también añadiendo semillas, frutos secos picados, pasas, etcétera para obtener texturas y sabores diferentes.

Consejo saludable

Los calabacines son mejores si los consume frescos y es la temporada. Son excelentes desde mediados de verano hasta finales de otoño. Busque variedades de pequeño tamaño cultivadas en su región. Pueden crecer hasta tener un tamaño grande, pero cuanto mayores son, más sabor pierden. Al hornearlos para hacer galletas o bollos, los calabacines añaden jugosidad y nutrientes importantes.

Análisis nutricional por ración			
Vitamina A	36,3 RE	Vitamina D	0,2 µg
Tiamina (B_1)	0,2 mg	Vitamina E	0,0 mg
Riboflavina (B_2)	0,2 mg	Calcio	30,0 mg
Niacina	0,6 mg	Hierro	1,7 mg
Vitamina B_6	0,1 mg	Fósforo	174,2 mg
Vitamina B_{12}	0,2 µg	Magnesio	49,6 mg
Ácido fólico (total)	23,9 µg	Zinc	1,3 mg
Vitamina C	4,0 mg	Potasio	208,7 mg

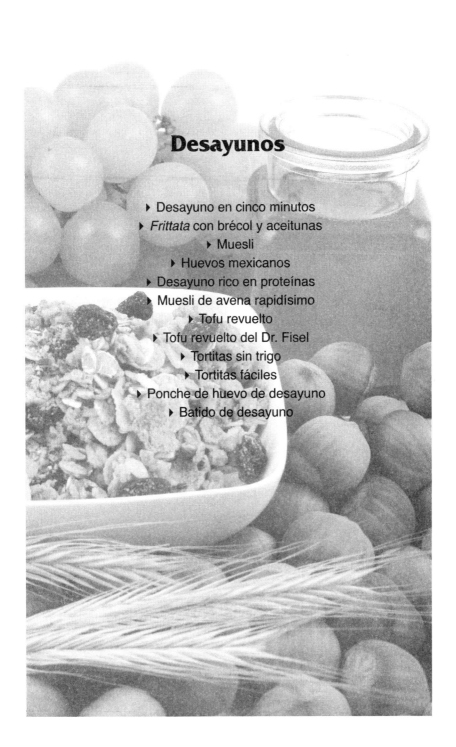

Desayunos

Desayuno en cinco minutos

Para 2 personas

POR RACIÓN: 370,5 CALORÍAS – 11,0 G DE PROTEÍNA – 40,7 G DE
CARBOHIDRATOS – 5,2 G DE FIBRA – 20,4 G DE GRASAS TOTALES – 2,2 G DE
GRASAS SATURADAS – 0,0 MG DE COLESTEROL – 28,2 MG DE SODIO

Si dispone de sobras de arroz integral cocido en la nevera, éste es un plato sencillo de preparar, especialmente durante esas mañanas en las que cree que no tiene nada en la cocina para desayunar. Siempre me aseguro de disponer de frutos secos, semillas y pasas para preparar recetas al horno y, por tanto, siempre tengo los ingredientes necesarios para elaborar este sencillo desayuno.

> ▸ 1 taza de sobras de arroz integral cocido
> ▸ ¼ de c/p de canela molida
> ▸ ⅛ de taza de pasas
> ▸ ¼ de taza de nueces picadas
> ▸ ¼ de taza de semillas de girasol
> ▸ ½ taza de leche de arroz o de otra leche alternativa
> ▸ ¼ de c/p de algarroba en polvo (opcional)
> ▸ ½ c/p de jarabe de arce (opcional)

Mezcle todos los ingredientes en una cacerola colocada sobre el fuego. Añada la leche para cubrir los cereales y conseguir una consistencia similar a la de los cereales de desayuno. Caliente a fuego medio hasta alcanzar la temperatura deseada y sirva.

Sustituciones
Cualquier semilla y fruto seco servirá. Experimente con lo que tenga en la alacena. Una mezcla de nuez moscada, canela, pimienta de Jamaica y jengibre molido o la nuez moscada sola también harán que la receta quede sabrosa. Siempre puede cocer el arroz

en el momento en lugar de usar sobras de arroz, pero el tiempo de preparación se prolongará 5 minutos. Añadir leche de coco en lugar de leche de arroz supone una buena forma de incorporar más grasa a la dieta y un sabor más intenso.

Consejo saludable

El aceite de las hojas del canelo puede usarse por sus propiedades antisépticas, tónicas y que hace que el organismo se caliente. Se usa para tratar las náuseas y los resfriados y puede ser un hemostático potente, lo que significa que puede ayudar a cortar las hemorragias. Las investigaciones de Alam Khan y sus colegas publicadas en 2003 en la revista *Diabetes Care* sugieren que la canela es de utilidad para regular y estabilizar los niveles de azúcar en sangre.

Análisis nutricional por ración			
Vitamina A	1,7 RE	Vitamina D	0,0 µg
Tiamina (B₁)	0,6 mg	Vitamina E	0,1 mg
Riboflavina (B₂)	0,1 mg	Calcio	64,0 mg
Niacina	2,7 mg	Hierro	2,6 mg
Vitamina B₆	0,4 mg	Fósforo	295,3 mg
Vitamina B₁₂	0,0 µg	Magnesio	142,8 mg
Ácido fólico (total)	66,6 µg	Zinc	2,2 mg
Vitamina C	0,8 mg	Potasio	378,3 mg

Frittata con brécol y aceitunas

Para 4 personas

POR RACIÓN: 237,9 CALORÍAS – 15,2 G DE PROTEÍNA – 14,9 G DE CARBOHIDRATOS – 2,3 G DE FIBRA – 14,3 G DE GRASAS TOTALES – 3,5 G DE GRASAS SATURADAS – 317,3 MG DE COLESTEROL – 286,8 MG DE SODIO

Ésta es una gran alternativa a la *quiche*, pero sin corteza.

- 1 pimiento morrón amarillo mediano
- 2 ramitas de brécol cortadas en trozos que quepan en la boca
- ⅛ taza de aceitunas sin hueso cortadas por la mitad
- 6 huevos ecológicos batidos ligeramente

- 1 pimiento morrón rojo mediano
- ½ taza de leche de soja
- 2 c/s de albahaca dulce picada o 1 c/p de albahaca seca
- 1 c/p de orégano seco
- Sal marina y pimienta al gusto
- ¼ de taza de anacardos molidos finos para adornar

Cuartee y retire las semillas de los pimientos y áselos bajo el grill del horno 5-10 minutos o hasta que estén ligeramente chamuscados. Introdúzcalos en una bolsa de papel cerrada y déjelos enfriar 5 minutos. Pélelos y córtelos en tiras finas. (Si no le importa la piel, déjela y corte los pimientos asados en tiras finas.)

Reduzca la temperatura del horno a 205 °C.

Engrase un molde redondo de 23 cm de diámetro. Coloque el brécol, los pimientos y las aceitunas en el molde, asegurándose de disponerlos homogéneamente. Bata los ingredientes restantes en un cuenco pequeño y viértalos sobre las hortalizas.

Hornee 35-40 minutos o hasta que el centro haya cuajado. Hornee con el grill encendido los dos últimos minutos para que la parte superior quede dorada. Déjela enfriar, córtela en porciones y sírvala caliente o fría adornada con anacardos molidos (en lugar de queso parmesano).

Sustituciones

Puede usar esta receta básica para cualquier tipo de *frittata* que quiera. Otras ideas en lo que respecta a los ingredientes son la albahaca, los piñones y la salsa pesto. Puede añadir espinacas a casi cualquier *frittata*. Sea creativo.

Análisis nutricional por ración			
Vitamina A	551,4 RE	Vitamina D	1,0 µg
Tiamina (B$_1$)	0,2 mg	Vitamina E	0,0 mg
Riboflavina (B$_2$)	0,5 mg	Calcio	120,1 mg
Niacina	1,5 mg	Hierro	3,8 mg
Vitamina B$_6$	0,4 mg	Fósforo	270,6 mg

▸ continúa en página siguiente

Análisis nutricional por ración			
Vitamina B$_{12}$	1,0 µg	Magnesio	68,9 mg
Ácido fólico (total)	115,9 µg	Zinc	1,9 mg
Vitamina C	208,6 mg	Potasio	609,7 mg

Consejo saludable

El brécol, que es un miembro de la familia de *Brassica*, fortalece la función hepática. Es un importante estimulador de la segunda fase de la desintoxicación que se produce en el hígado: por tanto, intente incluirlo en su dieta con frecuencia. También es de utilidad para los problemas oculares. Una ración contiene tanta vitamina C como una naranja y casi tanto calcio como la leche entera (y su calcio se absorbe mejor). También contiene selenio y vitamina proA y E. Si padece un problema de tiroides, consulte con un médico antes de consumir brécol crudo.

Muesli

Para preparar 14 raciones

POR RACIÓN: 317,9 CALORÍAS – 7,2 G DE PROTEÍNA – 24,3 G DE CARBOHIDRATOS – 4,7 G DE FIBRA – 23,4 G DE GRASAS TOTALES – 10,3 G DE GRASAS SATURADAS – 0,0 MG DE COLESTEROL – 3,3 MG DE SODIO

Esta versión de muesli fácil de preparar le permitirá evitar los aditivos y los aceites hidrogenados que se encuentran en la mayoría de los mueslis comerciales.

- 6 tazas de copos de avena
- 1¼ tazas de coco no edulcorado
- 1 taza de almendras picadas
- 1 taza de semillas de girasol crudas
- ½ taza de semillas de sésamo
- ½ taza de miel
- ½ taza de aceite de coco ecológico

Precaliente el horno a 160 ºC. Mezcle los ingredientes secos en un cuenco grande. Mezcle la miel y el aceite en una cacerola y caliéntelos hasta que adquieran una consistencia líquida. Vierta esta preparación por encima de los ingredientes secos. Mézclelo todo bien y después viértalo en una bandeja para el horno y aplane la mezcla.

Hornéelo 15-20 minutos. Déjelo enfriar y consérvelo en un recipiente hermético. Sírvalo con un sustitutivo de la leche o con fruta fresca.

Sustituciones

Puede preparar esta receta con distintos frutos secos y semillas e incluso con frutas pasas si no es diabético. Para variar, añado a veces ½ taza de mantequilla de almendras o de *tahini*. También puede probar con jarabe de arroz integral en lugar de la miel.

Consejo saludable

El nombre científico de la avena es *Avena sativa*. Uno de los usos medicinales de la avena es como planta que proporciona apoyo a las glándulas adrenales. Puede ayudar a incrementar el nivel de energía y tonificar a las glándulas adrenales, al tiempo que alivia la ansiedad y la irritabilidad. Como esta hierba proporciona apoyo a las glándulas adrenales y a la producción de energía, es de ayuda para equilibrar el sistema endocrino. También la uso para aquellas personas que tienen dificultades para dormir relacionadas con una mente hiperactiva o con la ansiedad. También se sabe que el consumo de avena ayuda a reducir el colesterol.

Análisis nutricional por ración			
Vitamina A	0,7 RE	Vitamina D	0,0 µg
Tiamina (B$_1$)	0,4 mg	Vitamina E	0,0 mg
Riboflavina (B$_2$)	0,1 mg	Calcio	93,2 mg
Niacina	1,1 mg	Hierro	2,6 mg
Vitamina B$_6$	0,2 mg	Fósforo	0,3 mg
Vitamina B$_{12}$	0,0 µg	Magnesio	210,8 mg
Ácido fólico (total)	36,8 µg	Zinc	102,5 mg
Vitamina C	0,4 mg	Potasio	241,3 mg

Huevos mexicanos

Para 3 personas

POR RACIÓN: 303,7 CALORÍAS – 13,8 G DE PROTEÍNA – 29,4 G DE
CARBOHIDRATOS – 8,4 G DE FIBRA – 16,1 G DE GRASAS TOTALES – 3,4 G DE
GRASAS SATURADAS – 282,0 MG DE COLESTEROL – 734,0 MG DE SODIO

Me reservo este desayuno para cuando tengo algunas sobras de arroz integral (y quizás también algunas sobras de alubias negras) de la noche anterior. Es sencillo de preparar y tiene un sabor delicioso y está repleto de todo lo necesario para iniciar un nuevo día. Ajuste la cantidad de los condimentos según sea necesario para satisfacer a su paladar.

- 4 huevos ecológicos cocinados de la forma que le gusten
- 1 taza de sobras de arroz integral ecológico
- ¾ de taza de alubias negras cocidas o en conserva (lávelas antes para eliminar el exceso de sal)
- ½ c/p de comino
- ½ c/p de pimentón dulce
- ½ c/p de guindilla en polvo
- ½ c/p de sal marina
- 1 aguacate mediando cortado en dados

Mezcle el arroz, las alubias y los condimentos en una sartén. Cocínelo todo a fuego medio-bajo.

En otra sartén, prepare los huevos como le gusten.

Cuando haya acabado de hacer los huevos y el arroz y las alubias estén calientes, sírvalos en un plato. Añada el aguacate cortado en dados por encima.

Sustituciones

Experimente con otros granos (como la quinoa o el amaranto) que le hayan sobrado. Puede reducir fácilmente las cantidades de la receta a la mitad si van a consumirla menos personas.

Consejo saludable

Mucha gente está preocupada por el contenido en colesterol de los huevos. No obstante, y de hecho, los huevos poseen un agente anti-colesterol que protege a nuestro organismo de su contenido en esta molécula. Creo que los huevos pueden ser unos buenos reguladores del colesterol en la dieta. Los huevos ecológicos son unos reguladores de esta molécula especialmente buenos, y la dieta de las gallinas que los producen contiene menos toxinas. Si a estas gallinas se las alimentara con semillas de lino, sus huevos serían incluso mejores reguladores del colesterol. Recuerde, tal y como se ha comentado antes en el libro, que los huevos deben cocinarse lentamente. ¡Disfrútelos!

Análisis nutricional por ración			
Vitamina A	198,5 RE	Vitamina D	0,9 µg
Tiamina (B$_1$)	0,2 mg	Vitamina E	0,0 mg
Riboflavina (B$_2$)	0,4 mg	Calcio	84,6 mg
Niacina	2,2 mg	Hierro	2,9 mg
Vitamina B$_6$	0,4 mg	Fósforo	214,3 mg
Vitamina B$_{12}$	0,9 µg	Magnesio	53,7 mg
Ácido fólico (total)	85,1 µg	Zinc	1,6 mg
Vitamina C	6,7 mg	Potasio	607,8 mg

Desayuno rico en proteínas

Para 1 persona

POR RACIÓN: 343,6 CALORÍAS – 10,1 G DE PROTEÍNA – 30,3 G DE CARBOHIDRATOS – 8,8 G DE FIBRA – 23,1 G DE GRASAS TOTALES – 2,7 G DE GRASAS SATURADAS – 0,0 MG DE COLESTEROL – 7,0 MG DE SODIO

Este desayuno, rápido y fácil de preparar, está repleto de muchos nutrientes, entre los que se incluyen ácidos grasos esenciales y proteínas.

- ▸ 1 c/s de semillas de lino
- ▸ 2 c/s de semillas de sésamo
- ▸ 2 c/s de semillas de girasol
- ▸ 1 c/p de miel
- ▸ ½ plátano mediano cortado en rodajas

Muela todas las semillas con un molinillo para café (a estas alturas, el molinillo ya debe estar sufriendo una crisis de identidad).

Vierta las semillas en un cuenco para cereales. Añada la miel y una pequeña cantidad de agua o de un sustitutivo de la leche calientes. Mézclelo todo y disponga encima las rodajas de plátano.

Vierta un poco más de miel o de jarabe de arce por encima y disfrute.

Sustituciones

Según su gusto, puede usar distintas combinaciones de semillas. A mí me gusta añadir coco rallado. Para obtener una versión fría de este desayuno, reemplace el agua caliente por leche fría.

Consejo saludable

Las semillas de lino son una fuente excelente de ácidos grasos omega-3 debido a su contenido en ácido alfa-linolénico. Los ácidos grasos esenciales se llaman *esenciales* porque nuestro organismo no puede sintetizarlos y, por tanto, debemos obtenerlos mediante la dieta. Nuestro organismo es bastante dependiente del equilibrio de las grasas importantes en la dieta. Los ácidos grasos omega-3 y omega-6 deben conservar un equilibrio para promover la formación de eicosanoides. Los eicosanoides son los precursores de importantes compuestos de tipo hormonal que ayudan a regular el sistema endocrino del organismo, sus procesos inflamatorios y el metabolismo general. La dieta estadounidense normal proporciona actualmente hasta treinta veces más ácidos grasos omega-6 que omega-3, lo que puede dar lugar a un desequilibrio en los procesos inflamatorios e incrementar la susceptibilidad a las enfermedades. Ésta es la razón por la cual es de vital importancia consumir variedad de alimentos y asegurarse de obtener abundantes ácidos grasos omega-3. *Véase* el Capítulo 4 para obtener más información.

Análisis nutricional por ración			
Vitamina A	5,8 RE	Vitamina D	0,0 µg
Tiamina (B₁)	0,8 mg	Vitamina E	0,0 mg
Riboflavina (B₂)	0,2 mg	Calcio	230,4 mg
Niacina	2,4 mg	Hierro	4,7 mg
Vitamina B₆	0,6 mg	Fósforo	330,4 mg
Vitamina B₁₂	0,0 µg	Magnesio	190,0 mg
Ácido fólico (total)	80,7 µg	Zinc	2,9 mg
Vitamina C	5,5 mg	Potasio	520,7 mg

Muesli de avena rapidísimo

Para 1 persona

POR RACIÓN: 297,7 CALORÍAS – 8,2 G DE PROTEÍNA – 68,4 G DE CARBOHIDRATOS – 6,2 G DE FIBRA – 4,2 G DE GRASAS TOTALES – 0,7 G DE GRASAS SATURADAS – 0,0 MG DE COLESTEROL – 196,7 MG DE SODIO

La preparación de este desayuno lleva menos de tres minutos. Para hacer una versión para llevar, use un cuenco de vidrio con tapa hermética, introduzca todos los ingredientes y llévelo en su mochila o su maletín. Si ha usado agua hirviendo, cuando haya llegado al trabajo o a la escuela, sus cereales estarán lo suficientemente fríos como para comerlos.

▸ 1 taza de muesli de frutos secos y frutas
(natural y sin aditivos)

> ▸ ½-1 taza de agua caliente o hirviendo
> ▸ ½ c/p de jarabe de arce (opcional,
> ya que las frutas del muesli ya aportan dulzor)

Remueva todos los ingredientes en un cuenco para cereales. Déjelo reposar por lo menos 1 minuto antes de comerlo.

Sustituciones

Otra idea rápida para unos cereales de desayuno calientes consiste en empezar con 1 taza de copos de avena, algunas bayas congeladas y un poco de miel y verter agua hirviendo a la mezcla. El agua derretirá el hielo de las bayas, y hará que los copos de avena estén listos en unos 60 segundos. Añadir semillas de lino a los copos de avena incrementará el contenido en fibra, proteínas y ácidos grasos esenciales.

Consejo saludable

Cuando mi madre me decía que me comiera mi desayuno cada mañana, tenía razón. Las investigaciones expuestas en la 43ª conferencia anual de la American Heart Association (Asociación Estadounidense del Corazón), en marzo de 2003, mostraban que aquellos que desayunaban eran menos propensos a padecer obesidad, diabetes o enfermedades cardiacas. Consumir cereales integrales a diario estaba relacionado con una reducción del 15 % del riesgo a padecer el síndrome de resistencia a la insulina, un precursor de la diabetes y de la ganancia de peso.

Análisis nutricional por ración			
Vitamina A	0,0 RE	Vitamina D	0,0 µg
Tiamina (B_1)	0,8 mg	Vitamina E	0,0 mg
Riboflavina (B_2)	0,9 mg	Calcio	2,2 mg
Niacina	10,3 mg	Hierro	7,5 mg
Vitamina B_6	1,0 mg	Fósforo	206,6 mg
Vitamina B_{12}	3,1 µg	Magnesio	66,8 mg
Ácido fólico (total)	206,6 µg	Zinc	3,2 mg
Vitamina C	0,0 mg	Potasio	419,9 mg

Tofu revuelto

Para 6 personas

POR RACIÓN: 114,4 CALORÍAS – 7,5 G DE PROTEÍNA – 10,1 G DE CARBOHIDRATOS – 2,6 G DE FIBRA – 5,7 G DE GRASAS TOTALES – 1,0 G DE GRASAS SATURADAS – 0,0 MG DE COLESTEROL – 224,1 MG DE SODIO

El tofu es una buena alternativa a los huevos en el desayuno. Esta receta es una adaptación tomada del libro *The Complete Food Allergy Cookbook*, de Marilyn Gioannini, médico.

- 450 g de tofu firme
- 2 c/s de harina de espelta (o de cualquier tipo de harina que no sea de trigo)
- 1 c/s de aceite de oliva, para saltear
- 4-5 tazas de una mezcla de hortalizas picadas (por ejemplo, calabacín, calabaza, zanahoria, cebolla y ajo)
- 1 c/p de cebolla en polvo
- 1 c/p de pimentón dulce
- 2 c/p de ajo en polvo
- ½ c/p de sal marina
- ½ c/p de cúrcuma
- 1 c/p de curry en polvo
- pimienta negra al gusto
- una pizca de cayena (si la tolera)
- ½ taza de agua filtrada

Deje que el tofu escurra el exceso de humedad y córtelo en dados.

Mezcle las especias y la harina en un cuenco pequeño.

Si emplea ajo y cebolla, saltéelos en una sartén grande a fuego medio hasta que estén tiernos. Añada otras hortalizas y siga salteando hasta que estén parcialmente cocidas.

Añada el tofu desmenuzándolo en trozos para que el aspecto sea el de unos huevos revueltos. Añada la mezcla de las especias y la harina y el agua.

Saltéelo todo un poco más hasta que las hortalizas estén hechas a su gusto. (Asegúrese de cocinar la harina lo suficiente –unos 2 minutos– para eliminar el sabor del almidón crudo.) Sirva de inmediato.

Sustituciones

Use cualquier hortaliza que quiera. Ésta es una buena manera de vaciar su nevera de pequeñas cantidades sobrantes de hortalizas crudas. Como medida para ahorrar tiempo, cuadruplique la cantidad de la mezcla de los condimentos y la harina y conserve la parte sobrante en un tarro pequeño para usarla las próximas veces que prepare la receta.

Análisis nutricional por ración			
Vitamina A	597,8 RE	Vitamina D	0,0 µg
Tiamina (B$_1$)	0,1 mg	Vitamina E	0,0 mg
Riboflavina (B$_2$)	0,1 mg	Calcio	172,0 mg
Niacina	0,5 mg	Hierro	1,7 mg
Vitamina B$_6$	0,2 mg	Fósforo	120,9 mg
Vitamina B$_{12}$	0,0 µg	Magnesio	39,1 mg
Ácido fólico (total)	30,3 µg	Zinc	0,8 mg
Vitamina C	6,8 mg	Potasio	305,5 mg

Consejo saludable

Las habas de soja son una legumbre mágica. Incluso hace quinientos años, los textos chinos hacían referencia a la soja como uno de los cultivos más importantes. La soja es una fuente barata de proteína de origen vegetal. Es rica en isoflavonas (unos estrógenos vegetales) y, por tanto, suele recomendarse a las mujeres menopáusicas para prevenir la osteoporosis y para aliviar algunos problemas propios de la menopausia.

Debo prevenirle de la soja y su posible potencial alergénico. Hay personas que pueden reaccionar contra la soja, por lo que debe experimentar con ella. Para determinar si reacciona contra la soja, elimínela de su dieta durante cuatro semanas y luego reintrodúzcala (*véase* la sección en el Capítulo 3 dedicada a las alergias y las intolerancias alimentarias para leer una discusión sobre cómo someterse usted mismo a pruebas para detectar alergias e intolerancias alimentarias). Debido a sus numerosas utilidades, la soja suele estar modificada genéticamente o muy procesada, lo que incrementa su potencial para provocar reacciones alérgicas. Adquirir productos de soja ecológicos es una forma de reducir las reacciones potenciales.

Tofu revuelto del Dr. Fisel

Para 4 personas

POR RACIÓN: 140,5 CALORÍAS – 12,1 G DE PROTEÍNA – 7,0 G DE CARBOHIDRATOS – 2,9 G DE FIBRA – 8,4 G DE GRASAS TOTALES – 1,5 G DE GRASAS SATURADAS – 0,0 MG DE COLESTEROL – 277,7 MG DE SODIO

He obtenido ideas para muchas recetas vegetarianas de mi buen amigo Matt Fisel, naturópata.

- 1 c/s de aceite de oliva
- ½ cebolla picada
- 1 diente de ajo picado
- 5 champiñones laminados
- 1 taza de brécol picado
- 1 paquete de 450 g de tofu firme ecológico desmenuzado
- 2 c/p de hierbas provenzales
- 1 c/s de levadura en polvo (suplemento nutricional)

- 2 c/s de kelp (o encina de mar, un alga) en polvo (opcional)
- 1 c/p de comino en polvo
- ¼ de c/p de cayena en polvo (omítala si no puede tolerar el picante)
- 1 c/s de *tamari* sin trigo
- pimienta al gusto
- sal al gusto

Caliente el aceite en una sartén grande. Añada las cebollas, el ajo, los champiñones y el brécol. Saltéelos a fuego medio-alto hasta que la cebolla quede translúcida.

Añada el tofu desmenuzado y los restantes ingredientes hasta que la humedad se haya evaporado y las hortalizas estén tiernas (unos 10 minutos).

Sustituciones

Puede usar cualquier hortaliza (incluso sobras) para esta receta.

Consejo saludable

El tofu, que es una especie de «requesón» de soja, constituye una fuente de proteína económica y de alta calidad. La soja es una buena fuente de hierro, fósforo, potasio, sodio y calcio. También aporta vitaminas del grupo B, colina y vitamina E.

Análisis nutricional por ración			
Vitamina A	40,2 RE	Vitamina D	0,4 µg
Tiamina (B$_1$)	0,4 mg	Vitamina E	0,0 mg
Riboflavina (B$_2$)	0,3 mg	Calcio	253,7 mg
Niacina	2,0 mg	Hierro	2,6 mg
Vitamina B$_6$	0,2 mg	Fósforo	217,1 mg
Vitamina B$_{12}$	0,0 µg	Magnesio	56,7 mg
Ácido fólico (total)	120,8 µg	Zinc	1,4 mg
Vitamina C	21,5 mg	Potasio	412,5 mg

Tortitas sin trigo

Para 6 personas

POR RACIÓN: 208,1 CALORÍAS – 4,2 G DE PROTEÍNA – 27,0 G DE CARBOHIDRATOS – 2,7 G DE FIBRA – 9,4 G DE GRASAS TOTALES – 1,0 G DE GRASAS SATURADAS – 0,0 MG DE COLESTEROL – 500,95 MG DE SODIO

Esta receta procede de una colega con un talento excepcional para la cocina: Erika Siegel, naturópata y acupuntora.

- ½ taza de nueces molidas en un procesador de alimentos hasta obtener un polvillo fino
- ¾ de taza de harina de espelta
- 1 c/p de cremor tártaro
- 1 c/p de bicarbonato de sosa
- ¾ de taza de sal marina
- 1 ⅓ tazas de agua
- 1 c/s de aceite de oliva
- Opcional: añada bayas frescas, manzana picada o nueces picadas a la masa.

Mezcle bien las nueces molidas, las harinas, la sal, el cremor tártaro y el levadura química en un cuenco mediano.

Incorpore 1 taza de agua a los ingredientes secos con ayuda de unas varillas y añada gradualmente el resto del agua para obtener la consistencia deseada. Agregue más agua si la masa es demasiado densa. Incorpore cualquier ingrediente opcional hasta que quede bien mezclado.

Vierta el aceite sobre una sartén o una parrilla rociándolo o con ayuda de una pequeña brocha o pincel de cocina. Caliente la sartén o la parrilla a fuego medio. Vierta cierta cantidad de la masa sobre la superficie caliente con ayuda de un cucharón. Cocine la tortita hasta que se formen burbujas en la superficie y déle la vuelta. Cocine el otro lado hasta que quede ligeramente dorado.

Sustituciones
Puede probar con otros frutos secos (por ejemplo pacanas) y otros tipos de harina. Si reemplaza la harina de espelta por una harina sin gluten, quizás deba añadir ¼-½ c/p de goma de guar o un plátano machacado.

Análisis nutricional por ración			
Vitamina A	0,4 RE	Vitamina D	0,0 µg
Tiamina (B$_1$)	0,1 mg	Vitamina E	0,0 mg
Riboflavina (B$_2$)	0,0 mg	Calcio	12,0 mg
Niacina	1,1 mg	Hierro	0,8 mg
Vitamina B$_6$	0,1 mg	Fósforo	54,0 mg
Vitamina B$_{12}$	0,0 µg	Magnesio	22,7 mg
Ácido fólico (total)	10,6 µg	Zinc	0,5 mg
Vitamina C	0,1 mg	Potasio	198,5 mg

Consejo saludable
Mucha gente tiene alergia o intolerancia al trigo. Los síntomas pueden ser tan graves como la celiaquía, en la que no se tolera en absoluto el gluten y esto da como resultado lesiones gastrointestinales; o ser tan leves como un goteo nasal, tos o flemas. Está bien documentado que muchos trastornos neurológicos están relacionados con la intolerancia al gluten como resultado de la deficiencia nutricional debida a la mala absorción. Otra teoría más reciente dice que

las proteínas del gluten pueden provocar reacciones inmunológicas diversas en el interior del cerebro, los nervios y el tejido muscular, independientemente del aparato gastrointestinal. Si padece cualquier problema neurológico, vale la pena hacer la prueba de evitar el gluten durante 4 semanas.

Tortitas fáciles

Para 2 personas

POR RACIÓN: 322,7 CALORÍAS – 18,4 G DE PROTEÍNA – 15,9 G DE CARBOHIDRATOS – 2,7 G DE FIBRA – 21,6 G DE GRASAS TOTALES – 4,4 G DE GRASAS SATURADAS – 317,3 MG DE COLESTEROL – 120,7 MG DE SODIO

Estas tortitas, que tienen un delicioso sabor a frutos secos, aportan una elevada cantidad de fibra y se pueden preparar casi sin harina.

> ‣ 3 c/s de semillas de girasol crudas molidas finas
> ‣ 3 c/s de semillas de calabaza crudas molidas finas
> ‣ 3 huevos ecológicos
> ‣ ¼ de taza de harina de avena (servirá cualquier harina que no sea de trigo o no contenga gluten)
> ‣ ¼ de taza de leche de arroz
> ‣ ¼ de taza de arándanos (opcional)

Mezcle bien todos los ingredientes en un cuenco mediano hasta que no queden grumos.

Caliente una sartén o parrilla ligeramente aceitada colocada a fuego medio.

Vierta en la sartén porciones de la masa en forma de círculos de 8 cm de diámetro. Cuando las tortitas empiecen a burbujear, déles la vuelta y cocínelas brevemente por el otro lado hasta que estén ligeramente doradas por ambos lados.

Sustituciones

Puede añadir bayas u otras frutas a esta receta. Si la fruta está congelada, la masa tendrá tendencia a hacer grumos, pero aun así las tortitas saldrán bien. Ben Unterseher, un masajista terapéutico de McMinnville (Oregón), convirtió esta receta en un fabuloso pan plano similar al pan de pita. Añadió 1 c/s de romero fresco recién molido, 1 diente de ajo picado, ½ taza de harina de garbanzo, ½ taza de harina de soja (omita la harina de avena de la receta), 2 huevos en lugar de 3, 1 c/p de sal marina y ½ taza de agua filtrada. Vierta la masa en forma de círculos de 15 cm de diámetro, en lugar de los de 8 cm de diámetro, y cocínelos de forma similar.

Análisis nutricional por ración			
Vitamina A	148,8 RE	Vitamina D	1,0 µg
Tiamina (B$_1$)	0,5 mg	Vitamina E	0,0 mg
Riboflavina (B$_2$)	0,5 mg	Calcio	72,8 mg
Niacina	1,1 mg	Hierro	4,9 mg
Vitamina B$_6$	0,3 mg	Fósforo	459,3 mg
Vitamina B$_{12}$	1,0 µg	Magnesio	149,0 mg
Ácido fólico (total)	80,6 µg	Zinc	3,0 mg
Vitamina C	0,4 mg	Potasio	378,0 mg

Consejo saludable

Con el aumento de la celiaquía (intolerancia al gluten), ha surgido una demanda para hallar alternativas a los alimentos ricos en gluten. Las reacciones contra el gluten pueden incluir diarrea, dolor y/o inflamación abdominal, flatulencias, palidez, debilidad, fatiga y cambios en el comportamiento, como irritabilidad y depresión; pérdida de peso, retraso en el crecimiento en el caso de los niños, pérdida de algunas menstruaciones, dolores óseos y articulares, ataques de tipo epiléptico, calambres musculares, etcétera. Evitar el gluten totalmente puede hacer que las personas que padecen celiaquía se encuentren mejor y eliminar la mayoría de estos síntomas.

Ponche de huevo de desayuno

Para 1 persona

POR RACIÓN: 303,3 CALORÍAS – 19,6 G DE PROTEÍNA – 20,4 G DE
CARBOHIDRATOS – 0,0 G DE FIBRA – 12,9 G DE GRASAS TOTALES – 3,6 G DE
GRASAS SATURADAS – 423,0 MG DE COLESTEROL – 226,1 MG DE SODIO

Éste es un desayuno muy fácil de preparar, batiéndolo, para usted o sus hijos y aporta una buena fuente de proteína completa por la mañana.

- ▸ 2 huevos ecológicos
- ▸ 1 taza de leche de arroz fría
- ▸ 1 c/s de extracto de vainilla
- ▸ una pizca de canela
- ▸ una pizca de nuez moscada

Mezcle bien todos los ingredientes en una copa o un cuenco grande hasta que la preparación tenga un aspecto uniforme.

Cuele la mezcla con un colador pequeño vertiéndola en un vaso y sírvala.

Sustituciones
Puede usar leche de soja o cualquier otro tipo de leche alternativa en lugar de la leche de arroz.

Consejo saludable
Muchas personas se ponen nerviosas cuando ven huevos crudos en una receta debido a la posibilidad de sufrir una intoxicación alimentaria por salmonela. Ésta es una preocupación muy lícita, pero el riesgo de verse afectado por la salmonelosis a partir de los huevos es significativamente baja en la actualidad. Hoy en día, este tipo de intoxicación es muy poco frecuente, quizás debido a las precauciones que se toman. En una persona sana, la intoxicación alimentaria por salmonela es una enfermedad de resolución espontánea de la que se

recupera rápidamente. Los síntomas de la intoxicación alimentaria por salmonela incluyen diarrea, dolor abdominal, náuseas, vómitos, fiebre y escalofríos. Suele afectar principalmente a los ancianos, a los niños y a aquellos con el sistema inmunitario afectado, como los pacientes aquejados de un cáncer o los afectados por el sida.

Análisis nutricional por ración			
Vitamina A	191,0 RE	Vitamina D	1,3 µg
Tiamina (B$_1$)	0,2 mg	Vitamina E	0,0 mg
Riboflavina (B$_2$)	0,6 mg	Calcio	94,4 mg
Niacina	0,5 mg	Hierro	3,0 mg
Vitamina B$_6$	0,2 mg	Fósforo	291,8 mg
Vitamina B$_{12}$	1,3 µg	Magnesio	53,5 mg
Ácido fólico (total)	73,0 µg	Zinc	2,0 mg
Vitamina C	0,0 mg	Potasio	422,6 mg

Batido de desayuno

Para 1-2 personas

POR RACIÓN: 601,2 CALORÍAS – 41,1 G DE PROTEÍNA –
79,1 G DE CARBOHIDRATOS – 14,4 G DE FIBRA – 15,7 G DE GRASAS TOTALES –
1,9 G DE GRASAS SATURADAS – 0,0 MG DE COLESTEROL – 1.073,9 MG DE SODIO

Este desayuno rápido y sencillo puede hacerle mantener sus niveles de azúcar en sangre hasta media mañana o hasta la hora de la comida. Con la práctica, podrá preparar un batido en menos de cinco minutos, pasarlo a un jarra o una taza y salir por la puerta casi tan rápidamente como si se hubiera saltado el desayuno. Tómese su tiempo: vale la pena.

▸ 2 c/s de proteína de soja en polvo
▸ 1 taza de bayas congeladas ecológicas
(arándanos, fresas, frambuesas, moras, cerezas)
▸ 2 tazas de leche de soja
(use agua si lo prefiere, o mitad leche y mitad agua)

Introduzca todos los ingredientes en un procesador de alimentos y procéselos hasta que tengan la densidad y la consistencia deseada.

Sustituciones

Puede usar un producto proteico en polvo a base de arroz o, en lugar de proteína en polvo, puede emplear ½ trozo o algo más de tofu sedoso. Además, puede usar cualquier sustitutivo de la leche (por ejemplo, leche de arroz, leche de almendra).

Puede añadir los siguientes ingredientes según sus preferencias y sus necesidades dietéticas. Si lo hace, quizás necesite más líquido:

> ▸ ½-1 plátano congelado cortado en rodajas
> ▸ 2 c/s de semillas de lino recién molidas (muy recomendable)
> ▸ 1-3 c/p de aceite de linaza o de otro aceite rico en ácidos grasos omega-3
> ▸ 1 c/p de extracto de vainilla
> ▸ 1-2 c/p de acidophilus o de fructooligosacáridos

Consejo saludable

Consumir suficiente proteína en cada comida es una forma importante de regular los niveles de azúcar en sangre. Unos niveles constantemente saludables de azúcar en sangre dan lugar a unos niveles de energía constantes y a menos cambios de humor. Además, tener unos niveles de azúcar en sangre altos durante un periodo de tiempo prolongado puede dar lugar a la diabetes, a unos niveles elevados de lípidos en sangre y a unos niveles altos de colesterol.

Análisis nutricional por ración			
Vitamina A	191,0 RE	Vitamina D	1,3 µg
Tiamina (B$_1$)	0,2 mg	Vitamina E	0,0 mg
Riboflavina (B$_2$)	0,6 mg	Calcio	94,4 mg
Niacina	0,5 mg	Hierro	3,0 mg
Vitamina B$_6$	0,2 mg	Fósforo	291,8 mg
Vitamina B$_{12}$	1,3 µg	Magnesio	53,5 mg
Ácido fólico (total)	73,0 µg	Zinc	2,0 mg
Vitamina C	0,0 mg	Potasio	422,6 mg

Infusiones y otras bebidas

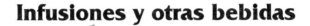

- «Zumo» de hierbas
- Chai
- Infusión calmante
- Aliviador del estrés
- Infusión para fortalecer las glándulas adrenales (para tener energía)
- Infusión para tener un estado de humor sin alteraciones (para levantar el ánimo)
- Infusión limpiadora
- Infusión desintoxicadora
- Infusión para relajar los nervios
- Infusión para una digestión fácil
- Infusión para fortalecer el sistema inmunológico
- Infusión para dormir
- Leche de almendra
- Leche de sésamo

«Zumo» de hierbas

Equivale a 2□ tazas de mezcla seca para preparar la infusión:
aproximadamente 36 tazas de infusión.

Esta infusión es un excelente sustitutivo del zumo de fruta. A todos los niños les encanta el zumo, y aquí tenemos un sustitutivo sin todo ese azúcar añadido. Además, el hibisco hace que tenga un color bastante rojizo. Incluso aunque endulce esta infusión un poco, seguirá siendo más saludable que los zumos comprados. Sus hijos no notarán la diferencia. Todos los ingredientes deberían adquirirse a granel en una tienda de productos ecológicos.

> ▸ ½ taza de hojas de espino secas
> ▸ ½ taza de bayas de espino secas
> ▸ ½ taza de escaramujo
> ▸ ¼ de taza de flores de hibisco secas
> ▸ ½ taza de hojas de menta secas
> ▸ la ralladura de 1 limón mediano
> ▸ miel al gusto (opcional)

Mezcle todos los ingredientes y consérvelos en un recipiente hermético para utilizar la preparación cuando la necesite. Use, para cada persona, 1 c/s de la mezcla y 300 ml (1¼ tazas) de agua filtrada.

Lleve agua a ebullición en una tetera o un cazo. Retírela del fuego, añada las hierbas secas y la ralladura de limón y deje en infusión 10-15 minutos.

Cuele el «zumo» con un colador muy fino o 2-3 capas de estopilla vertiéndolo en un recipiente. Mientras la infusión esté todavía caliente, añada miel al gusto y consérvela en la nevera. Sírvala fría (o caliente, si lo prefiere).

Sustituciones

Busque la sección de las hierbas secas del departamento de alimentos a granel de las herboristerías o las tiendas de productos ecológicos para hallar muchos tipos distintos de hierbas para preparar infusiones que mezclar para adaptarse a su gusto y al de sus hijos. Sea creativo y atrevido.

Consejo saludable

Según una investigación de 2003 realizada en la Universidad de Cornell, los niños que tomaban más de 360 ml de bebidas edulcoradas a diario ganaban significativamente más peso que los niños que bebían menos de 180 ml. Las bebidas edulcoradas consistían en bebidas con gas, ponche de frutas, limonada o bebidas similares.

El espino, que tiene un sabor excelente en las infusiones y las tinturas, es una hierba curativa maravillosa. Fortalece la circulación sanguínea y la función cardiaca, incluida la regulación de la presión sanguínea mediante la dilatación de los vasos. Aparte de usarse para los problemas de presión sanguínea alta y baja, se ha empleado para tratar la debilidad cardiaca, la arterioesclerosis y los latidos irregulares. También aporta un apoyo tranquilizador al *chakra* del corazón, lo que puede aliviar el estado de humor.

El resto de esta sección aporta recetas para distintas
infusiones sin cafeína que tienen un sabor delicioso y alivian
si se sirven templadas o son refrescantes y vigorizantes si se sirven frías.
Las instrucciones para preparar la infusión aparecen al final.

Chai

Para 6 personas

POR RACIÓN: 61,5 CALORÍAS – 3,5 G DE PROTEÍNA – 9,2 G DE CARBOHIDRATOS –
0,1 G DE FIBRA – 1,6 G DE GRASAS TOTALES – 0,3 G DE GRASAS SATURADAS –
0,0 MG DE COLESTEROL – 43,0 MG DE SODIO

- 3 tazas de leche de arroz
  - 3 tazas de agua
- 1 ramita de canela de 5 cm de largo
- 8 granos enteros de pimienta negra
- 2 clavos de especia enteros

- 4 semillas de cardamomo
- ½ c/p de semillas de comino enteras
- ¼ de c/p de pimienta de Jamaica molida
- ⅛ de c/p de nuez moscada molida

Análisis nutricional por ración			
Vitamina A	0,3 RE	Vitamina D	0,0 µg
Tiamina (B₁)	0,1 mg	Vitamina E	0,0 mg
Riboflavina (B₂)	0,1 mg	Calcio	23,3 mg
Niacina	0,2 mg	Hierro	0,7 mg
Vitamina B₆	0,0 mg	Fósforo	51,2 mg
Vitamina B₁₂	0,0 µg	Magnesio	21,2 mg
Ácido fólico (total)	13,1 µg	Zinc	0,5 mg
Vitamina C	0,1 mg	Potasio	140,5 mg

Infusión calmante

- 2 partes de flores de manzanilla
  - 1 parte pasionaria
  - 1 parte de hipérico
- 1 parte de flores de lavanda

Aliviador del estrés

- 2 partes de avena (planta)
  - 2 partes de tila
  - 1 parte de pasionaria
- 1 parte de bálsamo de melisa

Infusión para fortalecer las glándulas adrenales (para tener energía)

- ‣ 1 parte de ginseng siberiano
- ‣ 1 parte de centella asiática
- ‣ 1 parte de gingko biloba
- ‣ 1 parte de regaliz

Infusión para tener un estado de humor sin alteraciones (para levantar el ánimo)

- ‣ 1 parte de pasionaria
- ‣ 1 parte de bálsamo de melisa
- ‣ 1 parte de hipérico

Infusión limpiadora

(No es necesario dejar en infusión)
- ‣ el zumo de ½ limón
- ‣ 1 c/s de jarabe puro de arce
- ‣ 240-300 ml de agua filtrada, caliente o fría
- ‣ ¼ de c/p de cayena
(reduzca la cantidad si no puede soportar el picante)

Infusión desintoxicadora

- ‣ 1 parte de raíz de bardana
- ‣ 1 parte de raíz de diente de león
- ‣ 2 partes de raíz de regaliz

Infusión para relajar los nervios

- 1 parte de flores de hibisco
  - 1 parte de albahaca
- 1 parte de hierba gatera
- 1 parte de bálsamo de melisa
  - 2 partes de menta

Infusión para una digestión fácil

- 2 partes de menta
- 1 parte de hinojo
- 1 parte de semillas de anís
- ½ parte de raíz de jengibre

Infusión para fortalecer el sistema inmunológico

- 2 partes de bayas de saúco
  - 2 partes de equinácea
    - 1 parte de regaliz
    - 1 parte de hisopo
    - 1 parte de tomillo
  - 2 partes de menta

Infusión para dormir

- 2 partes de manzanilla
- 2 partes de escutelaria
- 1 parte de pasionaria
- 1 parte de valeriana (opcional)

Instrucciones

Hay dos formas distintas de preparar infusiones: mediante infusión propiamente dicha y por decocción. La mayoría se prepara mediante infusión, que es cuando las hierbas se dejan macerar en agua muy caliente unos 15 minutos. La decocción se usa cuando utilizamos raíces. Para hacer una decocción, las raíces deben hervirse durante un rato antes de dejarlas macerar para así extraer sus cualidades medicinales.

Para preparar una infusión

Siga las instrucciones que aparecen en la página 167 para preparar el «zumo» de hierbas.

Para preparar una decocción

Use 1 c/s de mezcla de raíces por cada 300 ml (1¼ taza) de agua filtrada. Ponga la raíz (no el resto de los ingredientes) en una cacerola o una tetera junto con agua y lleve a ebullición.

Tape, baje el fuego al mínimo y deje que el agua hierva 15-25 minutos a fuego lento.

Retire la cacerola del fuego y deje que la infusión macere otros 10 minutos tapada. Si hay que añadir otras hierbas a esta infusión, agréguelas ahora.

Cuele la infusión con un colador muy fino o con 2-3 capas de estopilla.

Ideas sobre sustituciones

Estas infusiones no son inamovibles, sino meras sugerencias. Generalmente preparo infusiones basándome en lo que tengo en mi alacena. Si me falta algún ingrediente, lo reemplazo por otro. Recuerde que en su cocina es usted la mente creadora. Si quiere añadir ralladura de limón, flores de hibisco, miel u otros ingredientes a sus infusiones para hacer que tengan mejor sabor, hágalo con total libertad.

Estas infusiones no son tratamientos médicos y no pretenden en ningún caso sustituirlos. Si padece un problema grave, consulte con su médico naturópata.

Leche de almendra

Para 4 personas

POR RACIÓN: 105,3 CALORÍAS – 4,0 G DE PROTEÍNA – 3,6 G DE CARBOHIDRATOS
– 1,9 G DE FIBRA – 9,2 G DE GRASAS TOTALES – 0,7 G DE GRASAS SATURADAS –
0,0 MG DE COLESTEROL – 5,1 MG DE SODIO

La leche de almendra, que es muy fácil de preparar, es mejor que la leche de vaca debido a su reducido potencial alergénico y a su importante contenido en ácidos grasos esenciales de origen vegetal. Si no dispone de mucho tiempo, puede comprar leche de almendra en la sección de alimentos saludables de cualquier tienda de comestibles.

- 1 taza de almendras crudas enteras
- 3 tazas de agua filtrada (una cantidad mayor o menor dependiendo del sabor y la consistencia deseados)

Deje las almendras en remojo durante la noche en una pequeña cantidad de agua filtrada.

Escurra el agua. Frote cada almendra entre sus dedos para eliminar la piel marrón. Triture las almendras peladas con una pequeña cantidad de agua filtrada en un procesador de alimentos a alta velocidad hasta que la mezcla adquiera una consistencia homogénea.

Después, añada agua para obtener el sabor y la densidad deseadas. Cuele luego la leche a través de un colador fino o de dos capas de estopilla. Puede añadir algún edulcorante, pero no suele ser necesario si usa almendras frescas.

Sustituciones
Si quiere preparar la receta algo más rápidamente y de forma más fácil, use almendras laminadas, y así no tendrá que frotarlas para eliminar la piel después de tenerlas en remojo.

Puede preparar leche de muchos tipos distintos de frutos secos. No será necesario tener todos los frutos secos en remojo durante la noche para retirar la piel.

Empiece siempre mezclando los frutos secos con una pequeña cantidad de agua y luego vaya añadiendo más hasta obtener el sabor y la consistencia deseados.

Análisis nutricional por ración			
Vitamina A	0,2 RE	Vitamina D	0,0 µg
Tiamina (B$_1$)	0,0 mg	Vitamina E	0,0 mg
Riboflavina (B$_2$)	0,1 mg	Calcio	39,2 mg
Niacina	0,7 mg	Hierro	0,7 mg
Vitamina B$_6$	0,0 mg	Fósforo	87,0 mg
Vitamina B$_{12}$	0,0 µg	Magnesio	49,8 mg
Ácido fólico (total)	5,4 µg	Zinc	0,6 mg
Vitamina C	0,0 mg	Potasio	124,5 mg

Consejo saludable

Las almendras contienen una considerable cantidad de calcio muy absorbible. Un cuarto de taza de almendras aporta 92 mg de calcio. El calcio de la leche de vaca no se absorbe de forma óptima debido al potencial de dicha leche para provocar reacciones alérgicas. Por tanto, la leche de almendra es una mejor fuente alternativa de calcio. También es mucho menos inflamatoria. Según los principios de la medicina ayurvédica, las almendras ayudan a alcalinizar ligeramente el organismo y a fortalecer los huesos, los nervios y el aparato reproductor.

La leche de almendra también aporta proteínas, ácidos grasos esenciales y nutrientes importantes, como vitaminas del grupo B, hierro, potasio, vitamina E y fósforo.

Leche de sésamo

Para 4 personas

POR RACIÓN: 121,5 CALORÍAS – 3,2 G DE PROTEÍNA – 9,5 G DE CARBOHIDRATOS – 2,6 G DE FIBRA – 8,9 G DE GRASAS TOTALES – 1,3 G DE GRASAS SATURADAS – 0,0 MG DE COLESTEROL – 2,6 MG DE SODIO

Esta leche está repleta de nutrientes importantes y proteínas. Es una forma excelente de aportar nutrientes a sus hijos. Me gusta mezclar partes iguales de leche de sésamo y de leche de arroz para obtener una deliciosa bebida acompañada de cubitos de hielo.

▸ 1 taza de semillas de sésamo
▸ 3½ tazas de agua filtrada
▸ 1 c/s de miel
▸ 2 c/s de algarroba en polvo

Muela las semillas en un molinillo para café y mézclelas con el resto de los ingredientes en un recipiente grande. Agite vigorosamente y deje reposar 15 minutos.

Vuelva a agitar y filtre a través de dos capas de estopilla o un colador muy fino. Refrigere en la nevera y sirva con hielo. Conserve refrigerado.

Sustituciones
Experimente con otras semillas o mezclas de semillas.

Consejo saludable
Las semillas de sésamo son ricas en fibra, ácidos grasos esenciales, potasio, hierro, fósforo y vitaminas A, E, B_1, B_3, B_6 y ácido fólico. Cerciórese de comprar semillas de sésamo no descascarilladas para asegurar la conservación de los nutrientes, ya que gran parte de los mismos se pierde durante el proceso de descascarillado. Los productos como

el *tahini* suelen usar semillas descascarilladas. Es mejor adquirir *tahini* elaborado con semillas descascarilladas de manera mecánica, y no químicamente. Las semillas de sésamo descascarilladas químicamente suelen haber estado expuestas a lejía, que desnaturaliza su proteína y sus nutrientes y, además, hace que pierdan sabor. Las semillas de sésamo contienen más de un 35 % de proteína, que es más de lo que contiene cualquier fruto seco.

Análisis nutricional por ración			
Vitamina A	0,2 RE	Vitamina D	0,0 µg
Tiamina (B₁)	0,1 mg	Vitamina E	0,0 mg
Riboflavina (B₂)	0,0 mg	Calcio	179,5 mg
Niacina	0,8 mg	Hierro	2,7 mg
Vitamina B₆	0,1 mg	Fósforo	114,3 mg
Vitamina B₁₂	0,0 µg	Magnesio	63,9 mg
Ácido fólico (total)	17,9 µg	Zinc	1,4 mg
Vitamina C	0,0 mg	Potasio	95,8 mg

Entrantes

- Tofu al horno
- *Kafta* a la barbacoa
- Salmón ennegrecido
- Pargo rebozado con salsa de mango
- Pollo al curry sencillo
- Pollo con coco y almendras
- El salteado de quinoa de la Dra. Erika
- Pollo asado fácil
- Hamburguesas de falafel
- Hamburguesas vegetarianas de sobras
- *Maki sushi* (rollitos de sushi)
- Pan de lentejas y frutos secos
- *Mung Dal*
- Fideos asiáticos fríos con salmón ahumado
- Pista al pesto con pollo
- Salsa para pizza de la pizzeria Mezza Luna
- Atún soasado sobre hortalizas crudas
- Pechuga de pollo rellena con salsa de curry con «cacahuetes»
- Brotes al curry dulce
- Curry rojo tailandés
- Salteado sencillo
- Pan de carne de pavo

Tofu al horno

Para 3 personas

POR RACIÓN: 280,0 CALORÍAS – 17,7 G DE PROTEÍNA –
17,1 G DE CARBOHIDRATOS – 0,9 G DE FIBRA – 17,9 G DE GRASAS TOTALES –
2,1 G DE GRASAS SATURADAS – 0,0 MG DE COLESTEROL – 1.353,9 MG DE SODIO

El tofu al horno es uno de mis platos favoritos, ya que es muy versátil y se puede saltear con hortalizas y servirse con arroz (usando la marinada extra de la salsa), consumirse en un bocadillo con brotes/germinados o añadirse a una ensalada de una mezcla de verduras con un aliño sabroso.

> ‣ 450 g de tofu extrafirme
> ‣ 2 c/s de aceite de sésamo
> ‣ 4 c/s de *tamari* sin trigo
> ‣ 2 c/s de miel
> ‣ 3 dientes de ajo picados
> ‣ 1½ c/p de jengibre fresco rallado

Escurra el exceso de agua del tofu colocándolo entre dos paños de cocina y poniendo un objeto pesado encima. Yo uso un libro de medicina, porque es lo suficientemente pesado como para hacer que salga cualquier cantidad extra de agua.

Mientras el tofu se está secando, mezcle, en un recipiente que se pueda cerrar, el aceite de sésamo, el *tamari*, la miel, el ajo y el jengibre. (Si necesita más marinada, incremente los líquidos de forma proporcional.)

Corte el tofu en trozos o en pedazos gruesos y déjelos marinar por lo menos 1 hora (1 día entero es mejor). Dé la vuelta al tofu en el recipiente.

Hornee a 190 °C sobre una bandeja de horno durante 10-15 minutos o hasta que esté dorado. Déle la vuelta y hornéelo 10-15 minutos más hasta que se dore. Hornearlo al grill durante 3 minutos más nos proporcionará un *tofu* más crujiente.

Sustituciones

La marinada sigue estando deliciosa incluso sin el ajo y el jengibre, por lo que si se siente un poco perezoso, no los incluya. También puede probar la marinada con pescado o pollo: queda bien con casi cualquier cosa.

Análisis nutricional por ración			
Vitamina A	1,5 RE	Vitamina D	0,0 µg
Tiamina (B$_1$)	0,1 mg	Vitamina E	0,0 mg
Riboflavina (B$_2$)	0,1 mg	Calcio	275,8 mg
Niacina	1,4 mg	Hierro	0,1 mg
Vitamina B$_6$	0,2 mg	Fósforo	242,3 mg
Vitamina B$_{12}$	0,0 µg	Magnesio	91,2 mg
Ácido fólico (total)	30,5 µg	Zinc	1,8 mg
Vitamina C	1,8 mg	Potasio	273,9 mg

Consejo saludable

Un artículo escrito por Brunilda Nazario, médico, que apareció el 28 de abril de 2003 en la *web* MD *Medical News* afirmaba que el aceite de sésamo puede reducir la presión sanguínea. Hay dos grandes razones para incluir el aceite de sésamo en su dieta. En primer lugar, es rico en ácidos grasos mono y poliinsaturados (PUFA), que son los tipos de grasas buenas que reducen los niveles de colesterol en sangre. En segundo lugar, es pobre en ácidos grasos saturados, que son el tipo que debería limitar en su dieta. El aceite de sésamo también contiene dos antioxidantes muy potentes: el sesamol y la sesamina.

Kafta a la barbacoa

Para 6 personas

POR RACIÓN: 336,8 CALORÍAS – 26,1 G DE PROTEÍNA – 2,4 G DE CARBOHIDRATOS – 0,6 G DE FIBRA – 24,0 G DE GRASAS TOTALES – 9,4 G DE GRASAS SATURADAS – 114,9 MG DE COLESTEROL – 120,2 MG DE SODIO

Un *kafta* fácil de preparar siempre es agradable. Impresione a sus invitados con una comida mediterránea con *kafta*, *hummus* con tortitas de arroz (en lugar de pan de pita), arroz integral y ensalada de pepino.

- 450 g de carne de cordero picada
- 450 g de carne de pavo picada
- 1 cebolla rallada o picada fina
- ⅔ de taza de perejil picado fino
- ¼-½ c/p de cayena
- ½ c/p de pimienta de Jamaica
- ¼-½ c/p de pimienta negra
- broquetas metálicas o de madera

Mezcle bien todos los ingredientes.

Tome una pequeña cantidad de la preparación y presiónela firmemente alrededor de toda la longitud de una broqueta. Repita este proceso hasta usar toda la mezcla.

Hornee o cocine las broquetas al grill hasta que estén doradas. Sírvalas con arroz.

Sustituciones

Puede usar sólo carne de cordero, pero añadir pavo reduce la riqueza calórica en grasa de la carne de cordero.

Consejo saludable

¿Sabía que el perejil puede refrescar su aliento? Quizás ésa sea la razón por la que se encuentra en muchas recetas que contienen ajo. El perejil es rico en vitaminas y minerales, es un excelente antioxidante y mejora la digestión. Si está pensando en plantar hierbas aromáticas en su jardín, plante el perejil al lado de sus rosales, ya que mejorará su salud y su fragancia.

Análisis nutricional por ración			
Vitamina A	39,9 RE	Vitamina D	0,0 µg
Tiamina (B$_1$)	0,1 mg	Vitamina E	0,0 mg
Riboflavina (B$_2$)	0,3 mg	Calcio	36,8 mg
Niacina	7,3 mg	Hierro	2,6 mg
Vitamina B$_6$	0,4 mg	Fósforo	246,9 mg
Vitamina B$_{12}$	2,0 µg	Magnesio	35,9 mg
Ácido fólico (total)	32,8 µg	Zinc	4,1 mg
Vitamina C	10,3 mg	Potasio	412,1 mg

Salmón ennegrecido

Para 3 personas

POR RACIÓN: 210,2 CALORÍAS – 27,1 G DE PROTEÍNA – 4,1 G DE CARBOHIDRATOS – 1,5 G DE FIBRA – 9,0 G DE GRASAS TOTALES – 1,7 G DE GRASAS SATURADAS – 43,1 MG DE COLESTEROL – 883,7 MG DE SODIO

El salmón ennegrecido siempre es un éxito. Cocínelo más o menos picante dependiendo de sus invitados.

▸ 1-2 filetes de salmón salvaje (aproximadamente 360 g en total)

Para la marinada
▸ 1 c/s de ajo en polvo
▸ 1 c/s de perejil picado seco
▸ 1 c/s de albahaca seca
▸ 2 c/p de tomillo
▸ 1-2 c/p de pimienta de cayena

▸ 1 c/p de sal marina
▸ ¼ de c/p de pimienta negra molida
▸ 1 c/s de aceite de oliva (para cocinar)

Mezcle los condimentos y extiéndalos sobre un plato llano. Coloque el salmón sobre los condimentos y déle la vuelta, asegurándose de que toda su superficie quede recubierta.

Caliente el aceite en una sartén a fuego medio-alto. Antes de que el aceite empiece a humear, coloque el salmón sobre la sartén con la cara sin la piel hacia abajo. Dé la vuelta al salmón al cabo de 3 minutos. Siga cocinándolo unos 2-3 minutos más, hasta que el pescado siga estando un poco crudo en el centro (compruébelo con un cuchillo pequeño). Sírvalo sobre verduras frescas con un aliño sencillo, como aceite y vinagre.

Sustituciones

Use estos aderezos «ennegrecedores» para pescados, pollo o pavo.

Consejo saludable

La cayena tiene muchas utilidades. Debido a su contenido en capsaicina, se puede usar por vía tópica para tratar el dolor debido a la artritis, el herpes, la neuralgia y la pleuresía. Al principio puede exacerbar el dolor, así que úselo con cuidado o bajo supervisión. La cayena también se ha empleado para tratar los resfriados, la fiebre, las venas varicosas y el asma.

Análisis nutricional por ración			
Vitamina A	54,1 RE	Vitamina D	18,0 µg
Tiamina (B$_1$)	0,1 mg	Vitamina E	1,1 mg
Riboflavina (B$_2$)	0,1 mg	Calcio	106,2 mg
Niacina	17,7 mg	Hierro	3,0 mg
Vitamina B$_6$	0,9 mg	Fósforo	844,5 mg
Vitamina B$_{12}$	3,7 µg	Magnesio	46,9 mg
Ácido fólico (total)	11,5 µg	Zinc	0,9 mg
Vitamina C	2,7 mg	Potasio	541,0 mg

Pargo rebozado con salsa de mango

Para 4 personas.

POR RACIÓN: 435,2 CALORÍAS – 31,8 G DE PROTEÍNA –
36,2 G DE CARBOHIDRATOS – 6,4 G DE FIBRA – 20,6 G DE GRASAS TOTALES –
2,9 G DE GRASAS SATURADAS – 93,9 MG DE COLESTEROL – 120,3 MG DE SODIO

¿Quién dijo que se tenía que dejar de rebozar el pescado? Esta sencilla receta es incluso más sencilla si prepara la salsa de mango con antelación o el día anterior. Sus invitados compararán favorablemente este plato con cualquiera que podrían servirles en un restaurante.

- ▸ 480 g de filetes de pargo (unos 4 filetes pequeños)
- ▸ ¼ de taza de semillas de sésamo molidas finas
- ▸ ¼ de taza de semillas de girasol picadas finas
- ▸ ¼ de taza de almendras molidas finas
- ▸ 1 huevo ecológico
- ▸ 1 c/s de aceite de oliva
- ▸ sal marina al gusto
- ▸ salsa de mango (receta en la página 103)

Bata el huevo en un cuenco mediano junto con una pequeña cantidad de agua hasta que se mezclen bien.

Vierta las semillas de sésamo molidas en un plato llano, las semillas de girasol molidas en otro plato y las almendras molidas en otro.

Empape bien un filete en la mezcla de huevo y recúbralo con las semillas de sésamo presionándolo contra ellas y dando la vuelta al filete para repetir la operación por el otro lado. Quizás deba usar las manos para recubrir todas las zonas del filete con las semillas molidas. Reserve este filete.

Repita la operación con el siguiente filete, recubriéndolo de almendra molida. Repita una vez más con el tercer filete, recubriéndolo de semillas de girasol. Después de haber acabado, debería disponer de por lo menos un filete recubierto de cada tipo de rebozado.

Pincele aceite sobre una lámina de horno. Disponga los filetes sobre ella y hornéelos 10-15 minutos a 190 °C, hasta que el pescado se desmenuce pero siga estando jugoso al pincharlo con un cuchillo pequeño.

También puede cocinar el pescado a fuego medio en una sartén antiadherente con una cantidad muy pequeña de aceite. Cocine los filetes por ambos lados hasta que se desmenucen pero sigan estando jugosos, déles la vuelta al cabo de unos tres minutos.

Sírvalos con salsa de mango vertida por encima con ayuda de una cuchara.

Análisis nutricional por ración			
Vitamina A	787,3 RE	Vitamina D	0,2 µg
Tiamina (B$_1$)	0,6 mg	Vitamina E	0,0 mg
Riboflavina (B$_2$)	0,4 mg	Calcio	171,2 mg
Niacina	6,1 mg	Hierro	3,6 mg
Vitamina B$_6$	0,5 mg	Fósforo	357,3 mg
Vitamina B$_{12}$	0,2 µg	Magnesio	106,9 mg
Ácido fólico (total)	67,7 µg	Zinc	1,7 mg
Vitamina C	63,7 mg	Potasio	812,4 mg

Sustituciones

Pruebe con otras semillas molidas (por ejemplo las de calabaza). Si sólo dispone de un tipo de semilla, úsela para rebozar todos los filetes. Puede utilizar cualquier pescado blanco, como por ejemplo lenguado, tilapia, bacalao o halibut. Si no tolera los huevos, empape los filetes en leche de coco templada antes de rebozarlos con la mezcla de semillas.

Consejo saludable

Parte del placer de darse el capricho de comer alimentos saludables consiste en aprender a apreciarlos masticándolos concienzudamente. No querrá perderse ningún disfrute de esta receta gourmet consumiéndola apresuradamente. Mastique lentamente y, mientras lo hace, tómese su tiempo para disfrutar de la textura crujiente del rebozado, de la tierna textura hojaldrada del pescado y de las contrastantes esencias dulces y ácidas de la salsa de mango.

Masticar la comida concienzudamente también es importante debido a razones relacionadas con la salud. Los enzimas de la saliva realizan el trabajo inicial de digerir la comida mientras todavía está en la boca. Si deglute muy rápidamente, no logrará maximizar la absorción de nutrientes y se arriesgará a que partículas de alimento de gran tamaño sobrecarguen al sistema. Los que es interesante apreciar es que masticar muy bien también se ha relacionado con una mejor memoria, según el investigador Andrew Scholey, de la Universidad de Northumbria, en Newcastle (Reino Unido). En los resultados de un estudio sobre el la masticación y la memoria publicado en marzo de 2002, masticar bien la comida estaba relacionado con la memoria a corto y a largo plazo.

Pollo al curry sencillo

Para 5 personas

POR RACIÓN: 368,8 CALORÍAS – 34,2 G DE PROTEÍNA – 12,2 G DE CARBOHIDRATOS – 2,2 G DE FIBRA – 20,9 G DE GRASAS TOTALES – 15,3 G DE GRASAS SATURADAS – 78,8 MG DE COLESTEROL – 281,4 MG DE SODIO

Esta receta es de mi amiga Stephanie Findley, de McMinnville (Oregón). Es perfecta para aquellas noches en las que no quiera pasar mucho tiempo en la cocina. Para ganar todavía más tiempo, pique las hortalizas con antelación. Sírvalo sobre su cereal favorito, como el aromático arroz jazmín o quinoa.

> ‣ 1 cebolla grande picada
> ‣ 3-4 dientes de ajo picados

- 1 c/s de aceite de oliva
- 5-6 zanahorias cortadas en tiras
- una lata de 425 ml de de caldo de pollo ecológico
- 2-3 pechugas de pollo ecológico sin la piel (unos 675 g de carne) cortadas en dados
- una lata de 400 ml de leche de coco
- curry en polvo al gusto
- jengibre en polvo al gusto

Saltee, en una sartén grande a fuego medio, el ajo y la cebolla con la mitad del aceite. Añada las zanahorias y siga salteando.

Mientras las zanahorias se están cocinando, saltee en otra sartén el pollo con el aceite de oliva restante hasta que esté hecho. Añada el caldo de pollo, la leche de coco y el pollo ya cocinado a la sartén con las hortalizas. Añada curry y jengibre en polvo al gusto. (Yo uso 2-4 c/p de curry en polvo y 1-2 c/p de jengibre en polvo.) Siga cocinando hasta que los sabores se fusionen y la salsa esté bien caliente (unos 10 minutos).

Consejo saludable

No beba nada con las comidas. Puede tomar un poco de agua con vinagre de sidra antes de una comida, pero no beba mientras esté comiendo, ya que hacerlo provocaría que sus enzimas digestivas se diluyan y esto reduciría la digestión del alimento. Si tiene que tomar algo de líquido con las comidas, tome pequeños sorbos de agua de vez en cuando a lo largo de las mismas.

Análisis nutricional por ración			
Vitamina A	1.763,2 RE	Vitamina D	0,0 µg
Tiamina (B$_1$)	0,1 mg	Vitamina E	0,0 mg
Riboflavina (B$_2$)	0,2 mg	Calcio	63,1 mg
Niacina	13,3 mg	Hierro	3,8 mg
Vitamina B$_6$	0,8 mg	Fósforo	400,5 mg
Vitamina B$_{12}$	0,3 µg	Magnesio	73,6 mg
Ácido fólico (total)	29,8 µg	Zinc	1,7 mg
Vitamina C	7,6 mg	Potasio	763,8 mg

Pollo con coco y almendras

Para 6 personas

POR RACIÓN: 505,3 CALORÍAS – 33,0 G DE PROTEÍNA –
48,4 G DE CARBOHIDRATOS – 3,8 G DE FIBRA – 21,0 G DE GRASAS TOTALES –
3,5 G DE GRASAS SATURADAS – 65,7 MG DE COLESTEROL –
839,5 MG DE SODIO

Obtuve esta receta adaptando una de salsa de cacahuete. Aunque la receta original era para servirla fría, la prefiero caliente. En lugar de los fideos de arroz de la receta, puede servir este plato sabroso y abundante con casi cualquier grano o cereal.

- 4 cebolletas (sólo la parte blanca) picadas
- 4 dientes de ajo picados
- 2 c/p de aceite de oliva
- ½ taza de mantequilla de almendras sin tropezones
- 1 taza de leche de coco ligera
- 2 c/s de zumo de limón recién exprimido
- 2 c/s de *tamari* sin trigo
- 1 c/s de salsa de pescado
- ½ taza de agua

- 2-3 pechugas de pollo ecológico sin la piel (unos 675 g de carne) cortadas en dados
- 2 ramitas de brécol, tallo incluido, picados
- 225 g de fideos de arroz finos cocinados siguiendo las instrucciones del fabricante
- ¼ de taza de frutos secos tostados para adornar
- ¼ de taza de arándanos agrios para adornar

Saltee el ajo y las cebollas con aceite de oliva hasta que estén blandos y ligeramente dorados. Mezcle, en un procesador de alimentos, el ajo y la cebolla salteados junto con la mantequilla de almendras, la leche de coco, el zumo de limón, el *tamari*, la salsa de pescado y el agua. Procese hasta que la preparación quede homogénea.

Mezcle, en una sartén grande, la salsa, el pollo y el brécol. Tape y cocine hasta que el pollo esté hecho (unos 15 minutos). Antes de servir, añada arándanos agrios.

Sustituciones

Para los vegetarianos, el tofu queda bien en lugar del pollo. Para una versión con menos grasa, reemplace la leche de coco por una leche alternativa (de arroz, de soja, de almendra).

Análisis nutricional por ración			
Vitamina A	86,4 RE	Vitamina D	0,0 µg
Tiamina (B$_1$)	0,1 mg	Vitamina E	0,3 mg
Riboflavina (B$_2$)	0,3 mg	Calcio	115,7 mg
Niacina	11,8 mg	Hierro	3,2 mg
Vitamina B$_6$	0,7 mg	Fósforo	362,8 mg
Vitamina B$_{12}$	0,3 µg	Magnesio	124,5 mg
Ácido fólico (total)	64,8 µg	Zinc	2,1 mg
Vitamina C	52,9 mg	Potasio	655,5 mg

Consejo saludable

El coco es una gran fuente de grasa de origen vegetal, especialmente para los vegetarianos. Tenga en cuenta que el aceite de coco es una grasa saturada y, por tanto, debería usarse con moderación si sus perfiles lipídicos son malos. El coco tonifica el corazón y ha sido de utilidad para calmar la sed, respaldar el tratamiento contra la diabetes y reducir el edema. Ayuda a nutrir el organismo y puede incrementar la producción de semen, fortalecer la sangre y desarrollar masa muscular debido a su contenido en grasa.

El salteado de quinoa de la Dra. Erika

Para 2 personas

POR RACIÓN: 284,3 CALORÍAS – 8,6 G DE PROTEÍNA – 40,5 G DE CARBOHIDRATOS – 7,2 G DE FIBRA – 11,6 G DE GRASAS TOTALES – 1,5 G DE GRASAS SATURADAS – 0,0 MG DE COLESTEROL – 239,5 MG DE SODIO

Erika Siegel, naturópata y acupuntora, que contribuyó a la creación de esta receta, llama a esta ensalada *receta de nutrientes*.

Tiene un sabor excelente en cualquier momento del año, da lugar a unas sobras deliciosas y puede complementar la mayoría de las comidas, así que asegúrese de tenerla en su repertorio.

- ⅓ de taza de quinoa
- ⅔ de taza, más ½ taza más de agua filtrada
- ⅛ de c/p de sal
- 1 c/s de aceite de oliva
- ¼ de c/p de semillas de mostaza
- ½ c/p de semillas de comino enteras
- una pizca de sal marina o de *tamari* sin trigo

- 1 cebolla mediana picada
- 4 hojas grandes de col rizada picadas
- 2 zanahorias grandes picadas
- 2 tazas de brécol picado (ramitos y tallo)
- 1 c/p de aceite de sésamo
- ¼ de taza de pasas y/o ¼ de taza de almendras picadas (opcional) para adornar

Lleve a ebullición, en un cazo, la quinoa, ⅔ de taza de agua y ⅛ de c/p de sal. Tape, baje el fuego a medio y cueza 15 minutos a fuego lento.

Saltee, en una sartén honda y grande a fuego medio, las semillas de mostaza y de comino con aceite de oliva hasta que las semillas de mostaza salten. Añada la cebolla y saltéela a fuego bajo hasta que quede blanda.

Agregue inmediatamente la col rizada, las zanahorias, el brécol y ½ taza de agua filtrada. Saltéelos 3-5 minutos a fuego medio, hasta que las hortalizas estén tiernas pero crujientes. Añada los ingredientes restantes y mézclelo todo en un cuenco grande junto con la quinoa cocida. Sírvalo caliente o frío.

Sustituciones
Esta receta queda bien con muchas hortalizas distintas, así que siéntase con total libertad para improvisar basándose en lo que tenga en la nevera.

Consejo saludable
Las semillas de mostaza estimulan la circulación y se han usado para tratar la bronquitis, en cataplasmas y para reducir la inflamación en las articulaciones.

Análisis nutricional por ración			
Vitamina A	2.150,3 RE	Vitamina D	0,0 μg
Tiamina (B₁)	0,2 mg	Vitamina E	0,0 mg
Riboflavina (B₂)	0,3 mg	Calcio	143,0 mg
Niacina	2,4 mg	Hierro	4,5 mg
Vitamina B₆	0,5 mg	Fósforo	235,2 mg
Vitamina B₁₂	0,0 μg	Magnesio	105,3 mg
Ácido fólico (total)	101,4 μg	Zinc	1,7 mg
Vitamina C	125,9 mg	Potasio	924,0 mg

Pollo asado fácil

Para 6 personas

POR RACIÓN: 510,5 CALORÍAS – 56,3 G DE PROTEÍNA – 46,6 G DE
CARBOHIDRATOS – 8,4 G DE FIBRA – 10,3 G DE GRASAS TOTALES – 1,8 G DE
GRASAS SATURADAS – 131,4 MG DE COLESTEROL – 475,7 MG DE SODIO

Pam Quataert trajo esta receta a una cena en la que cada invitado aportaba un plato. Quedé tan impresionada que la tenía que incluir en este libro.

▸ 1½ tazas de caldo de pollo ecológico
▸ 1 c/p de tomillo seco
▸ 1 taza de vinagre de arroz
▸ 1½ c/s de pasta de *miso*
▸ 1 c/s de ajo en polvo
▸ 1 cebolla grande cortada en láminas
▸ 675 g de ñame cortado en rodajas

▸ 4 zanahorias grandes cortadas en cuatro trozos o 25 zanahorias enanas
▸ 6-8 pechugas de pollo ecológico deshuesadas y sin la piel (unos 1,350 Kg en total)
▸ 3 c/s de aceite de oliva
▸ 2 c/s de perejil seco
▸ una pizca de pimienta de cayena

Precaliente el horno a 245 °C. Mezcle, en un cuenco pequeño, el caldo de pollo, el tomillo, el vinagre de arroz, la pasta de *miso* y al ajo en polvo.

Coloque las hortalizas cortadas en rodajas en una fuente refractaria de 33 x 23 cm. Disponga las pechugas de pollo y vierta y esparza por encima el aceite de oliva, el perejil y la pimienta de cayena.

Hornee, tapado, a 245 °C durante 1 hora, o hasta que la carne esté dorada. Dé la vuelta a la carne una vez al cabo de unos 30 minutos. Sirva caliente con una ensalada verde o arroz integral.

Sustituciones

Las pechugas de pavo ecológico deshuesadas y sin piel también quedan bien. Experimente con otros condimentos (por ejemplo, romero en lugar de tomillo) y otras hortalizas. Prepárelo todo por la mañana o la noche anterior, de modo que, cuando llegue a casa del trabajo pueda, simplemente, precalentar el horno y meter la fuente en su interior.

Análisis nutricional por ración			
Vitamina A	39,9 RE	Vitamina D	0,0 µg
Tiamina (B$_1$)	0,1 mg	Vitamina E	0,0 mg
Riboflavina (B$_2$)	0,3 mg	Calcio	36,8 mg
Niacina	7,3 mg	Hierro	2,6 mg
Vitamina B$_6$	0,4 mg	Fósforo	246,9 mg
Vitamina B$_{12}$	2,0 µg	Magnesio	35,9 mg
Ácido fólico (total)	32,8 µg	Zinc	4,1 mg
Vitamina C	10,3 mg	Potasio	412,1 mg

Consejo saludable

Una de las formas más importantes de equilibrar el sistema endocrino consiste en establecer una rutina diaria regular, incluidas la hora de las comidas, la de despertarse y la de irse a dormir. Comer a la misma hora cada día prepara a su cuerpo para la digestión en ese momento del día. Tener un ciclo regular de sueño-vigilia ayuda a equilibrar las funciones tiroidea y la adrenal.

Hamburguesas de falafel

Para 4 personas

POR RACIÓN: 301,9 CALORÍAS – 9,5 G DE PROTEÍNA – 41,7 G DE CARBOHIDRATOS
– 7,9 G DE FIBRA – 11,8 G DE GRASAS TOTALES – 1,6 G DE GRASAS SATURADAS –
0,0 MG DE COLESTEROL – 1.090,7 MG DE SODIO

Estas deliciosas hamburguesas mediterráneas se pueden servir con muchos acompañamientos. Esta receta es de mi buena amiga y colega Erika Siegel, naturópata y acupuntora.

- ▸ 2 c/s de aceite de oliva
- ▸ 1½ tazas de cebolla picada
- ▸ 3 dientes de ajo
- ▸ 1 c/p de semillas de comino molidas
- ▸ 1¾ tazas (una lata de 425 g) de garbanzos cocidos y escurridos

- ▸ 1½ c/s de *tahini* (pasta de sésamo)
- ▸ ¼ de taza de perejil fresco picado
- ▸ ¼ de taza más 1 c/s más de harina de garbanzos
- ▸ ½ c/p de bicarbonato de sosa
- ▸ 1 c/p de sal
- ▸ el zumo de ½ limón

Saltee, en una sartén grande a fuego medio, la cebolla con 1 c/s de aceite de oliva hasta que esté tierna. Añada el ajo, el comino, las semillas y la zanahoria. Saltee 2 minutos más. Páselo todo a un cuenco grande.

Añada los garbanzos escurridos y tritúrelo todo manualmente o en un procesador de alimentos. Añada el *tahini* y el perejil.

En un cuenco de menor tamaño, mezcle la harina de garbanzo, el bicarbonato de sosa y la sal. Añada esta preparación a la mezcla de los garbanzos triturados y remuévalo todo bien. Forme 4 tortitas con las manos enharinadas y espolvoréelas ligeramente con la cucharada sopera restante de la harina de garbanzos.

Caliente 1 c/s de aceite de oliva en una sartén grande a fuego medio. Disponga las tortitas en la sartén. Después de 1 minuto, o cuando empiecen a dorarse, déles la vuelta. Cocínelas unos 2 minutos antes de volver a darles la vuelta. Siga cocinándolas, volteándolas cada minuto o dos hasta que estén bien doradas por ambos lados.

Exprima zumo de limón encima de ellas. Sírvalas de inmediato con *hummus* o *baba ganoush*.

Análisis nutricional por ración			
Vitamina A	877,3 RE	Vitamina D	0,0 µg
Tiamina (B₁)	0,2 mg	Vitamina E	0,0 mg
Riboflavina (B₂)	0,1 mg	Calcio	84,7 mg
Niacina	1,1 mg	Hierro	3,0 mg
Vitamina B₆	0,7 mg	Fósforo	204,8 mg
Vitamina B₁₂	0,0 µg	Magnesio	66,0 mg
Ácido fólico (total)	141,1 µg	Zinc	1,9 mg
Vitamina C	21,0 mg	Potasio	523,0 mg

Consejo saludable

Las dietas mediterráneas tradicionales se han estudiado mucho en los últimos años debido a la baja incidencia de enfermedades crónicas y la alta expectativa de vida de estas poblaciones. La dieta mediterránea aporta hasta el 40 % de las calorías diarias totales en forma de grasas, pero aun así, la incidencia de enfermedades cardiovasculares en algunos países mediterráneos es menor que en EE.UU. Los expertos especulan que la diferencia debe deberse, en parte, al tipo de grasa consumida: en la dieta mediterránea tradicional, el aceite de oliva se usa en abundancia, se consume pescado con frecuencia y las carnes rojas se comen con moderación.

Hamburguesas vegetarianas de sobras

Para 2 personas

Ésta es una de esas recetas que siempre surge en un abrir y cerrar de ojos. Cada vez es diferente y transforma sus sobras en algo divertido para comer. *Nota:* no hemos incluido la información nutricional porque la idea de esta receta es experimentar con las sobras que tenga a mano.

> ▶ 1 taza de hortalizas cocinadas
> (salteadas, cocidas al vapor, etcétera) que le hayan sobrado
> ▶ ½ taza de sobras de arroz integral, quinoa,
> cocidos de la noche anterior
> ▶ 2 huevos ecológicos batidos
> ▶ ½ plátano triturado (opcional) como agente aglomerante

Precaliente el horno a 190ºC. Mezcle todos los ingredientes en un procesador de alimentos hasta que las hortalizas y los granos estén picados finos. Transforme la preparación en unas tortitas y dispóngalas sobre una bandeja engrasada para el horno. Hornéelas unos 18 minutos, hasta que estén crujientes por los bordes.

Otra opción consiste en picar las sobras de las hortalizas en una picadora o un procesador de alimentos y luego mezclarlas con el resto de los ingredientes en un cuenco usando las manos. Si no dispone de una picadora ni de un procesador de alimentos, pique las hortalizas manualmente y mézclelas con los ingredientes restantes.

No debería necesitar condimentar las hamburguesas, ya que su cena de la noche anterior ya estará bien sazonada.

Sustituciones

Puede añadir muchas cosas distintas a estas hamburguesas. Pruebe con atún, alubias cocidas o cualquier tipo de frutos secos o semillas. Si no puede tolerar los huevos, use otro aglomerante de la tabla de sustituciones que aparece en el Apéndice.

Consejo saludable

Esta hamburguesa es mucho más saludable que una que contenga carnes rojas, que incrementará los niveles de ácido araquidónico en el organismo y que puede dar lugar a la inflamación. También es mejor para los niveles de lípidos y la salud del tracto digestivo.

Maki sushi (rollitos de sushi)

Para 6 personas

POR RACIÓN: 461,7 CALORÍAS – 9,3 G DE PROTEÍNA – 92,6 G DE CARBOHIDRATOS
– 5,8 G DE FIBRA – 6,2 G DE GRASAS TOTALES – 1,0 G DE GRASAS SATURADAS –
0,0 MG DE COLESTEROL – 207,2 MG DE SODIO

El sushi de restaurante es caro y el arroz suele contener azúcar. Preparar sus propios rollitos de sushi en casa es divertido y fácil. Puede hacer algunas cosas increíbles con el arroz y una lámina de alga tostada. Yo uso una combinación de arroz blanco e integral, con lo que aumento la calidad nutricional, y suelo preparar rollitos vegetarianos.

- 2 tazas de arroz integral de grano corto
- 1⅓ tazas de arroz blanco de grano corto
- 4 c/s de vinagre de arroz
- 1½ c/s de jarabe de arce o de jarabe de arroz integral
- 8 láminas de alga tostada
- 1 pepino cortado longitudinalmente en láminas muy finas
- 1 zanahoria cortada longitudinalmente en láminas muy finas
- 5 tazas de agua filtrada
- ½ c/p de sal
- 1 aguacate cortado longitudinalmente en láminas muy finas
- *tamari* sin trigo para mojar
- pasta de *wasabi* para añadir, a modo de picante, a la salsa de *tamari* para mojar
- semillas de sésamo tostadas para esparcir por encima
- utensilios especiales: una esterilla y una espátula para sushi (podrá adquirirlos en un colmado asiático por poco dinero)

Mezcle el arroz y el agua en una cacerola mediana, tápela y lleve a ebullición. Deje que hierva unos 2 minutos.

Mientras, elabore la preparación del vinagre mezclando el vinagre, la sal y el edulcorante.

Baje el fuego a medio y deje hervir el arroz 5 minutos más. Añada la mezcla del vinagre directamente al arroz y al agua. A continuación reduzca el fuego a muy bajo y caliente el arroz 15 minutos o hasta que el agua se haya absorbido.

Mientras el arroz se está cocinando, prepare las hortalizas cortándolas en tiras finas y largas.

Análisis nutricional por ración			
Vitamina A	351,1 RE	Vitamina D	0,0 µg
Tiamina (B$_1$)	0,4 mg	Vitamina E	0,4 mg
Riboflavina (B$_2$)	0,1 mg	Calcio	45,8 mg
Niacina	5,2 mg	Hierro	3,3 mg
Vitamina B$_6$	0,5 mg	Fósforo	229,4 mg
Vitamina B$_{12}$	0,0 µg	Magnesio	117,5 mg
Ácido fólico (total)	101,3 µg	Zinc	2,3 mg
Vitamina C	6,2 mg	Potasio	447,3 mg

Cuando haya acabado de cocinar el arroz, retírelo de fuego y déjelo enfriar.

Coloque una lámina de alga sobre la esterilla para sushi, asegurándose de disponerla de tal modo que sus perforaciones ayuden luego a cortar el rollito una vez lo tenga hecho. Coloque la lámina de alga con el lado rugoso hacia arriba (es el lado que estará en contacto con el arroz).

Disponga, con ayuda de una cuchara, una pequeña cantidad de arroz sobre la lámina de alga y déle golpecitos para que quede liso con ayuda de la espátula para sushi, dejando un reborde de 1-2 cm sin arroz en el extremo superior de la lámina de alga.

Coloque 1-2 tiras de cada hortaliza encima del arroz, en el extremo inferior de la lámina de alga. Use la esterilla para sushi para enrollarla. Con un cuchillo de sierra muy afilado y limpio corte el rollo en *maki sushi* o rollitos de sushi de 2 cm.

Nota: al igual que sucede con cualquier cosa, aprender a hacer rollitos de sushi puede llevar algo de práctica. Los primeros, no obstante, sabrán muy bien, así que úselos a modo de «prueba» hasta que tenga un mejor dominio de la técnica. Consejos útiles: limpie el cuchillo entre rollo y rollo o sumérjalo periódicamente para eliminar la acumulación de arroz en el filo. Dése suficiente tiempo para conocer todo el proceso. A veces, usar menos arroz y hortalizas puede hacer que sea más fácil preparar el rollito.

Esparza semillas de sésamo tostadas por encima de los rollitos, dispóngalos en una fuente y sírvalos de inmediato. Cada comensal debería disponer de su platito con salsa para mezclar el *tamari* y el *wasabi* a su gusto.

Sustituciones

Es muy divertido experimentar con los rollitos de sushi. Entre las ideas para los vegetarianos tenemos los rábanos, la col china o los encurtidos. El tofu cortado en láminas finas también combina bien. Pruebe a añadir salmón ahumado o pescado fresquísimo; o, sencillamente, sirva el pescado crudo sobre bolitas de arroz glutinoso. Añadir semillas de sésamo tostadas al arroz es otra idea divertida.

Consejo saludable

Desde un punto de vista nutricional es difícil decidir cuáles son las mejores características de las algas, ya que contienen más vitaminas y minerales que cualquier otro tipo de alimento. Son ricas en calcio, yodo, fósforo, sodio y hierro. Son una fuente rica en proteínas y en vitamina A, las vitaminas del grupo B, y la vitamina C y la E. Debido a su contenido en yodo, las algas también pueden fortalecer la función tiroidea y ayudar a reducir el bocio relacionado con el hipotiroidismo.

Pan de lentejas y frutos secos

Para 6 personas

POR RACIÓN: 541,2 CALORÍAS – 20,6 G DE PROTEÍNA – 50,1 G DE CARBOHIDRATOS – 16,3 G DE FIBRA – 31,1 G DE GRASAS TOTALES – 3,5 G DE GRASAS SATURADAS – 70,5 MG DE COLESTEROL – 262,0 MG DE SODIO

Ésta es una buena opción vegetariana al pan de carne. Sírvalo con hortalizas asadas o una ensalada.

- 240 g de lentejas secas
- 1 cebolla grande picada
- 8 dientes de ajo cortados por la mitad
- 1 c/s de aceite de oliva virgen extra
- 2 tazas de nueces molidas
- 2 tazas de arroz integral cocido
- 2 c/s de orégano
- 3 c/s de perejil fresco picado
- 2 huevos ecológicos
- ½ plátano machacado
- sal marina al gusto
- pimienta negra al gusto
- 2 c/s de salsa *teriyaki*

Deje las lentejas en remojo durante por lo menos 3 horas y luego cuézalas a fuego lento 20 minutos o hasta que estén tiernas.

Precaliente el horno a 175 °C.

Saltee, en una sartén grande a fuego medio, el ajo y la cebolla con aceite de oliva durante 3-5 minutos. Mezcle todos los ingredientes y presiónelos en un molde para pan de 23 x 13 cm.

Hornee 1 hora o hasta que esté bien hecho.

Sustituciones

Experimente con cualquier fruto seco molido o con una combinación de 2 o 3 frutos secos. En lugar del arroz pruebe con amaranto o quinoa cocidos o con 2 tazas de migas de un pan que no sea de trigo.

Consejo saludable

Las alubias y las legumbres fortalecen los riñones y las glándulas adrenales, potenciando así la regeneración celular, el crecimiento físico y la evacuación. Al fortalecer la función adrenal nos ayudan a enfrentarnos al estrés, en la regulación de los niveles de azúcar en sangre y de la presión sanguínea y en la producción de hormonas sexuales.

Análisis nutricional por ración			
Vitamina A	48,9 RE	Vitamina D	0,2 µg
Tiamina (B$_1$)	0,5 mg	Vitamina E	0,0 mg
Riboflavina (B$_2$)	0,2 mg	Calcio	97,4 mg
Niacina	2,4 mg	Hierro	4,7 mg
Vitamina B$_6$	0,6 mg	Fósforo	402,2 mg
Vitamina B$_{12}$	0,2 µg	Magnesio	141,5 mg
Ácido fólico (total)	151,2 µg	Zinc	3,6 mg
Vitamina C	97,4 mg	Potasio	607,5 mg

Mung Dal

Para 6 personas

POR RACIÓN: 258,5 CALORÍAS – 11,2 G DE PROTEÍNA –
46,1 G DE CARBOHIDRATOS – 11,0 G DE FIBRA – 3,2 G DE GRASAS TOTALES –
0,4 G DE GRASAS SATURADAS – 0,0 MG DE COLESTEROL – 202,2 MG DE SODIO

Dal es la palabra hindú que hace referencia a todos los tipos de alubias secas, garbanzos partidos y lentejas. Hay muchos tipos distintos de *dal*, y todos ellos tienen una utilidad específica en la cocina hindú. El *mung dal* se elabora con alubias *mungo*. Esta receta es de mi buena amiga Chelsea Phillips, máster en medicina oriental, que es una acupuntora con su consulta en Bend, Oregón.

- 1 c/s de aceite de oliva
- 1 c/s de semillas de mostaza negras
- 1 manojo de cebolletas picadas finas
- 1 taza de arroz basmati
- 1 taza de *mung dal* amarillas (podrá adquirirlas en colmados de productos hindúes o en
- algunas tiendas de productos ecológicos)
- 6 tazas de agua filtrada
- 1 manojo grande de cilantro picado
- ¼ c/p de comino molido
- ¼ c/p de semillas de cilantro
- ¼ c/p de cúrcuma
- ¼ c/p de jengibre en polvo
- ½ c/p de sal marina

Saltee las semillas de mostaza con aceite de oliva a fuego medio hasta que empiecen a saltar. Añada las cebolletas y saltéelas hasta que estén tiernas.

Lave y escurra el arroz.

Mezcle todos los ingredientes, incluidas las cebolletas y las semillas de mostaza salteadas, en una cacerola grande.

Lleve a ebullición, baje el fuego a medio-bajo, tape y cueza a fuego lento 25-30 minutos, o hasta que el arroz esté hecho.

Sírvalo caliente con hortalizas al vapor o una ensalada verde.

Sustituciones

Puede usar lentejas en lugar de las *mung dal.*

Análisis nutricional por ración			
Vitamina A	13,4 RE	Vitamina D	0,0 µg
Tiamina (B$_1$)	0,2 mg	Vitamina E	0,0 mg
Riboflavina (B$_2$)	0,1 mg	Calcio	45,9 mg
Niacina	0,8 mg	Hierro	3,2 mg
Vitamina B$_6$	0,1 mg	Fósforo	144,5 mg
Vitamina B$_{12}$	0,0 µg	Magnesio	37,6 mg
Ácido fólico (total)	95,9 µg	Zinc	1,5 mg
Vitamina C	7,0 mg	Potasio	329,8 mg

Consejo saludable

Las semillas y la planta del cilantro suelen usarse en la cocina asiática y de Oriente Medio. Los egipcios lo usaban como afrodisiaco y los griegos para aromatizar sus vinos. El cilantro es un sedante suave, ayuda a la digestión, reduce los gases y la hinchazón y alivia las migrañas. El aceite esencial de cilantro se usa en los aceites para masaje y puede ser de utilidad para los calambres y la neuralgia facial.

Fideos asiáticos fríos con salmón ahumado

Para 2 personas

POR RACIÓN: 669,7 CALORÍAS – 17,8 G DE PROTEÍNA – 110,0 G DE CARBOHIDRATOS – 3,4 G DE FIBRA – 17,0 G DE GRASAS TOTALES – 2,7 G DE GRASAS SATURADAS – 13,0 MG DE COLESTEROL – 1.690,7 MG DE SODIO

Incluso aunque se trata de una ensalada, a mi familia le encanta para cenar. Es lo suficientemente abundante para dos personas como plato único. Si van a ser más comensales, duplique las cantidades.

- 240 g de fideos de arroz
- 1 pepino pelado y cortado en tiras finas
- 120 g de salmón ahumado loncheado (intente comprar salmón sin nitritos, conservantes ni colorantes)

- 3-4 c/s de salsa *teriyaki*
- 2 c/s de vinagre de arroz
- 2 c/s de aceite de sésamo tostado
- 2 c/s de semillas de sésamo tostadas para adornar
- 1 pimiento amarillo cortado en tiras finas

Cueza los fideos de arroz siguiendo las instrucciones del fabricante. Generalmente, llevo a ebullición agua en una cacerola, añado los fideos, apago el fuego y dejo que cuezan 5-7 minutos, hasta que adquieren la textura deseada.

Corte el pepino, el pimiento amarillo y el salmón en tiras mientras los fideos se están cociendo.

Bata juntas la salsa *teriyaki*, el vinagre de arroz y el aceite de sésamo. Cuando los fideos estén listos, lávelos con agua fría y mézclelos con el aliño.

Remueva, en un cuenco grande, los fideos con el pepino, el pimiento amarillo y el salmón.

Adorne con semillas de sésamo y sirva frío.

Sustituciones

Pruebe con pollo asado en lugar del salmón. Inténtelo con pimiento rojo, rábanos o zanahorias en lugar del pimiento amarillo.

Análisis nutricional por ración			
Vitamina A	68,7 RE	Vitamina D	0,0 µg
Tiamina (B₁)	0,1 mg	Vitamina E	0,0 mg
Riboflavina (B₂)	0,2 mg	Calcio	67,7 mg
Niacina	4,2 mg	Hierro	2,6 mg
Vitamina B₆	0,4 mg	Fóoforo	366,5 mg
Vitamina B₁₂	1,8 µg	Magnesio	71,0 mg
Ácido fólico (total)	44,7 µg	Zinc	1,5 mg
Vitamina C	174,9 mg	Potasio	612,4 mg

Consejo saludable

El salmón es una fuente excelente de ácidos grasos esenciales omega-3, lo que hace que se trate de un alimento perfecto para la dieta antiinflamatoria (los ácidos grasos omega-3 ayudan a reducir la inflamación). El salmón salvaje aporta el mayor contenido en ácidos grasos esenciales. El salmón de acuicultura contiene menos ácidos grasos esenciales y, además, a los peces se les aporta un pienso con colorantes para conferir a su carne el color rosado del salmón salvaje. Siempre que pueda compre salmón salvaje. Notará la diferencia en el sabor y su organismo se beneficiará de la mayor calidad de sus nutrientes.

Pizza al pesto con pollo

Para 8 personas

POR RACIÓN: 277,8 CALORÍAS – 15,9 G DE PROTEÍNA – 5,4 G DE CARBOHIDRATOS – 1,6 G DE FIBRA – 22,0 G DE GRASAS TOTALES – 3,0 G DE GRASAS SATURADAS – 34,2 MG DE COLESTEROL – 178,9 MG DE SODIO

Puede que parezca imposible preparar una pizza contra la inflamación, pero con esta receta lo conseguimos.

Para elaborar la masa siga la receta del pan de espelta de la página 134 (con las cantidades de la receta obtendrá dos masas de pizza).

- ▸ 2 tazas de salsa pesto de albahaca (*véase* la receta en la página 92)
  - ▸ 1 c/s de aceite de oliva
  - ▸ 3 dientes de ajo picados
  - ▸ 1 cebolla mediana picada
- ▸ 2 pechugas de pollo ecológico cortadas en dados

- ▸ 1 c/p de albahaca seca
- ▸ 1 c/p de orégano seco
- ▸ sustitutivo vegetariano del queso, rallado (opcional)
  - ▸ ¼ taza de anacardos molidos
  - ▸ hortalizas picadas (opcional)
    - ▸ sal marina al gusto
    - ▸ pimienta al gusto

Prepare la masa tal y como se indica en la receta del pan de espelta.

Elabore la salsa pesto (o descongele un tarro de salsa pesto casera).

Caliente aceite de oliva en una sartén a fuego medio. Añada el ajo, la cebolla, el pollo, la albahaca, el orégano y cualquier hortaliza que quiera incluir. Cocine hasta que el pollo esté casi hecho y las hortalizas estén tiernas pero crujientes (unos 10 minutos).

Después de que la masa haya subido, precaliente el horno a 205 °C. Divida la masa en dos y extiéndala para aplanarla sobre dos moldes para pizza engrasados generosamente.

Recubra la masa con salsa pesto y disponga por encima las cebollas, el ajo y el pollo salteados, asegurándose de extenderlos homogéneamente. A continuación, esparza por encima sal marina y pimienta si lo desea. Finalice con una capa uniforme de sustitutivo del queso rallado.

Hornee 15-20 minutos o hasta que la masa quede dorada.

Retire las pizzas del horno, déjelas enfriar un poco y sírvalas con anacardos molidos espolvoreados por encima. No se dará cuenta de que no está comiendo parmesano.

Análisis nutricional por ración			
Vitamina A	87,6 RE	Vitamina D	0,0 µg
Tiamina (B$_1$)	0,1 mg	Vitamina E	0,0 mg
Riboflavina (B$_2$)	0,1 mg	Calcio	55,6 mg
Niacina	5,8 mg	Hierro	1,9 mg

▸ continúa en página siguiente

Análisis nutricional por ración			
Vitamina B$_6$	0,4 mg	Fósforo	169,4 mg
Vitamina B$_{12}$	0,1 µg	Magnesio	58,2 mg
Ácido fólico (total)	23,6 µg	Zinc	1,3 mg
Vitamina C	6,2 mg	Potasio	314,8 mg

Sustituciones

Muchos sustitutivos del queso contienen pequeñas cantidades de productos lácteos, así que no podrá usar cualquiera de estos «quesos». Esta receta es muy sabrosa incluso sin el sustitutivo del queso, especialmente si esparce anacardos molidos por encima. Varíe el resto de ingredientes, que dispondrá sobre la masa de pizza según su gusto y lo que tenga en la nevera y/o la alacena.

Consejo saludable

La albahaca ayuda a restaurar el equilibrio en los meridianos de los pulmones y el estómago. Por tanto, puede ser de ayuda en el caso de los trastornos relacionados con estos sistemas/aparatos corporales. Calma los nervios, ayuda a la digestión y tiene propiedades antibacterianas y antiparasitarias.

Salsa para pizza de la pizzeria Mezza Luna

Para 4 personas

POR RACIÓN: 184,4 CALORÍAS – 2,8 G DE PROTEÍNA – 13,3 G DE CARBOHIDRATOS – 0,6 G DE FIBRA – 14,7 G DE GRASAS TOTALES – 2,5 G DE GRASAS SATURADAS – 0,0 MG DE COLESTEROL – 247,0 MG DE SODIO

La pizzeria Mezza Luna, sita en Eugene, Oregón, ofrece una deliciosa opción consistente en una salsa sin tomate. Siga las instrucciones de la receta para la pizza al pesto con pollo (que aparece en la página anterior) y use esta salsa en lugar del pesto.

> ▸ 1½ tazas de pimientos rojos asados
> (puede adquirirlos en conserva, ya asados) o 2 pimientos
> ▸ morrones rojos grandes asados, pelados y despepitados
> ▸ ½ taza de anacardos (tostados sin sal)
> ▸ 3 dientes de ajo asados
> ▸ 2 c/s de aceite de oliva
> ▸ ¼ de c/p de sal marina
> ▸ ¼ de c/p de pimienta negra

Introduzca todos los ingredientes en un procesador de alimentos o un robot de cocina y procéselos hasta que la mezcla quede homogénea. Sale una cantidad suficiente para una pizza de 45 cm de diámetro o dos pizzas de menor tamaño.

Sustituciones
Disponga por encima cualquier hortaliza que desee. Incluso puede intentarlo sin el sustitutivo del queso.

Consejo saludable
En el ejemplar de septiembre de 2005 de la revista *Circulation*, la Asociación Estadounidense del Corazón (*American Heart Association, AHA*) publicó unas nuevas directrices sobre la dieta y el estilo de vida para los niños de 2 y más años haciendo hincapié en la fruta, las hortalizas, los cereales integrales, los productos lácteos desnatados y bajos en grasa, las legumbres, el pescado y la carne magra equilibrados con 60 minutos de ejercicio o de juegos agotadores a diario. Las directrices recomendadas para los adultos incluyen la reducción de la ingesta de las grasas trans y las saturadas, del colesterol, del azúcar añadido y de la sal, realizar una actividad física regular y mantener un peso adecuado en relación con la altura. Esta receta para salsa de pizza cumple con las recomendaciones dietéticas para los niños y los adultos, además de evitar las reacciones potencialmente inflamatorias de los tomates.

Análisis nutricional por ración			
Vitamina A	170,9 RE	Vitamina D	0,0 µg
Tiamina (B₁)	0,0 mg	Vitamina E	0,0 mg
Riboflavina (B₂)	0,0 mg	Calcio	12,5 mg
Niacina	0,3 mg	Hierro	1,1 mg
Vitamina B₆	0,1 mg	Fósforo	87,6 mg
Vitamina B₁₂	0,0 µg	Magnesio	45,3 mg
Ácido fólico (total)	11,9 µg	Zinc	1,0 mg
Vitamina C	0,7 mg	Potasio	107,5 mg

Atún soasado sobre hortalizas crudas

Para 4 personas

POR RACIÓN: 195,3 CALORÍAS – 28,9 G DE PROTEÍNA – 6,8 G DE CARBOHIDRATOS – 2,3 G DE FIBRA – 5,6 G DE GRASAS TOTALES – 0,9 G DE GRASAS SATURADAS – 50,6 MG DE COLESTEROL – 582,8 MG DE SODIO

Muchos amantes del pescado coinciden en que la mejor forma de disfrutar de un atún de buena calidad es poco hecho. No obstante, si lo pasa mal consumiendo un pescado parcialmente crudo, puede hornearlo o soasarlo como en esta receta hasta que quede bien hecho.

- ▶ 10 rábanos rallados
- ▶ 3 zanahorias grandes ralladas
- ▶ ½ taza de col picada
- ▶ 2 filetes de atún fresquísimo (alrededor de 450 g)
- ▶ 2 c/s de aceite de oliva
- ▶ 2 c/s de *tamari* sin trigo (para mojar)
- ▶ ¼ de c/p de pasta de *wasabi* (opcional)
- ▶ 2 c/s de semillas de sésamo tostadas

Mezcle los rábanos, las zanahorias y la col en un cuenco grande.

Caliente el aceite de oliva en una sartén mediana a fuego alto hasta que la superficie tiemble, pero no humee. Cocine los filetes de atún por un lado durante unos 3 minutos, hasta que tengan una capa fina (de unos 3 mm) de pescado blanco y cocinado. Dé la vuelta a los filetes y soáselos otros 3 minutos, más o menos, hasta que también se forme una fina capa de pescado blanco y cocinado en ese lado. El centro de los filetes seguirá estando rosado.

Retire los filetes del fuego y córtelos longitudinalmente en forma de lonchas finas. Asegúrese de que cada loncha esté rosada en el centro y blanca por los bordes.

Disponga las lonchas de atún soasado encima de los vegetales a la parrilla y adorne con semillas de sésamo tostadas. Sirva con el *tamari* y el *wasabi* para mojar.

Sustituciones

Otra opción consiste en servir el atún sobre arroz glutinoso preparado de la misma forma que lo haría para receta de los *maki sushi* (*véase* la página 196). Puede usar salsa *teriyaki* en lugar de *tamari* para mojar, pero asegúrese de que no contenga azúcar añadido ni trigo.

Análisis nutricional por ración			
Vitamina A	1.306,6 RE	Vitamina D	0,0 µg
Tiamina (B$_1$)	0,5 mg	Vitamina E	0,0 mg
Riboflavina (B$_2$)	0,1 mg	Calcio	85,9 mg
Niacina	12,2 mg	Hierro	1,9 mg
Vitamina B$_6$	1,1 mg	Fósforo	276,9 mg
Vitamina B$_{12}$	0,6 µg	Magnesio	84,0 mg
Ácido fólico (total)	23,4 µg	Zinc	1,1 mg
Vitamina C	8,1 mg	Potasio	737,7 mg

Consejo saludable

Los rábanos estimulan el apetito y ayudan a tener una buena digestión: pueden ser beneficiosos si se consumen antes o después de una comida. Los rábanos también son antibacterianos y antifúngicos. Los brotes de rábano, que pueden cultivarse en 4 días, aportan un toque picante a las ensaladas y los salteados.

Pechuga de pollo rellena con salsa de curry con «cacahuetes»

Para 4 personas

POR RACIÓN: 633,5 CALORÍAS – 46,5 G DE PROTEÍNA –
34,9 G DE CARBOHIDRATOS – 2,7 G DE FIBRA – 35,8 G DE GRASAS TOTALES –
20,3 G DE GRASAS SATURADAS – 98,6 MG DE COLESTEROL –
704,6 MG DE SODIO

Inventé esta receta una noche en la que venía un amigo a cenar. Llegaba tarde a casa, mi hija necesitaba que le prestara atención y sentía que no tenía nada que cocinar. Me quedaban algunas sobras de arroz con hortalizas y limón y decidí usarlas para rellenar unas pechugas de pavo y preparar una salsa que las acompañara. Resultó ideal: parecía como si ese plato me hubiera llevado gran trabajo en la cocina. Como plato de acompañamiento vertí la misma salsa sobre unas judías verdes cocidas al vapor, que eran las únicas hortalizas que tenía en la nevera. No tuve que llevar a cabo ningún esfuerzo suplementario.

▸ 4 pechugas de pollo ecológico deshuesadas y sin piel de unos 180 g cada una cortadas longitudinalmente para formar un bolsillo casi tan grande como la pechuga (deje unos 0,5 cm sin cortar por ambos bordes)
▸ 2 tazas de sobras de arroz con hortalizas y limón (*véase* la receta en la página 101)

Para la salsa:
▸ 1 c/s de aceite de oliva (para saltear)
▸ 1 lata de 400 ml de leche de coco
▸ 2 c/s de mantequilla de almendra
▸ 2 c/s de curry en polvo
▸ 1 c/s de *tamari* sin trigo
▸ 1 c/p de salsa de pescado
▸ 2 c/p de miel o de jarabe de arce

Precaliente el horno a 205 °C. Después de cortar las pechugas de pollo para formar unos bolsillos en ellas, rellénelas generosamente con ¼-½ taza del arroz con hortalizas y limón. Hornéelas 25-30 minutos o hasta que el pollo esté hecho.

Para preparar la salsa, saltee el ajo con aceite de oliva en una cacerola de unos 2 litros. Cuando el ajo esté tierno, incorpore el resto de los ingredientes. Deje que se cocinen lentamente y reduzca el fuego a bajo. Para permitir que los sabores se fusionen, siga cocinando, removiendo de vez en cuando, hasta que el pollo esté horneado.

Una vez el pollo esté hecho, vierta la salsa por encima de las pechugas y sírvalas calientes.

Sustituciones

Puede rellenar las pechugas de pollo con cualquier sobra de arroz, granos o legumbres complementadas con algún sabor.

Análisis nutricional por ración			
Vitamina A	47,8 RE	Vitamina D	0,0 µg
Tiamina (B$_1$)	0,2 mg	Vitamina E	0,4 mg
Riboflavina (B$_2$)	0,3 mg	Calcio	100,0 mg
Niacina	17,8 mg	Hierro	6,4 mg
Vitamina B$_6$	1,1 mg	Fósforo	563,6 mg
Vitamina B$_{12}$	0,4 µg	Magnesio	166,5 mg
Ácido fólico (total)	45,0 µg	Zinc	3,2 mg
Vitamina C	13,6 mg	Potasio	929,7 mg

Consejo saludable

Cuando se siente para tomar cualquier comida, es importante tomarse un momento para dar gracias a la Madre Tierra (o a Dios, a Buda, al todopoderoso o a su poder espiritual superior) por proporcionarle el alimento lleno de nutrientes que va a consumir. Dé gracias por todas las plantas, animales y personas implicadas para hacer que el alimento llegara a su mesa: por el pollo, las plantas de arroz y los olivos, por los muchos agricultores y ganaderos y los distribuidores. Dé gracias también por los amigos y la familia que están comiendo a su lado. Dé gracias también por su salud, por la salud de su familia y la de sus amigos y por la fuerza de voluntad para comer bien y permanecer sano.

Brotes al curry dulce

Para 4 personas

POR RACIÓN: 214,0 CALORÍAS – 5,2 G DE PROTEÍNA – 43,7 G DE CARBOHIDRATOS – 7,5 G DE FIBRA – 4,4 G DE GRASAS TOTALES – 0,6 G DE GRASAS SATURADAS – 0,0 MG DE COLESTEROL – 870,0 MG DE SODIO

Me encanta cultivar brotes o germinados con la expectativa de preparar esta receta. Remítase a la página 231 para obtener instrucciones sobre cómo cultivar sus propios brotes.

- 1 cebolla picada
- 1 c/s de aceite de oliva virgen extra extraído en frío
- 4 zanahorias cortadas en rodajas
- ½ taza de pasas (omítalas si es usted diabético)
- 1 lata de caldo de pollo ecológico
- 2 c/s de harina de espelta
- 1 c/p de sal marina
- 1 c/p de curry en polvo
- ¼ c/p de pimentón dulce
- 2 tazas de brotes de alubias mungo
- 2 tazas de brotes de alfalfa
- 1 manzana pelada y picada

Saltee la cebolla con aceite de oliva en una sartén mediana a fuego medio hasta que esté tierna. Añada los restantes ingredientes, excepto los brotes. Cueza a fuego lento hasta que las zanahorias estén tiernas pero sigan estando un poco crujientes.

Añada los germinados y cueza a fuego lento un poco más, hasta que los brotes estén tiernos pero conserven una textura crujiente. Sirva de inmediato.

Sustituciones

En esta receta se puede usar cualquier tipo de germinado (*véanse* las páginas 305-307 para tener algunas ideas). Esta combinación es mi favorita. También puede usar cualquier tipo de harina que no contenga gluten sin variar el sabor. Si puede tolerar los tomates, este plato quedará delicioso con una lata de tomates triturados en lugar del caldo de pollo ecológico.

Análisis nutricional por ración			
Vitamina A	3.480,2 RE	Vitamina D	0,0 µg
Tiamina (B$_1$)	0,2 mg	Vitamina E	0,1 mg
Riboflavina (B$_2$)	0,2 mg	Calcio	82,1 mg
Niacina	2,0 mg	Hierro	1,9 mg
Vitamina B$_6$	0,3 mg	Fósforo	221,3 mg
Vitamina B$_{12}$	0,0 µg	Magnesio	42,5 mg
Ácido fólico (total)	68,9 µg	Zinc	0,8 mg
Vitamina C	19,4 mg	Potasio	840,5 mg

Consejo saludable

Según The Fires Within (Los fuegos interiores), un artículo publicado en el ejemplar del 23 de febrero de 2004 de la revista *Time*, se han dedicado investigaciones recientes al papel de la inflamación en ciertas enfermedades como la de Alzheimer, las cardiovasculares, el cáncer de colon y los trastornos autoinmunitarios. Por ejemplo, los médicos están hallando una conexión entre la inflamación y una mayor incidencia de enfermedades cardiovasculares mediante un indicador llamado CRP (proteína C reactiva). En lugar de tomar aspirina u otros fármacos antiinflamatorios (que pueden provocar daños si se usan a largo plazo) para la prevención de las enfermedades crónicas, intente comer de forma más saludable. Los brotes frescos, que contienen mucha fibra y nutrientes, suponen una excelente elección de un alimento que consumir en mayor cantidad en su camino para mejorar su dieta.

Curry rojo tailandés

Para 6 personas

POR RACIÓN: 263,8 CALORÍAS – 6,5 G DE PROTEÍNA – 31,1 G DE CARBOHIDRATOS – 4,4 G DE FIBRA – 14,6 G DE GRASAS TOTALES – 12,2 G DE GRASAS SATURADAS – 0,0 MG DE COLESTEROL – 448,5 MG DE SODIO

El curry es uno de mis platos favoritos. Usar pasta de curry rojo aporta un toque picante. Esta receta es de mi buen amigo y colega, el doctor Matt Fisel. Prepare este plato digno de un restaurante siempre que quiera impresionar a un invitado.

- una lata de 400 ml de leche de coco
- 2 c/s de pasta tailandesa de curry rojo
- 1 cebolla picada
- 4 hojas de lima kafir (las podrá encontrar en un colmado tailandés o asiático)
- 180 g de calabaza cruda picada
- 1 pimiento morrón rojo cortado en tiras
- 3 calabacines pequeños picados
- una lata de 210 g de brotes de bambú escurridos y, si lo desea, cortados por la mitad
- 2 c/s de hojas de albahaca fresca enteras o cortadas por la mitad
- 2 c/s de zumo de limón
- 2 c/s de jarabe de arroz integral
- 2 tazas de arroz integral cocido
- 150 g de judías verdes picadas

Mezcle la leche de coco, la pasta de curry y ½ taza de agua filtrada en un *wok* o una cacerola grande. Lleve a ebullición removiendo de vez en cuando.

Añada la cebolla y las hojas de lima kafir y deje hervir 3 minutos.

Ponga la calabaza en el *wok* o la cacerola y cuézala a fuego lento 8 minutos o hasta que esté casi hecha.

Añada las judías verdes, el pimiento morrón rojo y los calabacines y cuézalos a fuego lento otros 5 minutos. Añada agua si la salsa está demasiado espesa.

Incorpore los brotes de bambú y la albahaca y siga cocinando hasta que estén calientes.

Añada el zumo de limón y el jarabe de arroz integral. Pruebe y rectifique los condimentos como considere necesario. Sirva sobre un lecho de arroz integral.

Análisis nutricional por ración			
Vitamina A	211,6 RE	Vitamina D	0,0 µg
Tiamina (B₁)	0,2 mg	Vitamina E	0,0 mg
Riboflavina (B₂)	0,2 mg	Calcio	57,4 mg
Niacina	2,5 mg	Hierro	3,9 mg
Vitamina B₆	0,5 mg	Fósforo	193,0 mg
Vitamina B₁₂	0,0 µg	Magnesio	89,7 mg
Ácido fólico (total)	62,2 µg	Zinc	1,5 mg
Vitamina C	65,4 mg	Potasio	677,3 mg

Sustituciones

Puede preparar esta receta sin las hojas de lima kafir, aunque aportan un sabor característico. También puede usar distintas hortalizas (las que tenga en la nevera). Para reducir el sabor picante del plato, use una menor cantidad de pasta de curry rojo.

Consejo saludable

La calabaza suele usarse para hacer pasteles y por sus semillas, pero puede resultar sabrosa en muchas recetas. La carne anaranjada de la calabaza, que es una fuente muy sabrosa de vitaminas y minerales, aporta beta-caroteno, potasio, provitamina A, vitamina C y fibra alimentaria. Las semillas de calabaza y su aceite contienen zinc y ácidos grasos insaturados que son eficaces para ayudar a solucionar problemas de próstata.

Salteado sencillo

Para 4 personas

POR RACIÓN: 112,8 CALORÍAS – 2,9 G DE PROTEÍNA – 11,0 G DE CARBOHIDRATOS – 2,9 G DE FIBRA – 7,0 G DE GRASAS TOTALES – 1,0 G DE GRASAS SATURADAS – 0,0 MG DE COLESTEROL – 544,7 MG DE SODIO

Éste es el salteado más sencillo que se puede preparar. Si quiere experimentar con los alimentos que tiene en la nevera, esta receta es un punto de inicio ideal. Las hortalizas que menciono son sólo una idea. Sea creativo y atrevido con los alimentos escogidos. Lea la nota que aparece más abajo para obtener algunas ideas sobre la selección de hortalizas para hacer un salteado.

> - 2 c/s de aceite de oliva
> - 2 dientes de ajo picados
> - 1 cebolla mediana picada
> - 1 taza de calabacines cortados en láminas
> - 3 zanahorias grandes cortadas en rodajas

> - 1 pimiento verde grande picado
> - 2 c/s de *tamari* sin trigo
> - sal marina y pimienta al gusto
> - otros condimentos al gusto (*véase* inferior)
> - 8 champiñones cortados en láminas

Saltee el ajo y la cebolla a fuego medio con aceite de oliva hasta que estén tiernos.

Añada otras hortalizas y condimentos. Cocínelos, removiendo constantemente, hasta que las hortalizas estén tiernas pero crujientes.

Nota: Todos los salteados pueden acabar teniendo el mismo sabor. Es por ello por lo que es importante conocer antes las hortalizas y los condimentos. Empiece con un salteado sencillo que contenga una o dos hortalizas y uno o dos condimentos. Practique con la misma combinación hasta que la haya perfeccionado.

Análisis nutricional por ración			
Vitamina A	1.315,4 RE	Vitamina D	0,0 µg
Tiamina (B$_1$)	0,1 mg	Vitamina E	0,0 mg
Riboflavina (B$_2$)	0,1 mg	Calcio	32,9 mg
Niacina	1,1 mg	Hierro	0,8 mg
Vitamina B$_6$	0,3 mg	Fósforo	54,1 mg
Vitamina B$_{12}$	0,0 µg	Magnesio	20,0 mg
Ácido fólico (total)	27,1 µg	Zinc	0,3 mg
Vitamina C	33,6 mg	Potasio	337,2 mg

Sustituciones

Ideas para los condimentos:

▶ pimiento rojo en copos

▶ albahaca seca

▶ aceite de sésamo tostado (1 c/s añadida al final de la cocción para obtener un sabor asiático a frutos secos)

▶ pasta de curry (1 c/p)

▶ sal con cardo mariano para sazonar (*véase* la página 106).

▶ frutos secos para adornar, molidos o enteros

Si incluye verduras como la col rizada, las acelgas, etcétera, añada un poco de agua para cocerlas al vapor.

Consejo saludable

Las plantas del género *Allium* (ajo, cebolla y puerros) contienen una sustancia química de origen vegetal que aporta protección contra el cáncer. Las cebollas son antivíricas y antisépticas. Deberían incluirse en la dieta con frecuencia, especialmente si se siente mal o está luchando contra el cáncer. Los vegetales pertenecientes al género *Allium* también ayudan a reducir la tendencia a la formación de coágulos, ayudan a reducir el colesterol LDL y el colesterol total (todos ellos factores de riesgo de problemas cardiovasculares). El ajo, la cebolla y los puerros son muy versátiles. Consúmalos crudos, a la parrilla, hervidos, al vapor, al horno, salteados, gratinados, o al grill.

Pan de carne de pavo

Para 4 personas

POR RACIÓN: 217,3 CALORÍAS – 22,5 G DE PROTEÍNA – 6,1 G DE CARBOHIDRATOS – 1,3 G DE FIBRA – 11,1 G DE GRASAS TOTALES – 3,0 G DE GRASAS SATURADAS – 11,1 MG DE COLESTEROL – 425,1 MG DE SODIO

Esta receta requiere muy poco tiempo para su preparación, pero hace falta una hora para hornearla. Es lo suficientemente sencilla como para prepararla por la mañana e introducirla en el horno en cuanto llegue a casa del trabajo. He adaptado esta receta de uno de mis libros de cocina favoritos: *The Complete Food Allergy Cookbook*, de Marilyn Gioannini, médico.

- 450 g de carne de pavo ecológico picado
- ¼ de taza de sustitutivo de la leche (o caldo de pollo o de hortalizas)
- 1 huevo ecológico
- ½ taza de cebolla picada fina
- ½ taza de zanahoria rallada

- ¼ de taza de apio picado fino
- ½-1½ c/p de cebolla en polvo
- ½-1½ c/p de ajo en polvo
- ½-1½ c/p de orégano seco
- ½-1½ c/p de salvia seca
- ½ c/p de sal
- ¼-½ c/p de pimienta
- ½ taza de perejil o cilantro picados

Precaliente el horno a 175 °C.

Mezcle muy bien todos los ingredientes en un cuenco. (Yo uso las manos, ya que es la mejor forma de que todo quede bien fusionado y homogéneo, así que láncese y diviértase).

Introduzca esta preparación, presionando, en un molde para pan de 23 x 13 cm.

Hornee 1 hora. Retire los jugos y sírvalo en lonchas. A los niños les encantará.

Análisis nutricional por ración			
Vitamina A	494,8 RE	Vitamina D	0,2 µg
Tiamina (B$_1$)	0,1 mg	Vitamina E	0,0 mg
Riboflavina (B$_2$)	0,2 mg	Calcio	57,6 mg
Niacina	3,9 mg	Hierro	2,4 mg
Vitamina B$_6$	0,4 mg	Fósforo	191,6 mg
Vitamina B$_{12}$	0,4 µg	Magnesio	31,3 mg
Ácido fólico (total)	34,4 µg	Zinc	2,6 mg
Vitamina C	12,8 mg	Potasio	382,8 mg

Sustituciones

Se suministra una proporción de las cantidades de especias, ya que a algunas personas les gusta que el pastel de carne sea más sabroso: en tal caso, use las cantidades superiores. Si no tolera los huevos, reemplace el huevo por ½ plátano u otro aglomerante. Añada también semillas de lino, de calabaza o de girasol molidas o enteras.

Consejo saludable

La salvia es antiinflamatoria, antiséptica, antimicrobiana, antifúngica y antiespasmódica. También puede actuar a modo de diurético suave, como astringente y estimular el sistema inmunitario. Estimula las glándulas adrenales, aliviando enormemente el estrés. La salvia romana se ha usado para la meditación y la comunicación espiritual. Los antiguos la consideraban productora de un aceite que aportaba protección y buena vista. Se usa para bendecir un hogar o a una persona, para así mantenerlos seguros y asentados.

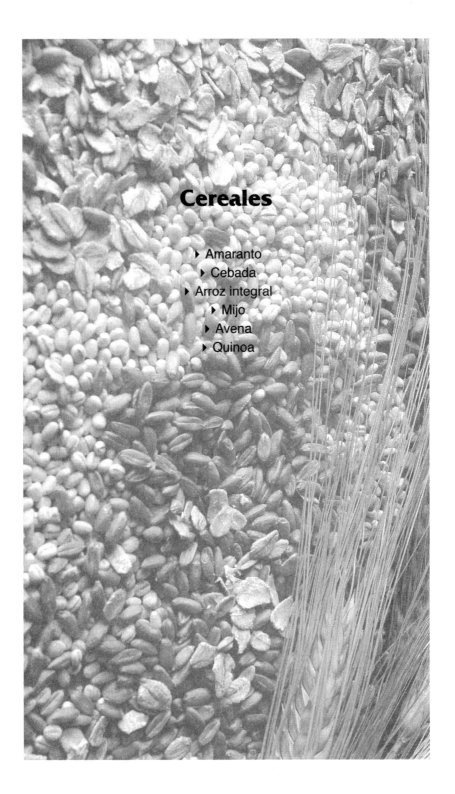

Cereales

- Amaranto
- Cebada
- Arroz integral
- Mijo
- Avena
- Quinoa

Amaranto

Para 4 personas

POR RACIÓN: 182,3 CALORÍAS – 7,0 G DE PROTEÍNA – 32,3 G DE CARBOHIDRATOS – 4,5 G DE FIBRA – 3,2 G DE GRASAS TOTALES – 0,8 G DE GRASAS SATURADAS – 0,0 MG DE COLESTEROL – 10,2 MG DE SODIO

El amaranto no contiene gluten y, por tanto, es recomendable para aquellas personas que no pueden tolerar esta proteína. Es rico en lisina, un aminoácido esencial del que carecen muchos granos.

‣ 1 taza de amaranto
‣ 1½ tazas de agua filtrada

Vierta el agua y el amaranto en una cacerola de unos 2 litros. Lleve a ebullición, baje el fuego, tape y cueza 20-25 minutos a fuego lento. Aporta 2 tazas.

Análisis nutricional por ración			
Vitamina A	0,0 RE	Vitamina D	0,0 µg
Tiamina (B$_1$)	0,0 mg	Vitamina E	0,0 mg
Riboflavina (B$_2$)	0,1 mg	Calcio	74,6 mg
Niacina	0,6 mg	Hierro	3,7 mg
Vitamina B$_6$	0,1 mg	Fósforo	221,8 mg
Vitamina B$_{12}$	0,0 µg	Magnesio	129,7 mg
Ácido fólico (total)	23,9 µg	Zinc	1,6 mg
Vitamina C	2,0 mg	Potasio	178,4 mg

Cebada

Para 7 personas

POR RACIÓN: 93,1 CALORÍAS – 3,3 G DE PROTEÍNA – 19,3 G DE CARBOHIDRATOS
– 4,5 G DE FIBRA – 0,6 G DE GRASAS TOTALES – 0,1 G DE GRASAS SATURADAS –
0,0 MG DE COLESTEROL – 3,2 MG DE SODIO

La cebada tiene una textura realmente buena para las sopas y los cereales de desayuno. Compre cebada integral, ya que el descascarillado elimina más del 30 % de los nutrientes de este cereal.

> ▸ 1 taza de cebada
> ▸ 3 tazas de agua filtrada

Vierta el agua y la cebada en una cacerola de unos 2 litros. Lleve a ebullición, baje el fuego, tape y cueza 1 hora y 15 minutos a fuego lento. Como alternativa, introduzca todos los ingredientes en una olla eléctrica de cocción lenta y cuézalos a fuego lento a potencia elevada durante unas 3 horas. Proporciona 3½ tazas.

Puede obtener su propia harina moliendo cebada, y podrá usarla para preparar salsa de carne asada o podrá añadirla a otras harinas para elaborar pan y otros productos horneados.

Análisis nutricional por ración			
Vitamina A	0,5 RE	Vitamina D	0,0 µg
Tiamina (B$_1$)	0,2 mg	Vitamina E	0,0 mg
Riboflavina (B$_2$)	0,1 mg	Calcio	8,7 mg
Niacina	1,2 mg	Hierro	0,9 mg
Vitamina B$_6$	0,1 mg	Fósforo	69,4 mg
Vitamina B$_{12}$	0,0 µg	Magnesio	35,0 mg
Ácido fólico (total)	5,0 µg	Zinc	0,7 mg
Vitamina C	0,0 mg	Potasio	118,8 mg

Arroz integral

Para 6 personas

POR RACIÓN: 114,1 CALORÍAS – 2,4 G DE PROTEÍNA – 23,8 G DE CARBOHIDRATOS – 1,1 G DE FIBRA – 0,9 G DE GRASAS TOTALES – 0,2 G DE GRASAS SATURADAS – 0,0 MG DE COLESTEROL – 2,2 MG DE SODIO

Suelo usar arroz integral de grano corto ecológico porque se cuece más rápidamente y porque prefiero su textura. El arroz integral es superior al blanco en muchos aspectos. Tiene un 12% más de proteína, un 33% más de calcio, más vitaminas del grupo B y una mayor cantidad de muchos nutrientes más. Sólo uso arroz blanco para preparar un plato: el sushi. El arroz integral puede complementar la mayoría de las comidas y es bueno en el desayuno. También puede añadir arroz integral cocido a los productos cocinados al horno para aportar más textura, sabor y jugosidad.

> ‣ 1 taza de arroz integral de grano corto o largo
> ‣ 2 tazas de agua filtrada

Ponga el arroz y el agua en una cacerola de unos 2 litros. Lleve a ebullición y baje inmediatamente el fuego. Cueza a fuego lento, tapado, 30-40 minutos o hasta que se haya absorbido todo el agua. Proporciona 3 tazas.

Análisis nutricional por ración			
Vitamina A	0,0 RE	Vitamina D	0,0 µg
Tiamina (B$_1$)	0,1 mg	Vitamina E	0,0 mg
Riboflavina (B$_2$)	0,0 mg	Calcio	7,1 mg
Niacina	1,6 mg	Hierro	0,4 mg
Vitamina B$_6$	0,1 mg	Fósforo	97,5 mg
Vitamina B$_{12}$	0,0 µg	Magnesio	44,1 mg
Ácido fólico (total)	4,3 µg	Zinc	0,6 mg
Vitamina C	0,0 mg	Potasio	65,3 mg

Mijo

Para 7 personas

POR RACIÓN: 108,0 CALORÍAS – 3,1 G DE PROTEÍNA – 20,8 G DE CARBOHIDRATOS
– 2,4 G DE FIBRA – 1,2 G DE GRASAS TOTALES – 0,2 G DE GRASAS SATURADAS –
0,0 MG DE COLESTEROL – 1,4 MG DE SODIO

El mijo puede usarse en lugar del arroz o la quinoa. Aporta una textura crujiente a las ensaladas y a los platos de hortalizas.

> ▸ 1 taza de mijo
> ▸ 3 tazas de agua filtrada

Vierta el agua y el mijo en una cacerola de 2 litros. Lleve a ebullición, baje el fuego, tape y cueza 35-40 minutos a fuego lento. Proporciona 3½ tazas.

Análisis nutricional por ración			
Vitamina A	0,0 RE	Vitamina D	0,0 µg
Tiamina (B$_1$)	0,1 mg	Vitamina E	0,0 mg
Riboflavina (B$_2$)	0,1 mg	Calcio	2,3 mg
Niacina	1,3 mg	Hierro	0,9 mg
Vitamina B$_6$	0,1 mg	Fósforo	81,4 mg
Vitamina B$_{12}$	0,0 µg	Magnesio	32,6 mg
Ácido fólico (total)	24,3 µg	Zinc	0,5 mg
Vitamina C	0,0 mg	Potasio	55,7 mg

Avena

Para 3 personas

POR RACIÓN: 202,3 CALORÍAS – 8,8 G DE PROTEÍNA – 34,5 G DE CARBOHIDRATOS
– 5,5 G DE FIBRA – 3,6 G DE GRASAS TOTALES – 0,6 G DE GRASAS SATURADAS –
0,0 MG DE COLESTEROL – 1,0 MG DE SODIO

La avena, lamentablemente, se usa poco. No piense en ella sólo como en la avena en copos para el desayuno. Puede añadirlos a las sopas y a los guisos para aportar algo más de cuerpo, o a las galletas u otros productos horneados (como galletas, pasteles, bollos, etcétera).

> ‣ 1 taza de avena
> ‣ 2 tazas de agua filtrada

Vierta la avena y el agua en una cacerola de unos 2 litros. Cuézala 20-25 minutos a fuego bajo. Proporciona 1¾ tazas.

Análisis nutricional por ración			
Vitamina A	0,0 RE	Vitamina D	0,0 µg
Tiamina (B$_1$)	0,4 mg	Vitamina E	0,0 mg
Riboflavina (B$_2$)	0,1 mg	Calcio	28,1 mg
Niacina	0,5 mg	Hierro	2,5 mg
Vitamina B$_6$	0,1 mg	Fósforo	272,0 mg
Vitamina B$_{12}$	0,0 µg	Magnesio	92,0 mg
Ácido fólico (total)	29,1 µg	Zinc	2,1 mg
Vitamina C	0,0 mg	Potasio	223,1 mg

Quinoa

Para 5 personas

POR RACIÓN: 127,2 CALORÍAS – 4,5 G DE PROTEÍNA – 23,4 G DE CARBOHIDRATOS – 2,0 G DE FIBRA – 2,0 G DE GRASAS TOTALES – 0,2 G DE GRASAS SATURADAS – 0,0 MG DE COLESTEROL – 7,1 MG DE SODIO

La quinoa, que es uno de mis granos favoritos, es muy pobre en gluten. Complementa muchas ensaladas, salteados, hamburguesas, recetas con huevo y platos de carne: casi cualquier cosa. Es más rica en proteína que cualquier otro grano o cereal, y su proteína es completa, lo que significa que contiene todos los aminoácidos esenciales, una cualidad compartida por muy pocos alimentos de origen vegetal.

- 1 taza de quinoa
- 2 tazas de agua filtrada

Vierta la quinoa y el agua en una cacerola de unos 2 litros. Lleve a ebullición y baje el fuego de inmediato. Cuézala, tapada, a fuego lento durante 10-15 minutos o hasta que se haya absorbido toda el agua. Proporciona 2½ tazas.

Análisis nutricional por ración			
Vitamina A	0,0 RE	Vitamina D	0,0 µg
Tiamina (B$_1$)	0,1 mg	Vitamina E	0,0 mg
Riboflavina (B$_2$)	0,1 mg	Calcio	20,4 mg
Niacina	1,0 mg	Hierro	3,1 mg
Vitamina B$_6$	0,1 mg	Fósforo	139,4 mg
Vitamina B$_{12}$	0,0 µg	Magnesio	71,4 mg
Ácido fólico (total)	16,7 µg	Zinc	1,1 mg
Vitamina C	0,0 mg	Potasio	251,6 mg

Ensaladas

- Ensalada de aguacate y alubias
- Brotes de alfalfa cultivados en casa
- Ensalada de aguacate y atún
- Ensalada de remolacha y alubias
- Ensalada de col colorida
- Ensalada de pepino
- Ensalada de quinoa al curry
- Ensalada de pollo al curry
- Ensalada de garbanzos al curry
- Ensalada de judías verdes con ajo
- Ensalada italiana de zanahorias
- Ensalada mexicana
- Ensalada de quinoa y hortalizas
- Ensalada de zanahoria y remolacha
- Ensalada picante con miel y limón
- Ensalada con vinagreta picante de frambuesa
- Ensalada de fresas y espinacas
- Ensalada con vinagreta de limón sabrosa
- Ensalada no muy griega

Para 6 personas

Ensalada de aguacate y alubias

POR RACIÓN: 476,9 CALORÍAS – 9,2 G DE PROTEÍNA – 37,5 G DE CARBOHIDRATOS – 12,1 G DE FIBRA – 34,1 G DE GRASAS TOTALES – 4,7 G DE GRASAS SATURADAS – 0,0 MG DE COLESTEROL – 8,3 MG DE SODIO

Los aguacates son uno de mis alimentos favoritos. Las alubias aportan a esta ensalada más proteínas y un sabor maravilloso. Pruebe esta receta para una comida ligera pero satisfactoria.

Para la ensalada:
▸ 2 aguacates grandes maduros pelados y cortados en dados de 1 cm
▸ 3 tazas de alubias cocidas (me gusta usar 3 tipos distintos de alubias: por ejemplo, alubias pintas, negras, blancas, verdes, incluso garbanzos, etcétera)
▸ ½ taza de pimiento verde picado
▸ ½ taza de pimiento rojo picado
▸ 6 hojas de lechuga grandes (para servir)

Para el aliño:
▸ ⅔ de taza de aceite de oliva
▸ ⅔ de taza de vinagre de arroz
▸ 3 c/s de miel
▸ 2 c/p de perejil fresco picado, repartido en dos mitades
▸ 2 c/p de hojas de cilantro fresco picadas
▸ ½ c/p de pimienta negra

Mezcle los aguacates, las alubias y los pimientos en un cuenco.

En otro cuenco, remueva los ingredientes para el aliño, reservando la mitad del perejil para adornar. Recubra cuidadosamente la mezcla de las alubias con el aliño.

Disponga la ensalada en platos, encima de las hojas de lechuga.

Esparza el perejil reservado por encima y sirva de inmediato.

Sustituciones
Aparte de experimentar con distintas alubias y legumbres, puede añadir muchas hortalizas a esta ensalada. Pruebe con corazones de alca-

chofa, zanahorias ralladas, rábanos o cualquier otra cosa que tenga en la nevera.

Análisis nutricional por ración			
Vitamina A	122,7 RE	Vitamina D	0,0 µg
Tiamina (B$_1$)	0,2 mg	Vitamina E	3,8 mg
Riboflavina (B$_2$)	0,2 mg	Calcio	56,4 mg
Niacina	2,7 mg	Hierro	2,7 mg
Vitamina B$_6$	0,4 mg	Fósforo	164,3 mg
Vitamina B$_{12}$	0,0 µg	Magnesio	63,7 mg
Ácido fólico (total)	189,9 µg	Zinc	1,3 mg
Vitamina C	40,9 mg	Potasio	723,4 mg

Consejo saludable

Deberíamos incluir por lo menos algunos alimentos crudos en nuestra dieta, ya que las hortalizas y las frutas crudas contienen enzimas que pueden destruirse durante el proceso de cocción. No obstante, si no goza de buena salud o si sus digestiones son problemáticas, debería consumir hortalizas cocidas al vapor o cocinadas hasta que su salud haya mejorado. Una buena relación entre las hortalizas cocidas al vapor y las crudas para aquellas personas con una buena salud es de un 80 % y un 20 %, respectivamente. Esto también depende de la estación. Por ejemplo, en verano podrá digerir más alimentos frescos y crudos que en invierno, cuando su digestión se ralentiza.

Muchas vitaminas y minerales importantes pueden perderse durante la cocción y el procesado de los alimentos. La vitamina C, por ejemplo, es especialmente vulnerable a la destrucción por su exposición al calor. Los alimentos de origen vegetal crudos, como las verduras, las almendras, las semillas de girasol y las frutas como el aguacate pueden proporcionar proteínas esenciales, ácidos grasos esenciales, minerales y antioxidantes de los que suelen carecer los cereales y los granos.

Brotes de alfalfa cultivados en casa

Para 1 persona

POR RACIÓN: 9,6 CALORÍAS – 1,3 G DE PROTEÍNA – 1,2 G DE CARBOHIDRATOS – 0,9 G DE FIBRA – 0,2 G DE GRASAS TOTALES – 0,0 G DE GRASAS SATURADAS – 0,0 MG DE COLESTEROL – 2,0 MG DE SODIO

Los brotes o germinados son muy fáciles de cultivar, tienen un sabor delicioso y aportan una buena cantidad de los enzimas necesarios para ayudarle a tener una buena digestión. Puede añadirlos a las ensaladas, los salteados y muchos otros platos. Desde joven me ha gustado consumirlos crudos a modo de tentempié. Mi madre me enseñó a cultivar brotes cuando era pequeña, y disfruto cuidándolos con emoción. Cultivar germinados es un proyecto divertido que enseñar a sus hijos. Estarán muy emocionados por comer algo que han cultivado (olvidan que los brotes son saludables). Dé a los brotes 4 días para crecer.

> ▸ ⅓ de taza de semillas de alfalfa
> ▸ agua filtrada

Utensilios especiales:
> ▸ un tarro de conservas grande
> ▸ estopilla

Ponga las semillas en el tarro. Añada agua filtrada suficiente para cubrirlas. Disponga encima 2-3 capas de estopilla y manténgalas en su posición con una goma elástica resistente o con el reborde metálico del tarro de conservas.

Coloque el tarro en un lugar cálido y alejado de la luz directa del sol. Deje las semillas en remojo 6-8 horas.

Tras este remojo inicial, lave las semillas a través de la estopilla. Elimine el exceso de agua. Luego dé la vuelta al tarro y colóquelo sobre un plato: así, el agua sobrante se escurrirá. Lave las semillas

3-4 veces por día. Los brotes deberían estar listos para su consumo en unos 4 días.

Sustituciones

Si se trata de una legumbre, germinará. Incluso aunque no sea una legumbre, seguramente germinará. Los brotes más familiares son los de alubia *mungo* y los de alfalfa, pero podría hacer germinar cualquier cosa, y esto hará que sus ensaladas sean más emocionantes. Inténtelo con semillas de rábano, habas de soja, alubias, habas, lentejas, cebada, centeno, avena, garbanzos, semillas de mostaza, semillas de trébol, mijo, semillas de girasol, etcétera. Mis favoritas son las semillas de alfalfa mezcladas con algunas semillas de rábano. No obstante, tenga cuidado, ya que las semillas de rábano son muy picantes (imagino que las semillas de mostaza también lo son).

Análisis nutricional por ración			
Vitamina A	5,3 RE	Vitamina D	0,0 µg
Tiamina (B$_1$)	0,0 mg	Vitamina E	0,0 mg
Riboflavina (B$_2$)	0,0 mg	Calcio	10,6 mg
Niacina	0,2 mg	Hierro	0,3 mg
Vitamina B$_6$	0,0 mg	Fósforo	23,1 mg
Vitamina B$_{12}$	0,0 µg	Magnesio	8,9 mg
Ácido fólico (total)	11,9 µg	Zinc	0,3 mg
Vitamina C	2,7 mg	Potasio	26,1 mg

Consejo saludable

Durante la segunda guerra mundial, cuando en EE.UU. existía la preocupación por una posible carestía de carne, la comunidad científica aconsejó al presidente que el consumo de semillas germinadas era la mejor alternativa y la más barata a las proteínas de la carne. Muchos germinados/brotes aportan una proteína completa. Además, son ricos en vitaminas, minerales y enzimas naturales. Todo lo que necesita es agua limpia y 4 días para cultivar una hortaliza germinada ya desarrollada, crujiente, ecológica y sabrosa. Consuma brotes antes de una comida abundante para incrementar su capacidad digestiva.

Ensalada de aguacate y atún

Para 3 personas

POR RACIÓN: 222,7 CALORÍAS – 30,1 G DE PROTEÍNA – 4,9 G DE CARBOHIDRATOS – 3,8 G DE FIBRA – 9,2 G DE GRASAS TOTALES – 1,5 G DE GRASAS SATURADAS – 34,0 MG DE COLESTEROL – 387,3 MG DE SODIO

Pruebe esta ensalada cuando quiera una comida nutritiva y sabrosa y no disponga de mucho tiempo para prepararla.

- ▸ 1 aguacate mediano maduro
- ▸ 2 latas de 180 g de atún al natural
- ▸ ½ c/p de sal marina (opcional)
- ▸ ¼-½ c/p de pimienta

Triture el aguacate. Añada el atún y la pimienta. Mézclelo todo y sírvalo sobre tortitas de arroz, hortalizas de ensalada o un pan que no sea de trigo. Yo prefiero servirla sobre hojas de lechuga.

Sustituciones
Puede usar salmón en conserva en lugar de atún en conserva. Puede añadir un poco de comino, tomillo o albahaca seca.

Consejo saludable
El atún es un pescado de agua fría rico en ácidos grasos omega-3. Como puede ser una fuente de mercurio, no se debería tomar demasiado atún en la dieta. Recomiendo, generalmente, comer atún no más de dos veces por mes. Los metales pesados como el mercurio tienen el potencial de unirse irreversiblemente a lugares que, de otro modo quedarían a disposición de moléculas reguladoras que ayudan en las funciones celulares. Pueden reducir la función inmunitaria e interferir en el metabolismo normal.

Análisis nutricional por ración			
Vitamina A	53,9 RE	Vitamina D	0,0 µg
Tiamina (B₁)	0,1 mg	Vitamina E	0,8 mg
Riboflavina (B₂)	0,2 mg	Calcio	20,0 mg
Niacina	16,0 mg	Hierro	2,1 mg
Vitamina B₆	0,5 mg	Fósforo	214,6 mg
Vitamina B₁₂	3,4 µg	Magnesio	47,4 mg
Ácido fólico (total)	37,4 µg	Zinc	1,2 mg
Vitamina C	5,7 mg	Potasio	545,8 mg

Ensalada de remolacha y alubias

Para 6 personas

POR RACIÓN: 215,5 CALORÍAS – 5,4 G DE PROTEÍNA – 21,4 G DE CARBOHIDRATOS – 5,3 G DE FIBRA – 13,2 G DE GRASAS TOTALES – 1,6 G DE GRASAS SATURADAS – 0,0 MG DE COLESTEROL – 58,0 MG DE SODIO

Esta nutritiva y deliciosa ensalada aporta un agradable cambio de ritmo. Cuando la preparé para una cena estival desapareció en un instante.

Para la ensalada:
- ¼ de taza de avellana
- 3-4 remolachas grandes cocidas al vapor hasta que estén tiernas y peladas
- 1½ tazas de judías verdes cortadas en trozos que quepan en la boca y cocidas al vapor hasta que estén tiernas
- 1 taza de alubias blancas cocidas
- 1 pera cortada en láminas finas
- 1 puerro cortado en láminas (principalmente la parte blanca)

Para el aliño:
- 2 c/s de eneldo fresco o 1 c/p de eneldo seco
- 2 dientes de ajo picados
- 2 c/s de mostaza sin aditivos ni azúcar
- 2 c/p de vinagre balsámico
- ¼ de taza de aceite de oliva virgen extra

Corte las remolachas en trozos que quepan en la boca y mézclelas en un cuenco grande con las judías verdes, las alubias blancas y las láminas de pera y de puerro.

Prepare el aliño mezclando todos los ingredientes con unas varillas en un cuenco pequeño. Viértalo por encima de la ensalada, mezcle bien y consérvela en la nevera durante por lo menos 4 horas antes de servirla.

Tueste las avellanas en el horno, en un molde para tarta, hasta que estén doradas (unos 6-8 minutos). Retírelas del horno, déjelas enfriar un poco, píquelas y resérvelas hasta que la ensalada haya acabado de marinarse. Esparza las avellanas por encima de la ensalada antes de servirla.

Análisis nutricional por ración			
Vitamina A	22,1 RE	Vitamina D	0,0 µg
Tiamina (B$_1$)	0,1 mg	Vitamina E	1,3 mg
Riboflavina (B$_2$)	0,1 mg	Calcio	65,5 mg
Niacina	1,0 mg	Hierro	2,5 mg
Vitamina B$_6$	0,2 mg	Fósforo	87,1 mg
Vitamina B$_{12}$	0,0 µg	Magnesio	51,0 mg
Ácido fólico (total)	93,4 µg	Zinc	0,8 mg
Vitamina C	9,2 mg	Potasio	457,1 mg

Sustituciones

Puede usar alubias de distintos tipos en conserva, entre otras legumbres. Experimente también con distintas hortalizas. Emplear alubias en conserva hace que la receta sea más sencilla, pero no use remolachas, judías verdes u otras hortalizas en conserva, ya que pierden su valor nutritivo durante el proceso y suelen contener aditivos y sal.

Consejo saludable

Los frutos secos son una excelente fuente de proteínas. Disfrute de ellos como tentempié entre comidas para estabilizar sus niveles de azúcar en sangre o añádalos a cualquier comida a modo de incremento de la cantidad de proteínas. Los distintos frutos secos aportan beneficios diferentes pero, en general, todos son ricos en ácidos grasos esenciales y, además, suelen ser ricos en calcio, selenio y otros oligoelementos.

Ensalada de col colorida

Para 6 personas

POR RACIÓN: 117,0 CALORÍAS – 1,2 G DE PROTEÍNA – 13,4 G DE CARBOHIDRATOS – 2,6 G DE FIBRA – 7,3 G DE GRASAS TOTALES – 1,0 G DE GRASAS SATURADAS – 0,0 MG DE COLESTEROL – 24,5 MG DE SODIO

Esta sencilla y dulce ensalada de col sabe mejor que ninguna otra que haya probado.

- 2 tazas de col lombarda cortada en tiras
- 2 tazas de col cortada en tiras
- 4 tazas de agua hirviendo
- 3 zanahorias cortadas en tiras
- 1 manzana cortada en tiras
- ¼ de taza de pasas (opcional; omítalas si es usted diabético)
- ½ cebolla picada (opcional)
- 2 c/s de cilantro fresco
- 3 c/s de aceite de oliva o de linaza
- 2 c/s de vinagre de vino tinto
- 1 c/s de zumo de limón
- 1 c/s de miel
- 1 c/p de rábano picante (en conserva)
- ¼ de c/p de cebolla en polvo
- ¼ de c/p de ajo en polvo
- sal marina o *tamari* al gusto

Mezcle las coles y las pasas en un cuenco grande. Vierta agua hirviendo sobre ellas, tápelas y déjelas reposar 5 minutos. Escúrralas.

Bata todos los ingredientes líquidos con ayuda de unas varillas. Añádalos, junto con el resto de los ingredientes, a la mezcla de las coles. Remueva bien, y consérvela en la nevera por lo menos 2 horas antes de servirla para permitir que los sabores se fusionen.

Sustituciones
Para preparar una ensalada de col menos dulce, elimine las pasas, la miel y la manzana o use sólo media manzana.

Consejo saludable

Las personas con problemas de tiroides no deberían consumir crudas ciertas hortalizas que contengan bociógenos (sustancias que pueden potenciar el bocio). Aquí tenemos una lista parcial: coles de Bruselas, coliflor, col, brécol, espinacas, remolacha, col rizada y nabo. Estas hortalizas *no* debería consumirlas crudas alguien que padezca problemas de tiroides.

Análisis nutricional por ración			
Vitamina A	1.141,7 RE	Vitamina D	0,0 µg
Tiamina (B₁)	0,1 mg	Vitamina E	1,1 mg
Riboflavina (B₂)	0,0 mg	Calcio	37,6 mg
Niacina	0,9 mg	Hierro	0,6 mg
Vitamina B₆	0,1 mg	Fósforo	37,0 mg
Vitamina B₁₂	0,0 µg	Magnesio	14,9 mg
Ácido fólico (total)	22,3 µg	Zinc	0,2 mg
Vitamina C	27,3 mg	Potasio	270,4 mg

Ensalada de pepino

Para 4 personas

POR RACIÓN: 45,0 CALORÍAS – 1,3 G DE PROTEÍNA – 5,0 G DE CARBOHIDRATOS – 1,0 G DE FIBRA – 2,6 G DE GRASAS TOTALES – 0,3 G DE GRASAS SATURADAS – 0,0 MG DE COLESTEROL – 4,6 MG DE SODIO

Esta ensalada combina bien con la mayoría de los platos de carne. Para preparar un completo festín mediterráneo contra la inflamación sirva *kafta* a la barbacoa (*véase* la página 181), *hummus* con frutos secos y curry (*véase* la página 99), *baba ganoush* (*véase* la página 90) y ensalada de pepino. A sus invitados les encantará.

Para la ensalada:	**Para el aliño:**
▸ 2 pepinos grandes o 3 pequeños cortados en rodajas finas	▸ 1 c/s, más 1 c/p más de vinagre de arroz
▸ ½ cebolla mediana cortada en aros muy finos	▸ 2 c/p de aceite de oliva virgen extra extraído en frío
	▸ jarabe de arce al gusto (opcional)
	▸ sal marina al gusto
	▸ pimienta al gusto

Prepare la ensalada; para ello, corte el pepino y la cebolla en rodajas y mézclelos en un cuenco grande.

En un cuenco pequeño, bata el vinagre de arroz, el aceite de oliva y el jarabe de arce con ayuda de unas varillas y vierta esta mezcla sobre el pepino y la cebolla. Remuévalo bien y añada sal marina y pimienta al gusto.

Sirva la ensalada fría o a temperatura ambiente. Sabrá mejor si la deja marinar en la nevera por lo menos 1 hora antes de servirla.

Consejo saludable

El pepino es refrescante, aplaca la sed y puede aliviar el edema (retención de líquidos). Use rodajas de pepino fresco como compresas para conseguir un efecto refrescante y relajante. La pulpa de pepino se añade a las mascarillas faciales y puede ayudar a aliviar las quemaduras solares. El pepino puede limpiar y purificar la sangre, ayudando así a recuperar un estado de salud normal. También contiene una enzima digestiva (la erepsina), que metaboliza las proteínas, limpia el intestino y ayuda a luchar contra los parásitos.

Análisis nutricional por ración			
Vitamina A	33,4 RE	Vitamina D	0,0 µg
Tiamina (B$_1$)	0,0 mg	Vitamina E	0,3 mg
Riboflavina (B$_2$)	0,0 mg	Calcio	31,1 mg
Niacina	0,4 mg	Hierro	0,4 mg
Vitamina B$_6$	0,1 mg	Fósforo	42,4 mg
Vitamina B$_{12}$	0,0 µg	Magnesio	21,1 mg
Ácido fólico (total)	0,0 µg	Zinc	0,2 mg
Vitamina C	9,8 mg	Potasio	282,3 mg

Ensalada de quinoa al curry

POR RACIÓN: 695,2 CALORÍAS – 8,9 G DE PROTEÍNA – 69,2 G DE CARBOHIDRATOS – 7,2 G DE FIBRA – 45,5 G DE GRASAS TOTALES – 6,1 G DE GRASAS SATURADAS – 0,0 MG DE COLESTEROL – 315,7 MG DE SODIO

Esta receta es de una de mis pacientes, Cyndi Stuart. Este plato combina dos de mis sabores favoritos: el del curry y el de la quinoa.

Para el aliño:
- ¼ de taza de zumo de limón recién exprimido
- 2½ c/p de curry en polvo
- ½ c/p de pimienta de Jamaica
- ½ c/p de sal marina
- ½ c/p de pimienta negra
- ¾ de taza de aceite de oliva

Para la ensalada:
- 2 tazas de quinoa cocida
- 1 manojo de cebolletas cortadas en dados
- 1 pimiento rojo mediano cortado en dados
- 1 taza de pasas (omítalas si es usted diabético)
- ½ taza de garbanzos cocidos o en conserva

Con ayuda de unas varillas, mezcle, en un cuenco pequeño, todos los ingredientes del aliño excepto el aceite.

Vierta el aceite al hilo sobre la mezcla para el aliño batiendo con las varillas hasta que quede todo bien fusionado. Reserve el aliño.

Separe y esponje los granos de quinoa con un tenedor. Añada los ingredientes restantes de la ensalada y mézclelos bien.

Añada el aliño, remueva y refrigere la ensalada durante por lo menos 2 horas o durante toda la noche. Los sabores se combinarán mientras la ensalada se marina.

Consejo saludable
Es la baya de la planta de la pimienta de Jamaica, molida en forma de un polvillo fino, la que se usa como condimento. La pimienta de Jamaica es también una hierba que se emplea para curar los resfriados

y aliviar las flatulencias. Las bayas y las hojas también se utilizan para perfumar cosméticos y aromatizar infusiones.

Análisis nutricional por ración			
Vitamina A	189,9 RE	Vitamina D	0,0 µg
Tiamina (B$_1$)	0,2 mg	Vitamina E	5,4 mg
Riboflavina (B$_2$)	0,3 mg	Calcio	101,8 mg
Niacina	4,1 mg	Hierro	6,3 mg
Vitamina B$_6$	0,3 mg	Fósforo	246,1 mg
Vitamina B$_{12}$	0,0 µg	Magnesio	112,1 mg
Ácido fólico (total)	92,2 µg	Zinc	1,9 mg
Vitamina C	73,5 mg	Potasio	852,3 mg

Ensalada de pollo al curry

Para 4 personas

POR RACIÓN: 412,2 CALORÍAS – 33,5 G DE PROTEÍNA –
13,0 G DE CARBOHIDRATOS – 1,5 G DE FIBRA – 24,9 G DE GRASAS TOTALES –
2,8 G DE GRASAS SATURADAS – 98,5 MG DE COLESTEROL – 530,5 MG DE SODIO

Después de disfrutar de un bocadillo de ensalada de pollo al curry en el puesto gourmet de una tienda de alimentos saludables, tuve que buscar una receta para prepararlo.

- ▶ 560 g de pechuga de pollo ecológico, cocinada al horno y cortada en dados
- ▶ ½ taza de mayonesa ecológica (busque una cuyos ingredientes sean todos naturales)
- ▶ ½ taza de apio cortado en dados
- ▶ ½ manzana Fuji mediana cortada en dados
- ▶ ¼-½ taza de pasas (omítalas si es usted diabético)
- ▶ ¼ de taza de cebolla cortada en dados (opcional)
- ▶ 2½ c/p de curry en polvo
- ▶ ½ c/p de cúrcuma
- ▶ ½ c/p de sal (o al gusto)
- ▶ una pizca de pimienta
- ▶ 6 hojas grandes de lechuga (para servir)

Mezcle todos los ingredientes y deje que la ensalada repose en la nevera durante por lo menos 30 minutos. Sírvala sobre hojas de lechuga.

Sustituciones

Para preparar una versión vegetariana, pruebe con dados de tofu firme al horno en lugar del pollo.

Consejo saludable

El curry en polvo, que es una mezcla de especias hindúes tradicionales, es uno de mis condimentos favoritos, ya que es muy versátil. Es sabroso para los platos con huevos o carne, las ensaladas y los cereales. Empiece experimentando con el curry en polvo: no puede equivocarse.

Análisis nutricional por ración			
Vitamina A	29,6 RE	Vitamina D	0,1 µg
Tiamina (B$_1$)	0,1 mg	Vitamina E	1,4 mg
Riboflavina (B$_2$)	0,2 mg	Calcio	34,3 mg
Niacina	16,1 mg	Hierro	1,6 mg
Vitamina B$_6$	0,8 mg	Fósforo	32,6 mg
Vitamina B$_{12}$	0,6 µg	Magnesio	52,4 mg
Ácido fólico (total)	32,6 µg	Zinc	1,3 mg
Vitamina C	5,4 mg	Potasio	623,3 mg

Ensalada de garbanzos al curry

Para 4 personas

POR RACIÓN: 172,8 CALORÍAS – 12,1 G DE PROTEÍNA –
35,8 G DE CARBOHIDRATOS – 9,1 G DE FIBRA – 4,2 G DE GRASAS TOTALES –
0,3 G DE GRASAS SATURADAS – 0,0 MG DE COLESTEROL – 770,7 MG DE SODIO

Aquí tenemos otra receta más que usa el muy adaptable sabor del curry.

Para la ensalada:
- ▸ 2 latas de 425 g de garbanzos en conserva escurridos
- ▸ ½ cebolla mediana picada
- ▸ 2 ramitas de apio cortadas en daditos

Para el aliño:
- ▸ 1 c/s, más 1 c/p más de vinagre al estragón
- ▸ 2 c/p de aceite de oliva
- ▸ el zumo de 1 limón mediano
- ▸ 2 dientes de ajo picados
- ▸ 1 c/p de curry en polvo
- ▸ ½ c/p de comino
- ▸ ½ c/p de cúrcuma
- ▸ sal marina al gusto
- ▸ pimienta al gusto

En un cuenco pequeño, mezcle los ingredientes para el aliño batiéndolos con unas varillas. En un cuenco de mayor tamaño, mezcle luego todos los ingredientes. Antes de servir, deje enfriar la ensalada en la nevera 1-2 horas o durante toda la noche.

Sustituciones

Use menos cebolla y ajo si quiere un sabor más suave. Si desea un sabor más picante, puede añadir una guindilla pequeña (por ejemplo, una guindilla tailandesa o un chile serrano) picada. Pruebe con distintas hortalizas o legumbres (por ejemplo, lentejas, alubias negras). Añadir pimientos rojos asados o tomates secados al sol (si los puede tolerar) supone un toque artístico y divertido que aporta un maravilloso sabor.

Consejo saludable

El comino es un antiguo condimento mediterráneo usado en cocinas muy distintas, incluidas la hindú, la griega, la mexicana y otras. Tiene un sabor característico y, por tanto, no necesitará usar demasiado. El comino es un estimulante, un tónico digestivo y un carminativo (esto significa que ayuda a aliviar los gases o flatulencias).

Análisis nutricional por ración			
Vitamina A	3,7 RE	Vitamina D	0,0 µg
Tiamina (B$_1$)	0,0 mg	Vitamina E	0,3 mg
Riboflavina (B$_2$)	0,0 mg	Calcio	55,0 mg
Niacina	0,3 mg	Hierro	2,2 mg
Vitamina B$_6$	0,1 mg	Fósforo	17,3 mg
Vitamina B$_{12}$	0,0 µg	Magnesio	7,5 mg
Ácido fólico (total)	10,1 µg	Zinc	0,1 mg
Vitamina C	11,6 mg	Potasio	128,4 mg

Ensalada de judías verdes con ajo

Para 4 personas

POR RACIÓN: 101,1 CALORÍAS – 2,2 G DE PROTEÍNA – 8,8 G DE CARBOHIDRATOS – 3,9 G DE FIBRA – 7,2 G DE GRASAS TOTALES – 1,0 G DE GRASAS SATURADAS – 0,0 MG DE COLESTEROL – 7,3 MG DE SODIO

Aquí tenemos otra gran receta de la acupuntora Dawn Berry.

- ▸ 450 g de judías verdes blanqueadas y enfriadas
- ▸ 2 c/s de aceite de oliva
- ▸ 2 c/p de vinagre de sidra de manzana
- ▸ ½ c/p de tomillo
- ▸ 1 diente de ajo picado
- ▸ 1 escalonia pequeña picada
- ▸ sal marina y pimienta al gusto

Prepare las judías verdes; para ello, blanquéelas al vapor durante 2-3 minutos, hasta que tengan un color verde intenso. Resérvelas y déjelas enfriar.

Mezcle el resto de los ingredientes batiéndolos con unas varillas y mezcle esta preparación con las judías verdes enfriadas. Introdúzcalas en la nevera para dejarlas marinar durante 1 hora antes de servirlas.

Consejo saludable

El ajo es delicioso asado al horno y usado como pasta para untar. Debido a sus propiedades curativas y antimicrobianas, me aseguro de incluirlo en mi dieta a diario. Cuando tengo un resfriado preparo una bebida con un diente de ajo picado con una pequeña cantidad de zumo de limón, jarabe de arce y agua filtrada. La tomo por la mañana y por la noche.

Análisis nutricional por ración			
Vitamina A	81,7 RE	Vitamina D	0,0 µg
Tiamina (B₁)	0,1 mg	Vitamina E	0,8 mg
Riboflavina (B₂)	0,1 mg	Calcio	46,1 mg
Niacina	1,1 mg	Hierro	1,5 mg
Vitamina B₆	0,1 mg	Fósforo	41,2 mg
Vitamina B₁₂	0,0 µg	Magnesio	28,3 mg
Ácido fólico (total)	28,0 µg	Zinc	0,3 mg
Vitamina C	14,3 mg	Potasio	223,9 mg

Ensalada italiana de zanahorias

Para 4 personas

POR RACIÓN: 116,4 CALORÍAS – 1,4 G DE PROTEÍNA – 12,5 G DE CARBOHIDRATOS – 3,0 G DE FIBRA – 7,3 G DE GRASAS TOTALES – 1,0 G DE GRASAS SATURADAS – 0,0 MG DE COLESTEROL – 40,8 MG DE SODIO

Aprendí a preparar esta ensalada cuando vivía con una familia italiana durante mis años en la universidad. Complementa cualquier comida y es ideal como tentempié a media mañana.

▸ 450 g de zanahorias cortadas en tiras finas de unos 7 cm de largo
▸ 2 c/s de vinagre de vino tinto

- ‣ 2 c/s de aceite de oliva
- ‣ 1 c/p de albahaca seca
- ‣ 3 dientes de ajo picado o majados
- ‣ sal marina al gusto (opcional)
- ‣ pimienta al gusto

Cueza las tiras de zanahoria al vapor hasta que estén tiernas pero crujientes.

Mezcle, en un cuenco pequeño, los restantes ingredientes con ayuda de unas varillas.

Remueva las zanahorias y el aliño en un recipiente hermético. Deje que las zanahorias se enfríen, cierre el recipiente y déle la vuelta algunas veces.

Conserve la ensalada en la nevera hasta el momento de servirla (por lo menos 1 hora y preferiblemente durante toda la noche). Dé la vuelta al recipiente periódicamente.

Consejo saludable

El aceite de oliva es una grasa monoinsaturada que puede potenciar unos perfiles lipídicos saludables para el organismo. Ayuda a evitar el colesterol «malo» (el colesterol HDL). Como el aceite de oliva es insaturado y contiene un doble enlace, el cuerpo puede metabolizarlo con facilidad e incorporarlo en importantes hormonas y membranas celulares.

Análisis nutricional por ración			
Vitamina A	2.885,0 RE	Vitamina D	0,0 µg
Tiamina (B$_1$)	0,1 mg	Vitamina E	1,4 mg
Riboflavina (B$_2$)	0,1 mg	Calcio	43,2 mg
Niacina	1,4 mg	Hierro	0,8 mg
Vitamina B$_6$	0,2 mg	Fósforo	55,2 mg
Vitamina B$_{12}$	0,0 µg	Magnesio	19,1 mg
Ácido fólico (total)	13,8 µg	Zinc	0,3 mg
Vitamina C	8,9 mg	Potasio	388,7 mg

Ensalada mexicana

Para 4 personas

POR RACIÓN: 103,6 CALORÍAS – 6,2 G DE PROTEÍNA – 18,9 G DE CARBOHIDRATOS
– 6,5 G DE FIBRA – 2,3 G DE GRASAS TOTALES – 0,3 G DE GRASAS SATURADAS –
0,0 MG DE COLESTEROL – 470,6 MG DE SODIO

Preparo este aliño frecuentemente para acompañar las ensaladas o el pescado. Pruébelo con esta ensalada y con otras y se convertirá en uno de sus favoritos.

Para la ensalada:
- 1 lechuga roja o verde cortada en tiras
- 1 manojo pequeño de rábanos rallados
- 2 c/s de cilantro picado
- una lata de 425 g de alubias negras en conserva cocidas y escurridas

Para el aliño:
- 3 c/s de zumo de limón recién exprimido
- 3 c/s de *tahini*
- 1 c/s de vinagre de sidra de manzana
- 2 c/p de mostaza (asegúrese de que no contenga ningún ingrediente prohibido en la dieta contra la inflamación)
- 4 c/s de agua filtrada

Mezcle las hojas de lechuga, los rábanos y el cilantro. Vierta las alubias por encima.

En un cuenco pequeño o una copa grande, mezcle los ingredientes del aliño batiéndolos con unas varillas. Vierta el aliño por encima de la ensalada y sírvala.

Sustituciones
Hay muchas formas de modificar esta ensalada. Puede usar vinagre al estragón en lugar del vinagre de sidra de manzana. Una de mis variaciones favoritas consiste en asar salmón al horno, condimentarlo con un poco de limón y colocarlo encima de las alubias antes de añadir el aliño. Quizás necesite preparar algo más de aliño si agrega salmón. Intente añadir también tomates (si los tolera) o aguacate.

Consejo saludable

El vinagre de sidra de manzana es de utilidad como estimulante de la digestión si se toma antes de una comida. Agregue 1-2 c/p de este vinagre a 120-240 ml de agua y tome esta mezcla 15 minutos antes de comer. Le ayudará a incrementar la producción de ácido gástrico para digerir el alimento. El vinagre de sidra de manzana contiene una pectina reductora de los niveles de colesterol y muchos minerales, entre los que se incluyen el potasio, el fósforo, el cloro, el sodio, el magnesio, el calcio, el azufre, el hierro, el flúor y el silicio. Se ha empleado durante siglos para tratar distintos trastornos y para ayudar a perder peso.

Análisis nutricional por ración			
Vitamina A	0,5 RE	Vitamina D	0,0 µg
Tiamina (B$_1$)	0,1 mg	Vitamina E	0,2 mg
Riboflavina (B$_2$)	0,1 mg	Calcio	96,2 mg
Niacina	0,5 mg	Hierro	2,8 mg
Vitamina B$_6$	0,1 mg	Fósforo	53,7 mg
Vitamina B$_{12}$	0,0 µg	Magnesio	14,8 mg
Ácido fólico (total)	33,0 µg	Zinc	0,3 mg
Vitamina C	16,1 mg	Potasio	547,2 mg

Ensalada de quinoa y hortalizas

Para 4 personas

POR RACIÓN: 284,0 CALORÍAS – 20,8 G DE PROTEÍNA – 31,0 G DE CARBOHIDRATOS – 3,7 G DE FIBRA – 9,4 G DE GRASAS TOTALES – 1,0 G DE GRASAS SATURADAS – 46,7 MG DE COLESTEROL – 84,7 MG DE SODIO

Parece que, sin importar la forma en que modifique esta ensalada, siempre acaba saliendo buena. Sorprendentemente, no contiene especias.

- 2 tazas de sobras de pollo cocinado, deshuesado y sin la piel y cortado en dados
- 1 taza de quinoa cocida o ½ taza de quinoa seca
- 1 manzana mediana pelada y picada
- 2 ramitas de apio picadas
- 1 zanahoria mediana cortada en tiras
- ¼ de taza de nueces
- ⅓ de taza de pasas (omítalas si es usted diabético)
- 1½ c/s de mayonesa ecológica (sin conservantes ni aceites hidrogenados)
- 4 hojas de lechuga grandes (para servir)

Cueza la quinoa siguiendo las instrucciones de la página 226 o use quinoa cocida que le haya sobrado.

Mezcle todos los ingredientes y sirva la ensalada fría sobre hojas de lechuga.

Sustituciones

Puede usar muchos tipos distintos de frutas, frutos secos u hortalizas crudas picados. Puede utilizar salmón en conserva o sobras de pavo, en lugar de sobras de pollo. Esta ensalada es incluso mejor si no usa en absoluto carne.

Consejo saludable

La quinoa es un grano rico en energía fácil de digerir. Al contrario que muchos otros cereales, la quinoa contiene una proteína completa, lo que implica que posee cada uno de los aminoácidos esenciales. Contiene más calcio que la leche, iguala el contenido proteico de la misma y es rica en lisina (un aminoácido). Incluya quinoa en su dieta si se ve afectado por brotes de herpes labial.

Análisis nutricional por ración			
Vitamina A	585,5 RE	Vitamina D	0,0 µg
Tiamina (B_1)	0,1 mg	Vitamina E	0,8 mg
Riboflavina (B_2)	0,2 mg	Calcio	42,2 mg
Niacina	5,7 mg	Hierro	2,6 mg
Vitamina B_6	0,3 mg	Fósforo	132,0 mg
Vitamina B_{12}	0,1 µg	Magnesio	72,7 mg
Ácido fólico (total)	35,1 µg	Zinc	1,4 mg
Vitamina C	5,3 mg	Potasio	603,7 mg

Ensalada de zanahoria y remolacha

Para 4 personas

POR RACIÓN: 156,1 CALORÍAS – 2,1 G DE PROTEÍNA – 13,0 G DE CARBOHIDRATOS
– 2,7 G DE FIBRA – 11,4 G DE GRASAS TOTALES – 1,6 G DE GRASAS SATURADAS –
0,0 MG DE COLESTEROL – 329,8 MG DE SODIO

Mi buena amiga y colega Wendy Abraham (naturópata) me inspiró esta ensalada.

Para el aliño:
▸ 4 c/s de vinagre de sidra de manzana
▸ 2 c/s de mostaza (escoja una que no contenga aditivos ni azúcar)
▸ ¼ de c/p de sal marina (o al gusto)
▸ ¼ de c/p de pimiento (o al gusto)

Para la ensalada:
▸ 225 g de zanahorias ralladas
▸ 3 remolachas crudas peladas y ralladas

Mezcle los ingredientes del aliño, pruébelo y rectifique de sal y pimienta a su gusto. Añada las remolachas y las zanahorias ralladas y remueva para que queden recubiertas del aliño. Sirva la ensalada fría.

Sustituciones

Puede probar con distintos aliños para la ensalada. También puede añadir algunos rábanos rallados para aportar un toque picante.

Consejo saludable

Las remolachas son un buen tónico, lo que las convierte en ideales para tratar la anemia y los problemas cardiacos y circulatorios. Las hojas de remolacha son ricas en muchos nutrientes, como el calcio, el magnesio, el hierro, el fósforo y las vitaminas pro-A, las del grupo B y la C. Asegúrese de disponer de hojas de remolacha para su próximo salteado.

Análisis nutricional por ración			
Vitamina A	1.443,3 RE	Vitamina D	0,0 µg
Tiamina (B$_1$)	0,1 mg	Vitamina E	2,1 mg
Riboflavina (B$_2$)	0,1 mg	Calcio	39,2 mg
Niacina	1,2 mg	Hierro	1,2 mg
Vitamina B$_6$	0,1 mg	Fósforo	63,0 mg
Vitamina B$_{12}$	0,0 µg	Magnesio	27,7 mg
Ácido fólico (total)	73,3 µg	Zinc	0,4 mg
Vitamina C	7,0 mg	Potasio	410,2 mg

Ensalada picante con miel y limón

Para 4 personas

POR RACIÓN: 145,2 CALORÍAS – 1,1 G DE PROTEÍNA – 39,4 G DE CARBOHIDRATOS – 1,0 G DE FIBRA – 0,1 G DE GRASAS TOTALES – 0,0 G DE GRASAS SATURADAS – 0,0 MG DE COLESTEROL – 607,2 MG DE SODIO

El aliño de esta ensalada es rápido y fácil de preparar para cuando quiere algo sabroso que acompañe cualquier ensalada de verduras.

> ▸ ⅔ de taza de zumo de limón (el zumo de unos 3-4 limones)
> ▸ ½ taza de miel
> ▸ 2 c/p de ralladura de limón
> ▸ 1 c/p de sal marina
> ▸ una buena pizca de pimienta de cayena
> ▸ 4 tazas de espinacas frescas

Mezcle todos los ingredientes del aliño en un cuenco pequeño. Vierta esta preparación sobre las espinacas y remueva suavemente.

Sustituciones
Me gusta añadir rábanos picantes a mi ensalada para obtener un toque picante. Complementan muy bien el sabor picante de la pimienta de

cayena en este aliño. Si quiere un aliño más espeso, prepárelo con antelación y refrigérelo un instante, o añada 1-2 c/s de *tahini* y mézclelo bien.

Consejo saludable

Consumir una ensalada antes de una comida no es sólo una costumbre adoptada por casualidad. Consumir verduras en ensalada aporta al organismo un sabor amargo, que estimula la producción de enzimas digestivas y ácido gástrico. Además, el ácido del limón o del vinagre del aliño estimula el inicio de la digestión. Si tiene opción, escoja siempre disfrutar de su ensalada antes de consumir el plato principal.

Análisis nutricional por ración			
Vitamina A	202,5 RE	Vitamina D	0,0 µg
Tiamina (B₁)	0,0 mg	Vitamina E	0,0 mg
Riboflavina (B₂)	0,1 mg	Calcio	36,8 mg
Niacina	0,3 mg	Hierro	1,0 mg
Vitamina B₆	0,1 mg	Fósforo	18,9 mg
Vitamina B₁₂	0,0 µg	Magnesio	27,1 mg
Ácido fólico (total)	64,4 µg	Zinc	0,3 mg
Vitamina C	28,6 mg	Potasio	241,4 mg

Ensalada con vinagreta picante de frambuesa

Para 4 personas

POR RACIÓN: 48,6 CALORÍAS – 1,2 G DE PROTEÍNA – 3,5 G DE CARBOHIDRATOS – 1,4 G DE FIBRA – 3,6 G DE GRASAS TOTALES – 2,9 G DE GRASAS SATURADAS – 0,0 MG DE COLESTEROL – 19,3 MG DE SODIO

Este delicioso aliño es una receta de Myra Wilbur, de McMinnville, Oregón, que ha sido muy creativa experimentando con la dieta contra la inflamación.

Para el aliño:	**Para la ensalada:**
‣ ½ taza de frambuesas	‣ 1 lechuga roja o verde o un buen manojo
‣ ¼ de taza de vinagre de	de verduras variadas para ensalada
vino tinto	
‣ 1 c/s de aceite de coco	
calentado hasta que tenga	
una consistencia líquida	
‣ Mucha pimienta negra	

Prepare el aliño; para ello, mezcle todos los ingredientes en un procesador de alimentos. Vierta el aliño por encima de las verduras y sirva la ensalada de inmediato.

Sustituciones

Al igual que con cualquier ensalada, puede añadir cualquier cosa, y tendrá un sabor formidable si el aliño es bueno. Puede usar aceite de oliva o de linaza en lugar del aceite de coco. Puede usar distintas bayas, como, por ejemplo, fresas ecológicas.

Consejo saludable

Las frambuesas son muy fáciles de cultivar en regiones de climatología muy diversa. La infusión preparada con sus hojas puede usarse durante el último trimestre de la gestación para tonificar la musculatura uterina y la pélvica y así prepararla para el parto.

Análisis nutricional por ración			
Vitamina A	2,0 RE	Vitamina D	0,0 µg
Tiamina (B$_1$)	0,1 mg	Vitamina E	0,1 mg
Riboflavina (B$_2$)	0,1 mg	Calcio	28,9 mg
Niacina	0,4 mg	Hierro	1,0 mg
Vitamina B$_6$	0,1 mg	Fósforo	23,5 mg
Vitamina B$_{12}$	0,0 µg	Magnesio	12,0 mg
Ácido fólico (total)	31,8 µg	Zinc	0,2 mg
Vitamina C	6,7 mg	Potasio	167,8 mg

Ensalada de fresas y espinacas

Para 4 personas

POR RACIÓN: 465,2 CALORÍAS – 5,9 G DE PROTEÍNA – 34,1 G DE CARBOHIDRATOS – 6,7 G DE FIBRA – 36,2 G DE GRASAS TOTALES – 4,6 G DE GRASAS SATURADAS – 0,0 MG DE COLESTEROL – 66,8 MG DE SODIO

Encontré una versión de esta receta en internet, que será una buena fuente de recetas una vez se sienta cómodo reemplazando ingredientes para preparar el plato conforme a la dieta contra la inflamación.

Para el aliño:	**Para la ensalada:**
▸ 2 c/s de semillas de sésamo	▸ una bolsa de 300 g de espinacas frescas picadas, lavadas y secadas
▸ 1 c/s de semillas de amapola	
▸ ½ taza de aceite de oliva	▸ 4 tazas de fresas ecológicas cortadas en láminas
▸ ¼ de taza de miel	
▸ ¼ de taza de vinagre de vino tinto	▸ ¼ de taza de almendras tostadas y laminadas
▸ ¼ de c/p de pimentón dulce	
▸ ¼ de c/p de mostaza	
▸ 1 c/s de cebolla seca picada	

Mezcle los ingredientes del aliño batiendo con unas varillas.

En un cuenco grande, mezcle las espinacas, las fresas y las almendras.

Vierta el aliño por encima de la ensalada, remuévala y refrigérela 10-15 minutos antes de servirla.

Sustituciones

Pruebe esta ensalada con aguacates, otros frutos secos (anacardos, nueces, avellanas) y frutas (arándanos, pera cortada en dados).

Consejo saludable

Muchos de nosotros no consumimos suficientes verduras. Aportan muchos nutrientes, entre los que se incluyen el calcio y la luteína, que es una potente antioxidante que favorece la buena salud ocular.

La luteína también ha demostrado su utilidad para prevenir la degeneración macular.

Análisis nutricional por ración			
Vitamina A	489,3 RE	Vitamina D	0,0 µg
Tiamina (B$_1$)	0,2 mg	Vitamina E	5,7 mg
Riboflavina (B$_2$)	0,3 mg	Calcio	193,0 mg
Niacina	2,8 mg	Hierro	4,1 mg
Vitamina B$_6$	0,3 mg	Fósforo	153,8 mg
Vitamina B$_{12}$	0,0 µg	Magnesio	121,7 mg
Ácido fólico (total)	171,2 µg	Zinc	1,5 mg
Vitamina C	102,7 mg	Potasio	758,6 mg

Ensalada con vinagreta de limón sabrosa

Para 4 personas

POR RACIÓN: 294,7 CALORÍAS – 3,5 G DE PROTEÍNA – 9,9 G DE CARBOHIDRATOS – 1,6 G DE FIBRA – 28,2 G DE GRASAS TOTALES – 3,0 G DE GRASAS SATURADAS – 0,0 MG DE COLESTEROL – 426,4 MG DE SODIO

Éste era mi aliño básico años antes de que me aventurara a experimentar más. Tiene un gran sabor, es fácil de preparar y siempre dispongo de los ingredientes necesarios para prepararlo en un momento.

Para el aliño:
- ¼ de taza de zumo de limón
- ¼ de taza de aceite de oliva o de linaza
- 2 c/s de vinagre balsámico
- 1 c/s de jarabe de arce puro
- ½ c/p de copos de pimiento rojo
- 1 c/p de albahaca seca

Para la ensalada:
- 1 lechuga roja o negra
- ½ taza de aceitunas *kalamata* enteras y deshuesadas
- ½ taza de piñones

Tueste los piñones con un poco de aceite en una sartén pequeña a fuego medio hasta que estén dorados. Mézclelos con las hojas de lechuga y las aceitunas.

En otro cuenco, mezcle los ingredientes del aliño. Viértalo por encima de la ensalada.

Sustituciones

El aceite de linaza siempre es un sustitutivo saludable del aceite de oliva en las ensaladas. Además de experimentar con distintos tipos de frutas y frutos secos, puede probar a añadir zanahorias crudas, rábanos o remolachas rallados.

Consejo saludable

El olivo es un árbol perenne longevo y resistente a la sequía. Eso es lo que hace que las aceitunas sean un fruto excelente para la producción de aceite. Aparte del aceite de oliva, que es rico en antioxidantes, las hojas de olivo tienen propiedades antivíricas. He visto que el extracto de hoja de olivo es de gran utilidad para tratar los brotes de herpes y la sinusitis crónica.

Análisis nutricional por ración			
Vitamina A	18,7 RE	Vitamina D	0,0 µg
Tiamina (B$_1$)	0,1 mg	Vitamina E	2,2 mg
Riboflavina (B$_2$)	0,1 mg	Calcio	52,7 mg
Niacina	1,8 mg	Hierro	2,5 mg
Vitamina B$_6$	0,1 mg	Fósforo	126,5 mg
Vitamina B$_{12}$	0,0 µg	Magnesio	55,9 mg
Ácido fólico (total)	36,8 µg	Zinc	1,5 mg
Vitamina C	10,4 mg	Potasio	301,6 mg

Ensalada no muy griega

Para 4 personas

POR RACIÓN: 357,4 CALORÍAS – 2,5 G DE PROTEÍNA – 7,8 G DE CARBOHIDRATOS
– 2,1 G DE FIBRA – 36,5 G DE GRASAS TOTALES – 4,5 G DE GRASAS SATURADAS –
0,0 MG DE COLESTEROL – 994,8 MG DE SODIO

Pese a todo, esta ensalada es lo suficientemente griega como para ser un acompañamiento excelente para su festín mediterráneo de *kafta*, *hummus* y *baba ganoush*.

Para el aliño:
▸ ½ taza de aceite de oliva extraído en frío
▸ ½ taza de zumo de limón recién exprimido
▸ 4 dientes de ajo picados
▸ 1 c/p de orégano seco
▸ 1 c/p de pimienta negra
▸ 1 c/p de sal

Para la ensalada:
▸ 1 lechuga romana picada
▸ 1 taza de pepino cortado en láminas finas
▸ ½ taza de aceitunas *kalamata* enteras y deshuesadas
▸ ¼ de taza de piñones

Tueste los piñones con un poco de aceite en una sartén pequeña a fuego medio hasta que se hayan dorado.

Prepare la ensalada mezclando la lechuga con el pepino, las aceitunas y los piñones. Mezcle bien, en un cuenco pequeño, los ingredientes para el aliño. Viértalo sobre la ensalada y sírvala de inmediato.

Sustituciones
Puede añadir otros ingredientes a la ensalada, como zanahorias crudas ralladas, tomates (si puede tolerarlos), pimientos morrones rojos o verdes picados o guindillas cortadas en rodajas.

Consejo saludable
El ajo era usado por los antiguos griegos no sólo para alimentarse. Lo colocaban encima de monumentos de piedra, en las encrucijadas de

los caminos, para que Hécate, la diosa del mundo inferior, los encantos y los hechizos, les fuese propicia. El ajo tiene muchas propiedades curativas. Es antimicrobiano, antiséptico, antifúngico, antiparasitario y tiene efectos anticancerígenos. Calienta el cuerpo, es estimulante y ayuda a estabilizar los niveles de azúcar en sangre. El ajo ayuda a hacer que la sangre sea menos densa, lo que reduce el riesgo de sufrir trastornos cardiovasculares. Éstas son sólo algunas de las propiedades mágicas del ajo. Le recomiendo que experimente frecuentemente con él en la cocina.

Análisis nutricional por ración			
Vitamina A	160,4 RE	Vitamina D	0,0 µg
Tiamina (B$_1$)	0,1 mg	Vitamina E	3,9 mg
Riboflavina (B$_2$)	0,1 mg	Calcio	55,1 mg
Niacina	2,1 mg	Hierro	2,1 mg
Vitamina B$_6$	0,1 mg	Fósforo	83,4 mg
Vitamina B$_{12}$	0,0 µg	Magnesio	37,5 mg
Ácido fólico (total)	84,2 µg	Zinc	0,8 mg
Vitamina C	30,3 mg	Potasio	307,3 mg

Sopas

La sabrosa sopa de setas del Dr. Jason

Para 6 personas

POR RACIÓN: 191,6 CALORÍAS – 5,0 G DE PROTEÍNA – 27,7 G DE CARBOHIDRATOS – 5,7 G DE FIBRA – 8,4 G DE GRASAS TOTALES – 1,1 G DE GRASAS SATURADAS – 0,0 MG DE COLESTEROL – 714,3 MG DE SODIO

Esta receta fue creada por mi marido, Jason Black (naturópata). Está llena de propiedades que fortalecen el sistema inmunitario.

- 3 c/s de aceite de oliva
- 2 cebollas medianas picadas
- 4 ramitas de apio picadas
- 6 dientes de ajo picados o majados
- 1 c/s de romero seco
- 1 c/s de salvia seca
- 1 c/s de tomillo seco
- 4 zanahorias grandes picadas
- 3 hojas de laurel
- 2 tazas de setas *shiitake* cortadas en láminas
- 2 tazas de champiñones cortados en láminas
- 7 tazas de caldo de pollo ecológico
- 3 c/s de pasta amarilla de *miso*
- sal marina al gusto
- pimienta negra al gusto

Saltee la cebolla, el apio, el ajo, el romero, la salvia y el tomillo a fuego medio en una cacerola grande para sopa hasta que las cebollas y el apio estén translúcidos.

Incorpore las zanahorias y las setas y saltee 3 minutos más.

Añada el caldo, la pasta de *miso* y las hojas de laurel, baje el fuego y cueza 20-30 minutos a fuego lento.

Pruebe y añada sal marina y pimienta al gusto.

Consejo saludable

Según un artículo publicado en 2003 en la revista *Life Science* que revisaba una investigación llevada a cabo en la universidad china de Hong Kong, la lentina, una proteína que se encuentra en las setas *shiitake*, actúa como un potente antifúngico y se ha visto que reduce la proliferación de las células de la leucemia. También mostró una acción inhibidora contra la transcriptasa inversa del VIH, lo que podría resultar eficaz para evitar que los pacientes seropositivos desarrollen el sida.

Análisis nutricional por ración			
Vitamina A	1.667,4 RE	Vitamina D	0,0 µg
Tiamina (B$_1$)	0,1 mg	Vitamina E	1,2 mg
Riboflavina (B$_2$)	0,2 mg	Calcio	99,7 mg
Niacina	1,9 mg	Hierro	2,7 mg
Vitamina B$_6$	0,3 mg	Fósforo	360,2 mg
Vitamina B$_{12}$	0,0 µg	Magnesio	30,4 mg
Ácido fólico (total)	33,6 µg	Zinc	1,1 mg
Vitamina C	11,5 mg	Potasio	703,7 mg

Sopa invernal

Para 4 personas

POR RACIÓN: 262,5 CALORÍAS – 6,9 G DE PROTEÍNA – 39,5 G DE CARBOHIDRATOS – 7,8 G DE FIBRA – 9,7 G DE GRASAS TOTALES – 1,3 G DE GRASAS SATURADAS – 0,0 MG DE COLESTEROL – 1.600,6 MG DE SODIO

Esta receta me la proporcionó mi amigo y colega Matt Fisel (naturópata). Siempre se podía contar con que iba a traer recetas de lo más creativas a las cenas en las que cada persona aporta un plato.

- ½ calabaza mediana pelada y cortada en dados
- 4 zanahorias medianas cortadas en rodajas
- ⅓ de taza de raíz de bardana cortada en láminas (podrá encontrarla en la sección de productos a granel de la mayoría de las tiendas de productos ecológicos)
- 4 c/s de jengibre fresco rallado
- 8 dientes de ajo picados
- 8 tazas de caldo de hortalizas
- 2 c/s de perejil fresco picado
- 1 c/p de pimienta de cayena
- 1 c/p de curry en polvo
- sal al gusto
- 3 rodajas de limón
- 4 hojas enteras de col rizada picadas gruesas

▸ continúa en página siguiente

- ¼ de taza de raíz de cúrcuma picada o ½ c/p de cúrcuma en polvo (podrá encontrarla en la sección de productos a granel de la mayoría de las tiendas de productos ecológicos)
- ¼ de taza de pasta de *miso*
- ¼ de taza de cebolletas cortadas en láminas (para adornar)
- 2 c/s de aceite de oliva
- ½ cebolla mediana picada

En una cacerola grande para preparar sopa, saltee con aceite la calabaza, las zanahorias, la bardana y la raíz de cúrcuma durante 5-10 minutos o hasta que los ingredientes estén tiernos. Si usa cúrcuma en polvo en lugar de la raíz, espere y añádala junto con las otras especias secas.

Incorpore las cebollas, el jengibre y el ajo y cocínelos 5 minutos más. Vierta el caldo y añada el perejil, la cayena, el curry, la sal, las rodajas de limón y la col rizada. Cueza lentamente durante 40 minutos a fuego medio-bajo.

Retire del fuego, incorpore el *miso* y deje reposar 5 minutos antes de adornar con las cebolletas y servir.

Sustituciones

Si dispone de algunos ingredientes pero carece de otros, haga algunas sustituciones. Use agua o caldo de pollo ecológico si no dispone de caldo de hortalizas. No obstante, intente incluir el ajo, la cebolla y la raíz de bardana, que son hortalizas curativas que fortalecerán su sistema inmunitario durante los meses fríos.

Análisis nutricional por ración			
Vitamina A	3.124,3 RE	Vitamina D	0,0 µg
Tiamina (B$_1$)	0,2 mg	Vitamina E	1,3 mg
Riboflavina (B$_2$)	0,1 mg	Calcio	145,4 mg
Niacina	2,4 mg	Hierro	2,9 mg
Vitamina B$_6$	0,4 mg	Fósforo	769,1 mg
Vitamina B$_{12}$	0,0 µg	Magnesio	60,6 mg
Ácido fólico (total)	43,8 µg	Zinc	1,0 mg
Vitamina C	41,8 mg	Potasio	1.221,2 mg

Consejo saludable

La raíz de bardana fortalece el hígado, la vesícula biliar, los riñones y la piel y ayuda a proporcionar alivio a las membranas mucosas. Puede actuar a modo de alterativo (cualquier hierba o sustancia que mejore la circulación linfática, limpie la sangre, potencie la inmunidad y ayude a tratar gradualmente los trastornos crónicos), es antibacteriana y antifúngica y puede usarse como diurético suave. Debido a sus propiedades amargas, puede actuar como gran estimulante de la digestión. Está contraindicada durante la gestación.

Sopa de limpieza de la nevera

Para 6 personas

POR RACIÓN: 314,7 CALORÍAS – 26,6 G DE PROTEÍNA –
46,5 G DE CARBOHIDRATOS – 10,2 G DE FIBRA – 5,7 G DE GRASAS TOTALES –
1,3 G DE GRASAS SATURADAS – 36,3 MG DE COLESTEROL – 742,0 MG DE SODIO

Ésta es la mejor manera de deshacerse de esas hortalizas sobrantes que tiene en la nevera. Es fácil que las sopas acaben sabiendo todas igual. Siguiendo los pasos aquí expuestos, puede preparar muchas sopas con sabores diferentes que siempre serán un éxito. Esta receta es muy versátil porque el resultado final dependerá, realmente, de lo que tenga en la nevera.

Todos los ingredientes mencionados a continuación son opcionales: son meras recomendaciones para ayudarle a empezar.

Para el caldo:
▸ 6 tazas de caldo de pollo ecológico
▸ 3 dientes de ajo picados o majados
▸ 2 c/s de salsa de alubias y ajo (podrá adquirirla en colmados asiáticos)
▸ 2 c/s de pasta de *miso* para sopa
▸ hierbas aromáticas, especias y sal marina al gusto

▸ continúa en página siguiente

Ingredientes adicionales:
- ½ taza de avena molida en un molinillo para café o un procesador de alimentos (como espesante)
- 3 zanahorias grandes cortadas en rodajas
- 3 ramitas de apio cortadas en rodajas
- 1 calabacín grande cortado en rodajas
- 10 setas *shiitake* cortadas en láminas
- 1 boniato mediano cortado en rodajas
- 2 tazas de sobras de pollo deshuesado y sin la piel

La clave para obtener una sopa con un buen sabor es preparar un buen caldo antes de añadir las hortalizas y/o la carne. Antes de encender el fuego, pruebe, el caldo frío y rectifique la condimentación. Empiece mezclando caldo de pollo con cebollas y ajo en una cacerola para preparar sopa.

Análisis nutricional por ración			
Vitamina A	1.588,8 RE	Vitamina D	2,5 µg
Tiamina (B$_1$)	0,5 mg	Vitamina E	0,3 mg
Riboflavina (B$_2$)	0,5 mg	Calcio	71,6 mg
Niacina	9,2 mg	Hierro	3,5 mg
Vitamina B$_6$	0,7 mg	Fósforo	288,1 mg
Vitamina B$_{12}$	0,1 µg	Magnesio	94,3 mg
Ácido fólico (total)	132,7 µg	Zinc	2,9 mg
Vitamina C	14,3 mg	Potasio	1.061,0 mg

Añada hierbas aromáticas, especias, salsa de alubias y ajo, *miso* o cualquier cosa que desee. Cuando el sabor le satisfaga, encienda el fuego a potencia media-alta, lleve el caldo a ebullición, baje inmediatamente el fuego y deje cocer la sopa, tapada, 15 minutos a fuego lento. Siga probando y añadiendo condimentos según desee.

Para obtener un caldo más espeso, puede añadir avena molida en este momento. Agregue también legumbres. No use una cantidad excesiva de estos ingredientes, ya que son densos. Cueza la sopa, tapada, otros 15 minutos a fuego lento.

Añada hortalizas y cuézala, tapada, otros 15 minutos a fuego lento. Agregue las sobras de carne y cueza, tapada, 15-30 minutos más a fuego lento.

Después de que las hortalizas se hayan cocido a su gusto, apague el fuego y deje que la sopa repose, tapada, por lo menos 15 minutos antes de servirla. Este paso permitirá que los sabores se fusionen. Sírvala sola o con tortitas de arroz.

Sustituciones

Como he dicho anteriormente, puede y debería probar a añadir cualquier cosa a esta sopa. Condimente el caldo con *tamari* en lugar, o además de, la salsa de alubias y ajo. Añada una pizca de hierbas aromáticas secas, como tomillo, mejorana o hierbas de Provenza. Use quinoa molida como espesante en lugar de la avena. Emplee guisantes partidos, cebada o alubias blancas, en lugar de lentejas. Utilice sobras de carne de cualquier tipo, incluidos el pavo o el pescado.

Consejo saludable

El apio es un gran limpiador de la sangre y ayuda a reducir la presión sanguínea. Ayuda a eliminar la congestión hepática y a aliviar el estreñimiento. Se ha usado para tratar el reumatismo, la gota y la artritis. Es bastante espeso combinado con agua y contiene muy pocas calorías; por tanto, empléelo con frecuencia a modo de tentempié.

Sopa de crema de zanahoria con jengibre

Para 6 personas

POR RACIÓN: 289,9 CALORÍAS – 4,8 G DE PROTEÍNA – 25,0 G DE CARBOHIDRATOS – 5,2 G DE FIBRA – 19,8 G DE GRASAS TOTALES – 11,3 G DE GRASAS SATURADAS – 0,0 MG DE COLESTEROL – 418,1 MG DE SODIO

Si no lo supiera, no adivinaría que esta sopa no contiene productos lácteos. Es tan cremosa que puede satisfacer esas necesidades que a veces siente cuando los productos lácteos no son una opción. Ésta es una receta muy apreciada por la gente de todas las edades

- 900 g de zanahorias ecológicas
- 6 dientes de ajo
- 2 cebollas amarillas medianas
- 2 c/s de aceite de oliva
- 2 tazas de caldo de pollo ecológico
- 1⅓ tazas de leche de coco
- ⅓ de taza de leche de soja
- 2 c/p de jengibre fresco rallado
- ½ c/p de sal marina
- ½ c/p de pimienta
- 2 c/s de perejil seco (para adornar)

Cueza las zanahorias al vapor hasta que estén tiernas.

Mientras las zanahorias se están cocinando, saltee el ajo y la cebolla con el aceite de oliva hasta que se hayan ablandado y tengan un color ligeramente dorado.

Mezcle las zanahorias cocidas al vapor, el ajo y la cebolla salteados y el resto de los ingredientes en un procesador de alimentos. Tritúrelos hasta convertirlos en un puré. (*Atención: no caliente los ingredientes líquidos antes de mezclarlos.* Usar un procesador de alimentos para mezclar grandes cantidades de líquidos calientes puede provocar una rápida expansión de los mismos, lo que puede generar una pequeña explosión. Si tiene que mezclar líquidos calientes en un procesador de alimentos, hágalo en pequeñas tandas.)

Caliente la sopa ya mezclada en una cacerola grande y sírvala adornada con perejil seco.

Sustituciones
Puede usar leche de arroz o de almendra en lugar de leche de soja. Para reducir la cantidad de grasa, reemplace la leche coco por leche de soja, arroz o agua. Para preparar una sopa más clara, añada agua filtrada.

Análisis nutricional por ración			
Vitamina A	4.319,3 RE	Vitamina D	0,0 µg
Tiamina (B₁)	0,2 mg	Vitamina E	1,8 mg
Riboflavina (B₂)	0,1 mg	Calcio	83,6 mg
Niacina	2,1 mg	Hierro	2,3 mg
Vitamina B₆	0,3 mg	Fósforo	233,8 mg
Vitamina B₁₂	0,0 µg	Magnesio	53,1 mg
Ácido fólico (total)	32,5 µg	Zinc	0,8 mg
Vitamina C	19,3 mg	Potasio	913,2 mg

Consejo saludable

Las zanahorias son ricas en unos potentes antioxidantes llamados carotenoides, que son precursores de la vitamina A (es decir, se transforman en vitamina A una vez se encuentran en el interior del organismo). La vitamina A es antivírica por naturaleza. Las zanahorias pueden ayudar a fortalecer los pulmones, el hígado, el páncreas y los riñones. Mejoran la visión nocturna, la salud de la piel y son anticancerígenas.

Sopa de calabaza del Dr. Fisel

Para 4 personas

POR RACIÓN: 172,1 CALORÍAS – 2,8 G DE PROTEÍNA – 32,7 G DE CARBOHIDRATOS – 5,2 G DE FIBRA – 4,1 G DE GRASAS TOTALES – 0,6 G DE GRASAS SATURADAS – 0,0 MG DE COLESTEROL – 562,5 MG DE SODIO

Recuerdo muchos días fríos en los que el Dr. Matt Fisel (naturópata) dejaba el salón de la facultad de medicina impregnado del aroma de esta sopa de calabaza con un olor delicioso. Todos hacíamos cola para probar un poco.

- ▸ 1 cebolla mediana picada
- ▸ 1 c/s de aceite de oliva
- ▸ 2 tazas de de caldo de hortalizas
- ▸ 2 tazas de calabaza (sin las semillas) pelada y cortada en dados
- ▸ 2 tazas de boniato o ñame pelado y cortado en dados
- ▸ 1 manzana sin el corazón y cortada en dados

- ▸ 1 c/p de jengibre fresco recién rallado
  - ▸ ½ cp de nuez moscada
    - ▸ ½ c/p de sal
    - ▸ ½ c/p de pimienta
  - ▸ ¼ de c/p de pimienta de cayena

Saltee la cebolla con aceite en una cacerola grande para sopa puesta a fuego medio-alto hasta que quede translúcida.

Añada los ingredientes restantes y lleve a ebullición.

Baje el fuego y cueza 30 minutos a fuego lento.

Retire 2 cucharones de hortalizas y 1 de caldo y tritúrelos en un procesador de alimentos o un robot de cocina hasta obtener un puré homogéneo. Viértalo en la cacerola y remueva la sopa antes de servirla.

Consejo saludable

La nuez moscada es una semilla de un árbol aromático perenne. Estas semillas se pueden tostar, moler y aplicarse sobre las heridas. Las semillas aplastadas proporcionan un insecticida beneficioso. La raíz se puede masticar para aliviar el dolor de muelas.

Análisis nutricional por ración			
Vitamina A	1.935,7 RE	Vitamina D	0,0 µg
Tiamina (B$_1$)	0,1 mg	Vitamina E	0,5 mg
Riboflavina (B$_2$)	0,1 mg	Calcio	77,5 mg
Niacina	1,5 mg	Hierro	1,3 mg
Vitamina B$_6$	0,3 mg	Fósforo	235,6 mg
Vitamina B$_{12}$	0,0 µg	Magnesio	47,8 mg
Ácido fólico (total)	27,4 µg	Zinc	0,4 mg
Vitamina C	20,8 mg	Potasio	700,4 mg

Sopa de cebolla con frutos secos

POR RACIÓN: 543,1 CALORÍAS – 12,5 G DE PROTEÍNA – 33,9 G DE CARBOHIDRATOS – 4,4 G DE FIBRA – 43,1 G DE GRASAS TOTALES – 7,7 G DE GRASAS SATURADAS – 0,0 MG DE COLESTEROL – 475,1 MG DE SODIO

Esta receta se inspiró en otra que aparece en uno de mis libros de cocina favoritos: *Confessions of a Sneaky Organic Cook*, de Jane Kinderlehrer. Mi hija la devora cada vez que la preparo. Advierta que no contiene sal añadida y que, en realidad, no la necesita.

- 1 litro de caldo de pollo ecológico
- 1½ tazas de agua filtrada
- 2 tazas de anacardos
- 2 cebollas pequeñas picadas
- 3 c/s de aceite de oliva virgen extra extraído en frío
- 2 c/p de mejorana
- 2 c/p de tomillo
- 1 c/s de cebollino picado (para adornar)

Muela los anacardos en un molinillo para café hasta obtener un polvillo fino.

Saltee con el aceite, en una sartén grande, las cebollas a fuego medio-alto hasta que queden translúcidas. Retírelas del fuego y déjelas enfriar un poco.

Pase los anacardos y las cebollas a un procesador de alimentos junto con los ingredientes restantes y tritúrelos hasta que la mezcla quede homogénea.

Pase esta preparación a una cacerola para sopa y cuézala lentamente 20-30 minutos a fuego medio. Sirva la sopa caliente y adornada con cebollinos picados.

Sustituciones

También me encantan las almendras en esta sopa. Experimente con distintos frutos secos. Si quiere una sopa más suave, adquiera frutos secos sin piel como la de las almendras enteras, como los anacardos o las almendras en láminas. Si desea una sopa suave con almendras, deje las almendras en remojo durante la noche y elimine la piel frotándolas entre sus dedos a la mañana siguiente. Si usa almendras en remojo puede que necesite menos agua; además, añadirá las almendras enteras, en lugar de tener que molerlas usted mismo con el molinillo para café.

Análisis nutricional por ración			
Vitamina A	127,6 RE	Vitamina D	0,0 µg
Tiamina (B₁)	0,2 mg	Vitamina E	1,4 mg
Riboflavina (B₂)	0,1 mg	Calcio	88,7 mg
Niacina	1,7 mg	Hierro	5,3 mg
Vitamina B₆	0,3 mg	Fósforo	610,0 mg
Vitamina B₁₂	0,0 µg	Magnesio	189,6 mg
Ácido fólico (total)	50,2 µg	Zinc	4,0 mg
Vitamina C	6,0 mg	Potasio	773,4 mg

Consejo saludable

La mejorana es una hierba aromática emparentada con el orégano, pero generalmente es más suave que éste. Los tallos de mejorana se pueden colocar encima del carbón vegetal de la barbacoa para añadir un ligero sabor a los alimentos. Sus flores atraerán a las abejas y las mariposas a su jardín y sus semillas proporcionarán alimento a las aves durante el invierno.

Sopa rápida de pavo

Para 6 personas

POR RACIÓN: 121,0 CALORÍAS – 14,1 G DE PROTEÍNA – 13,0 G DE CARBOHIDRATOS – 1,7 G DE FIBRA – 1,2 G DE GRASAS TOTALES – 0,2 G DE GRASAS SATURADAS – 31,4 MG DE COLESTEROL – 774,9 MG DE SODIO

Encontré esta receta en internet y sólo tuve que cambiar un par de ingredientes para hacer que resultara adecuada para la dieta contra la inflamación. No tema experimentar con ella.

- 6½ tazas de caldo de pollo ecológico sin grasa
- 1½ tazas de agua
- 1 taza de cebolla cortada en dados
- 1 taza de zanahorias cortadas en dados
- 1 diente de ajo picado
- 2 c/s de pasta de *miso*
- 2-3 tazas de pavo asado cortado en dados
- 1 taza de arroz integral cocido
- 3 c/s de perejil fresco picado

Caliente a fuego medio ¼ de taza de caldo en una cacerola grande.

Añada la cebolla y la zanahoria. Saltéelas hasta que las zanahorias empiecen a ponerse tiernas (unos 5 minutos). Agregue el ajo y saltee un minuto más.

Incorpore el caldo restante, el agua, la pasta de *miso*, el pavo y el arroz. Cueza 20 minutos a fuego lento. Esparza perejil por encima antes de servir.

Sustituciones

Si dispone de hortalizas sobrantes en la nevera que tiene que cocinar, añádalas a esta sopa. De este modo se convertirá en algo nuevo cada vez que la prepare. Si puede tolerar los tomates, supondrían una excelente adición a esta receta.

Consejo saludable

Intente comer siempre en una atmósfera relajada, y no en el automóvil, sobre la marcha o mientras habla por teléfono. Las situaciones estresantes y el estrés en general estimulan el sistema nervioso simpático e inhiben al sistema nervioso parasimpático. Éste es responsable de la digestión, y si se encuentra inhibido mientras está comiendo, no conseguirá digerir su alimento adecuadamente. Así que recuerde «descansar y digerir».

Análisis nutricional por ración			
Vitamina A	528,0 RE	Vitamina D	0,0 µg
Tiamina (B_1)	0,1 mg	Vitamina E	0,4 mg
Riboflavina (B_2)	0,1 mg	Calcio	29,5 mg
Niacina	4,3 mg	Hierro	1,3 mg
Vitamina B_6	0,3 mg	Fósforo	151,7 mg
Vitamina B_{12}	0,4 µg	Magnesio	34,9 mg
Ácido fólico (total)	11,4 µg	Zinc	1,1 mg
Vitamina C	5,8 mg	Potasio	278,8 mg

Sopa de remolacha cruda

Para 2 personas

POR RACIÓN: 237,8 CALORÍAS – 4,5 G DE PROTEÍNA – 30,7 G DE CARBOHIDRATOS
– 8,4 G DE FIBRA – 12,6 G DE GRASAS TOTALES – 1,8 G DE GRASAS SATURADAS –
0,0 MG DE COLESTEROL – 168,0 MG DE SODIO

Esta receta es de Erika Siegel, una maravillosa cocinera, además de naturópata y acupuntora.

- ▶ 3 remolachas ecológicas medianas (suficientes para obtener 1 taza de zumo)
- ▶ 450 g de zanahorias ecológicas (suficientes para obtener 1 taza de zumo)
- ▶ ¼ de taza de cebolleta picada
- ▶ ½ taza de repollo cortado en tiras
- ▶ 1 c/p de eneldo picado
- ▶ ½ taza de remolacha picada fina
- ▶ 1 aguacate grande (extraiga la carne con una cuchara)
- ▶ ½ manzana cortada en láminas finas

Introduzca las remolachas y las zanahorias en una licuadora para obtener 1 taza de zumo de cada una de ellas. (Puede comprar el zumo fresco en una tienda de productos ecológicos si no dispone de una licuadora.)

Ponga todos los ingredientes, excepto el aguacate, la remolacha rallada y la manzana en un procesador de alimentos y tritúrelos hasta obtener una mezcla homogénea.

Refrigere la sopa hasta que vaya a servirla. Sírvala fría adornada con aguacate, remolacha y manzana.

Consejo saludable

El eneldo ayuda a la digestión, reduce el flato y el hipo, alivia el dolor de estómago y puede ser de ayuda en los casos de insomnio. Me gusta usar eneldo para dar sabor al pescado, especialmente al salmón.

Análisis nutricional por ración			
Vitamina A	1.812,8 RE	Vitamina D	0,0 µg
Tiamina (B$_1$)	0,1 mg	Vitamina E	1,2 mg
Riboflavina (B$_2$)	0,2 mg	Calcio	55,1 mg
Niacina	3,2 mg	Hierro	1,8 mg
Vitamina B$_6$	0,3 mg	Fósforo	70,3 mg
Vitamina B$_{12}$	0,0 µg	Magnesio	39,4 mg
Ácido fólico (total)	103,0 µg	Zinc	0,8 mg
Vitamina C	21,0 mg	Potasio	897,6 mg

Sopa de boniato

Para 4 personas

POR RACIÓN: 125,0 CALORÍAS – 2,8 G DE PROTEÍNA – 20,4 G DE CARBOHIDRATOS – 3,1 G DE FIBRA – 4,1 G DE GRASAS TOTALES – 0,5 G DE GRASAS SATURADAS – 0,0 MG DE COLESTEROL – 336,6 MG DE SODIO

Cuando llevé esta sopa a una fiesta, todo el mundo hizo comentarios muy favorables. Seguro que sus amigos y su familia también disfrutarán mucho con ella. Se trata de una sopa excelente para prepararla con antelación y congelarla en raciones para usarla más adelante.

▸ 2 boniatos o ñames grandes o 3 pequeños troceados (a mí me gusta usar ñames)
▸ 1 cebolla cortada en dados
▸ 5 dientes de ajo picados
▸ 1 c/s de aceite de oliva ecológico extraído en frío
▸ una lata de 425 ml de caldo de pollo ecológico

▸ ¼ de taza de sustitutivo de la leche, como leche de arroz, o agua
▸ 1 c/p de *tamari* sin trigo
▸ ½ c/p de jengibre fresco rallado
▸ 1 c/p de tomillo (o más, si lo desea)
▸ sal marina y pimienta al gusto

Cueza los ñames o los boniatos al vapor hasta que estén tiernos. Esto puede llevarle hasta 40 minutos. Saltee el ajo y las cebollas en aceite de oliva hasta que las cebollas estén tiernas y translúcidas. Resérvelas hasta que el ñame o el boniato estén cocidos.

Una vez que el ñame o el boniato estén cocidos, déjelos enfriar un poco. Introduzca todos los ingredientes, excepto el sustitutivo de la leche, en un procesador de alimentos y tritúrelos.

Añada gradualmente el sustitutivo de la leche hasta que la sopa alcance la textura deseada. Sírvala de inmediato, mientras todavía está caliente.

Sustituciones
Usar agua en lugar de sustitutivo de la leche no modificará mucho el sabor de esta receta.

Consejo saludable
El ñame se cultivó por primera vez en África hace más de diez mil años. Éste ñame se puede usar para tratar la artritis, el asma y los espasmos. Sus estrógenos vegetales naturales pueden ser útiles para tratar varios tipos de problemas femeninos. Ayudan a quelar metales pesados en el organismo, colaborando así en la desintoxicación de los tejidos.

Análisis nutricional por ración			
Vitamina A	1.364,6 RE	Vitamina D	0,2 µg
Tiamina (B₁)	0,1 mg	Vitamina E	0,5 mg
Riboflavina (B₂)	0,1 mg	Calcio	70,7 mg
Niacina	0,7 mg	Hierro	1,3 mg
Vitamina B₆	0,2 mg	Fósforo	161,0 mg
Vitamina B₁₂	0,1 µg	Magnesio	22,9 mg
Ácido fólico (total)	8,5 µg	Zinc	0,3 mg
Vitamina C	5,7 mg	Potasio	411,8 mg

Sopa de coco picante

Para 4 personas

POR RACIÓN: 323,0 CALORÍAS – 40,7 G DE PROTEÍNA –
14,6 G DE CARBOHIDRATOS – 0,8 G DE FIBRA – 11,1 G DE GRASAS TOTALES –
4,6 G DE GRASAS SATURADAS – 98,7 MG DE COLESTEROL – 367,4 MG DE SODIO

Me encanta la sopa *tom kha*, pero sé que las versiones que se sirven en la mayoría de los restaurantes tailandeses contienen azúcar. Esta receta le permite experimentar un sabor similar sin azúcar añadido. La raíz de galanga y la hierba limón se pueden adquirir en supermercados asiáticos y en algunos colmados gourmet.

- 2 pechugas de pollo cortadas en dados (alrededor de 675 g de carne)
- ½ cebolla roja cortada en aros muy finos
- 2 c/s de aceite de oliva
- raíz de galanga (opcional)
- 3 tallos de hierba limón cortados en trozos grandes (para dar sabor, no para comerlos)
- 1 guindilla picante picada y sin las semillas o dos pizcas generosas de pimienta de cayena seca

- 10 champiñones pequeños cortados en láminas
- 1 taza de agua filtrada
- el zumo de ½ limón pequeño
- 2 c/p de salsa de pescado
- 1 c/s, más 1 c/p más de miel
- una lata de 400 ml de leche de coco ligera

Saltee, en una cacerola mediana, la cebolla y el pollo hasta que la cebolla empiece a ablandarse.

Añada los ingredientes restantes excepto la leche de coco. Remueva para mezclarlo todo. Cueza 15 minutos a fuego lento.

Agregue la leche de coco y cueza otros 15 minutos a fuego lento hasta que las hortalizas y el pollo se hayan acabado de cocer. No deje que la leche de coco hierva o se cortará.

Sustitución
Añadir hojas de lima kafir incrementará el sabor cítrico.

Análisis nutricional por ración			
Vitamina A	132,6 RE	Vitamina D	0,9 µg
Tiamina (B$_1$)	0,2 mg	Vitamina E	0,6 mg
Riboflavina (B$_2$)	0,4 mg	Calcio	18,1 mg
Niacina	21,2 mg	Hierro	1,3 mg
Vitamina B$_6$	1,1 mg	Fósforo	60,4 mg
Vitamina B$_{12}$	0,7 µg	Magnesio	58,8 mg
Ácido fólico (total)	16,5 µg	Zinc	1,5 mg
Vitamina C	37,6 mg	Potasio	745,0 mg

Consejo saludable

En la actualidad, todos los alimentos parecen contener azúcar. Incluso muchos restaurantes tailandeses (y otros tipos de restaurantes) añaden azúcar a muchos de sus platos. El consumo de azúcar en muchos países desarrollados ha alcanzado lo que considero que es un nivel patológico. El consumo de refrescos ha aumentado muchísimo. La gente consume refrescos a diario. El azúcar tiene muchos efectos nocivos sobre el organismo, uno de los cuales es incrementar los niveles de insulina, lo que acaba dando lugar a la conservación de energía y la producción de grasa, lo que implica que se gane peso.

Sopa de aguacate en 10 minutos

Para 4 personas

POR RACIÓN: 797,5 CALORÍAS – 26,7 G DE PROTEÍNA –
30,2 G DE CARBOHIDRATOS – 17,6 G DE FIBRA – 69,9 G DE GRASAS TOTALES –
6,2 G DE GRASAS SATURADAS – 0,0 MG DE COLESTEROL – 329,1 MG DE SODIO

Esta sopa es fácil de preparar, tiene un sabor excelente y satisface al estómago durante las noches frías.

▸ 2 aguacates medianos maduros
▸ 2 tazas de leche de almendra
▸ ½ c/p de comino
▸ ½ c/p de jengibre molido
▸ ½ c/p de sal
▸ 1 diente de ajo picado

Machaque los aguacates en una cacerola.

Añada los ingredientes restantes. Remueva bien hasta que estén bien mezclados. Puede usar unas varillas eléctricas o una batidora.

Cuando la sopa esté bien mezclada, caliéntela lo suficiente para servirla.

Sustituciones

Use cualquier condimento que desee para transformar esta sopa en su propia creación.

Consejo saludable

Casi todas las calorías de los aguacates proceden de la grasa, principalmente de grasa monoinsaturada. Como la grasa que contienen es saludable, los aguacates son un gran alimento para aquellos que desean ganar peso. Ayudan a nutrir y a fortalecer la sangre y el yin. Debido a su textura mantecosa, los aguacates pueden reemplazar a la mantequilla como materia para untar y pueden complementar platos muy diversos.

Análisis nutricional por ración			
Vitamina A	53,3 RE	Vitamina D	0,0 µg
Tiamina (B$_1$)	0,3 mg	Vitamina E	1,1 mg
Riboflavina (B$_2$)	0,7 mg	Calcio	259,2 mg
Niacina	5,6 mg	Hierro	4,7 mg
Vitamina B$_6$	0,4 mg	Fósforo	589,7 mg
Vitamina B$_{12}$	0,0 µg	Magnesio	336,7 mg
Ácido fólico (total)	84,4 µg	Zinc	4,1 mg
Vitamina C	8,7 mg	Potasio	1.200,4 mg

Cosas dulces

- Manzanas rojas al horno
- Pastel de arándanos al revés
- Galletas de zanahoria y pasas
- Puré de manzana con tropezones
- «Helado» de coco y vainilla
- Plátanos congelados
- Galletas de jengibre
- Galletas de jengibre y especias
- Galletas ricas y saludables
- *Mochi* con yogur
- Galletas de avena sin horno
- Sorbete rápido
- Galletas de mantequilla de almendra de Sandy
- Caramelos de semillas de girasol
- Galletas de *tahini* y mantequilla de almendra

Manzanas rojas al horno

Para 1 persona

POR RACIÓN: 104,3 CALORÍAS – 0,5 G DE PROTEÍNA – 27,5 G DE CARBOHIDRATOS – 3,5 G DE FIBRA – 0,3 G DE GRASAS TOTALES – 0,0 G DE GRASAS SATURADAS – 0,0 MG DE COLESTEROL – 2,5 MG DE SODIO

Esta receta, también de Erika Siegel (naturópata y acupuntora), es una deliciosa recompensa después de una comida. Introduzca las manzanas en el horno antes de sentarse para tomar su comida, y así, el postre estará caliente para cuando haya acabado de comer. También tienen un sabor excelente frías al día siguiente.

> ▸ 1 manzana Fuji, Braeburn, Gala o su tipo favorito
> ▸ 1 c/p de jarabe de arce
> ▸ una pizca de canela
> ▸ 10 pasas
> ▸ zumo de limón recién exprimido al gusto
> ▸ 1 c/p de agua filtrada

Precaliente el horno a 190 °C.

Retire el corazón a la manzana. Pele el tercio superior de la manzana y colóquela en una fuente refractaria. Ponga por encima el jarabe de arce, la canela y las pasas.

Exprima un poco de zumo de limón vertiéndolo por la parte superior de la manzana y añada 1 c/p de agua.

Hornéela, sin tapar, 1 hora y sírvala caliente.

Sustituciones
Puede usar peras en lugar de manzanas y reducir el tiempo de horneado a 40 minutos.

Consejo saludable

Este postre es genial en las comidas o cenas festivas, cuando solemos comer más de lo habitual. ¿Y qué hacemos después de comer? Nos solemos sentar, perezosos, delante del televisor. La televisión ha desempeñado un papel importante a la hora de potenciar un estilo de vida sedentario. Los resultados de una investigación llevada a cabo por Fung *et al.*, y publicada en el *American Journal of Epidemiology* en 2000, indicaban que el número medio de horas que se pasaba viendo la televisión en 1994 estaba relacionado significativamente y de forma positiva con la obesidad y los niveles de colesterol LDL (el colesterol malo) y era inversamente proporcional, de forma significativa, a los niveles de colesterol HDL (el colesterol bueno). Después de su festín durante las fiestas, anime a su familia a apuntarse con usted a dar un paseo a paso ligero en lugar de estirarse en el sofá a ver un partido de fútbol.

Análisis nutricional por ración			
Vitamina A	7,0 RE	Vitamina D	0,0 µg
Tiamina (B$_1$)	0,0 mg	Vitamina E	0,0 mg
Riboflavina (B$_2$)	0,0 mg	Calcio	15,2 mg
Niacina	0,1 mg	Hierro	0,3 mg
Vitamina B$_6$	0,1 mg	Fósforo	20,6 mg
Vitamina B$_{12}$	0,0 µg	Magnesio	9,5 mg
Ácido fólico (total)	4,4 µg	Zinc	0,3 mg
Vitamina C	6,5 mg	Potasio	199,8 mg

Pastel de arándanos al revés

Para 6 personas

POR RACIÓN: 253,7 CALORÍAS – 3,8 G DE PROTEÍNA – 34,9 G DE CARBOHIDRATOS – 3,0 G DE FIBRA – 11,1 G DE GRASAS TOTALES – 1,6 G DE GRASAS SATURADAS – 35,3 MG DE COLESTEROL – 121,0 MG DE SODIO

Este postre es todo un éxito en las fiestas y tiene un aspecto maravilloso. ¿Quién iba a decir que esta golosina tan exquisita podría potenciar su buena salud? Recuerde, no obstante, que incluso los dulces saludables deberían consumirse con moderación.

- 4 c/s de aceite de oliva virgen extra
- ⅓ de taza, más 3 c/s más de jarabe de arroz integral ecológico
- 1½ taza de arándanos frescos ecológicos
- sal marina al gusto
- 1 taza de harina de espelta
- 1 c/p de levadura en polvo
- ¼ de taza de leche de arroz o de soja
- 1 huevo ecológico batido

Precaliente el horno a 175 °C.

Caliente a fuego bajo 2 c/s de aceite junto con 2 c/s de jarabe de arroz hasta que la mezcla quede líquida y fácil de untar. A continuación, extiéndala homogéneamente por la parte inferior de un recipiente para suflé de 1 litro previamente engrasado.

Esparza los arándanos por el recipiente para suflé, añada una pizca de sal marina y reserve.

Mezcle los ingredientes restantes (incluidos el aceite y el jarabe sobrantes) hasta tener una masa homogénea. Vierta la preparación cuidadosamente, y con ayuda de una cuchara, por encima de los arándanos sin desordenarlos.

Hornee unos 40-45 minutos, o hasta que el centro del pastel recupere su posición al presionarlo suavemente. Retírelo del horno, pase un cuchillo afilado por el borde del recipiente para suflé y dé la vuelta al pastel de inmediato sobre una fuente. Cualquier mezcla de los arándanos que quede pegada al recipiente podrá recuperarse y añadirse al pastel con ayuda de una cuchara. Sírvalo caliente.

Sustituciones

Puede probar distintas harinas para esta receta. Si usa una harina sin gluten, recuerde añadir un aglutinante, como por ejemplo medio plátano, semillas de lino molidas o arrurruz en polvo.

Análisis nutricional por ración			
Vitamina A	19,6 RE	Vitamina D	0,1 µg
Tiamina (B₁)	0,1 mg	Vitamina E	1,5 mg
Riboflavina (B₂)	0,1 mg	Calcio	57,0 mg
Niacina	1,2 mg	Hierro	1,1 mg
Vitamina B₆	0,0 mg	Fósforo	40,5 mg
Vitamina B₁₂	0,1 µg	Magnesio	4,7 mg
Ácido fólico (total)	7,3 µg	Zinc	0,2 mg
Vitamina C	4,8 mg	Potasio	147,3 mg

Consejo saludable

Los arándanos son una fuente rica en vitamina C y en unos importantes bioflavonoides llamados proantocianidinas, y ambos son potentes antioxidantes, lo que significa que protegen al organismo de los dañinos y cancerígenos radicales libres. Las investigaciones llevadas a cabo en la Universidad de Tufts en 1996 clasificaban a los arándanos en el primer lugar con respecto a su actividad antioxidante frente a cuarenta frutas y hortalizas que contenían antioxidantes. Esta misma investigación mostró que los arándanos reducían los efectos del envejecimiento y mejoraban la memoria.

Galletas de zanahoria y pasas

Para hacer unas 35-40 galletas

POR RACIÓN: 76,4 CALORÍAS – 1,4 G DE PROTEÍNA – 11,8 G DE CARBOHIDRATOS
– 1,0 G DE FIBRA – 2,9 G DE GRASAS TOTALES – 2,1 G DE GRASAS SATURADAS –
6,0 MG DE COLESTEROL – 27,6 MG DE SODIO

Modifiqué esta receta que aparecía en el libro *The Complete Food Allergy Cookbook*, de Marilyn Gioannini (médico). A los niños les gustan estas galletas y, al mismo tiempo, obtienen su dosis diaria de beta-caroteno. Usar una combinación de harinas y de edulcorantes hace que estas pequeñas golosinas sean incluso más sabrosas.

- 1½ tazas de harina de espelta
- 1 taza de harina de avena
- 3 c/p de levadura en polvo sin aluminio
- 2 c/p de canela
- 2 c/p de jengibre molido
- ⅔ de taza de pasas (omítalas si es usted diabético)
- ½ taza de frutos secos picados (opcional)
- 6 c/s de aceite de coco calentado hasta que tenga una consistencia líquida
- 3 c/s de sustitutivo de la leche (leche de arroz, leche de soja, etcétera)
- 1½ tazas de zanahoria rallada
- ¼ de taza de miel (puede añadir 1 c/s más si quiere unas galletas más dulces)
- ¼ de taza de jarabe de arroz integral (puede añadir 1 c/s más si quiere unas galletas más dulces)
- 1 huevo ecológico
- una pizca de sal

Precaliente el horno a 175 °C. Mezcle todos los ingredientes secos, las pasas y los frutos secos.

Mezcle, en un cuenco grande, todos los ingredientes húmedos, incluidas las zanahorias. Añada los ingredientes secos gradualmente, asegurándose de que las pasas y las zanahorias no se apelmacen entre sí. Para que le resulte más fácil mezclar, puede calentar un poco la miel y el jarabe de arroz antes de agregarlos.

Vierta la preparación a cucharadas sobre una lámina de horno engrasada y hornee unos 8 minutos.

Análisis nutricional por ración			
Vitamina A	135,9 RE	Vitamina D	0,0 µg
Tiamina (B$_1$)	0,0 mg	Vitamina E	0,1 mg
Riboflavina (B$_2$)	0,0 mg	Calcio	14,4 mg
Niacina	0,3 mg	Hierro	0,5 mg
Vitamina B$_6$	0,0 mg	Fósforo	22,5 mg
Vitamina B$_{12}$	0,0 µg	Magnesio	6,8 mg
Ácido fólico (total)	2,7 µg	Zinc	0,1 mg
Vitamina C	0,6 mg	Potasio	77,6 mg

Sustituciones

Puede añadir muchas cosas deliciosas a esta receta, como por ejemplo coco, una mezcla de frutos secos (excepto cacahuetes), semillas o una pequeña cantidad de fruta picada. Si quiere usar una harina distinta, podría emplear harina de quinoa o de amaranto en lugar de la de espelta. Recuerde añadir ⅛-¼ de taza de arrurruz en polvo u otro aglomerante.

Consejo saludable

El jengibre tiene una larga historia de uso medicinal en China y Japón. Se ha usado para tratar las náuseas, otros trastornos gástricos, resfriados y dolores de cabeza. El jengibre es un condimento que calienta el cuerpo y que puede ser de utilidad para las personas frioleras. Sus propiedades antiinflamatorias hacen que resulte útil para los problemas de reumatismo.

Puré de manzana con tropezones

Para 8 personas

POR RACIÓN: 76,4 CALORÍAS – 0,4 G DE PROTEÍNA – 20,4 G DE CARBOHIDRATOS – 3,7 G DE FIBRA – 0,3 G DE GRASAS TOTALES – 0,1 G DE GRASAS SATURADAS – 0,0 MG DE COLESTEROL – 1,8 MG DE SODIO

Mi abuela nos solía preparar esta salsa o compota de manzana casera, y era mi favorita.

> ‣ 8 manzanas frescas peladas y cortadas en trozos
> (prefiero las manzanas Fuji debido a su dulzor)
> ‣ 2 c/s de canela
> ‣ ½ c/p de nuez moscada (o al gusto)
> ‣ 1 c/s de jarabe de arce puro (opcional)

Introduzca las manzanas peladas y cortadas en una cacerola grande con tapa. Añada agua filtrada suficiente para cubrir el fondo de la cacerola. Tape y cueza lentamente 5 minutos a fuego medio. Asegúrese de que el agua no se evapore y si necesita más, añádala con moderación.

Agregue la canela y la nuez moscada. Siga cociendo y removiendo frecuentemente hasta que las manzanas queden blandas pero tengan algunos tropezones y su textura sea la que desee.

Pruebe la salsa mientras todavía esté caliente y añada jarabe de arce si quiere un sabor más dulce. Si las manzanas son buenas no tendría por qué añadir el jarabe de arce.

Sustituciones

Podría añadir algunas peras o melocotones para obtener un sabor diferente. Para las comidas festivas puede incorporar una pequeña cantidad de remolacha o de zumo de remolacha para que la salsa de manzana tenga un agradable tono rosado.

Análisis nutricional por ración			
Vitamina A	7,3 RE	Vitamina D	0,0 µg
Tiamina (B$_1$)	0,0 mg	Vitamina E	0,0 mg
Riboflavina (B$_2$)	0,0 mg	Calcio	29,2 mg
Niacina	0,1 mg	Hierro	0,8 mg
Vitamina B$_6$	0,1 mg	Fósforo	16,3 mg
Vitamina B$_{12}$	0,0 µg	Magnesio	7,9 mg
Ácido fólico (total)	4,7 µg	Zinc	0,1 mg
Vitamina C	6,8 mg	Potasio	156,3 mg

Consejo saludable

Las manzanas poseen ácidos que inhiben la fermentación en el estómago y, por tanto, son más fáciles de digerir que otras frutas. Las manzanas pueden calmar la sed y pueden limpiar sus dientes si las consume después de una comida. Las manzanas verdes estimulan la función hepática y pueden ayudar a deshacer las piedras en la vesícula biliar. La pectina de las manzanas ayuda a potenciar el desarrollo de bacterias intestinales saludables, colaborando así en la defensa gastrointestinal y respaldando una función saludable en el colon.

«Helado» de coco y vainilla

Para 6 personas

POR RACIÓN: 201,4 CALORÍAS – 2,8 G DE PROTEÍNA – 17,6 G DE CARBOHIDRATOS
– 0,7 G DE FIBRA – 14,2 G DE GRASAS TOTALES – 12,2 G DE GRASAS SATURADAS –
0,0 MG DE COLESTEROL – 35,1 MG DE SODIO

Para preparar esta receta necesitará una heladera.

> - una lata de 400 ml de leche de coco
>   - 1¼ de leche de soja con vainilla
>   - ¼ de taza de miel
>   - 1 c/s de extracto de vainilla

Mezcle bien todos los ingredientes en un cuenco mediano hasta que la miel se disuelva.

Accione la heladera y vierta la mezcla en su interior.

Deje la heladera en funcionamiento 30 minutos. Sirva de inmediato.

Sustituciones

Para obtener un sabor más intenso, añada fruta o coco tostado.

Consejo saludable

Las infecciones crónicas de oído están normalmente relacionadas con la alergia a los productos lácteos. Resolver las infecciones crónicas de oído suele ser tan sencillo como eliminar los productos lácteos de la dieta del niño.

Leonard Draper (médico) descubrió, allá por 1976, que las alergias, además de las infecciones y los bloqueos mecánicos, son importantes en la etiología de los trastornos otorrinolaringológicos.

Análisis nutricional por ración			
Vitamina A	31,3 RE	Vitamina D	0,5 µg
Tiamina (B$_1$)	0,0 mg	Vitamina E	0,0 mg
Riboflavina (B$_2$)	0,1 mg	Calcio	75,1 mg
Niacina	0,4 mg	Hierro	2,5 mg
Vitamina B$_6$	0,0 mg	Fósforo	114,0 mg
Vitamina B$_{12}$	0,0 µg	Magnesio	42,4 mg
Ácido fólico (total)	8,9 µg	Zinc	0,4 mg
Vitamina C	0,7 mg	Potasio	204,9 mg

Plátanos congelados

Para 1 persona

POR RACIÓN: 200,7 CALORÍAS – 2,2 G DE PROTEÍNA – 38,6 G DE CARBOHIDRATOS – 7,4 G DE FIBRA – 7,1 G DE GRASAS TOTALES – 6,1 G DE GRASAS SATURADAS – 0,0 MG DE COLESTEROL – 7,6 MG DE SODIO

Estos plátanos son una excelente golosina veraniega. Prepare muchos de una vez y consérvelos en el congelador para usted o sus hijos, para cuando surja el capricho por algo dulce. Si dispone de algo saludable a mano será menos fácil que se dé un atracón con algo que no sea bueno para usted.

> ‣ 1 plátano maduro, cortado en tercios
> ‣ 1 c/s de algarroba en polvo
> ‣ ¼ de c/p de agua
> ‣ ½ c/p de miel
> ‣ ¼ de taza de coco no edulcorado medianamente molido

En un cazo a fuego medio-bajo, mezcle la algarroba en polvo y agua suficiente para formar una pasta. Añada miel y caliéntela hasta obtener la textura deseada. Asegúrese de que no quede demasiado líquida.

Recubra cada trozo de plátano con la mezcla de algarroba en polvo y hágalo rodar luego por encima del coco. Envuelva cada trozo e introdúzcalo en el congelador hasta que quede completamente congelado (unos 30 minutos).

Sáquelos del congelador unos 20 minutos antes de consumirlos.

Sustituciones

Este tentempié es una alternativa deliciosa y saludable al chocolate, el helado o los polos. Experimente haciendo rodar los plátanos por encima de distintos tipos de frutos secos molidos o semillas.

Consejo saludable

La algarroba es de naturaleza alcalina, nutre los pulmones y es una gran fuente de calcio. También contiene potasio, vitamina A y vitaminas del complejo B. Contiene un 8 % de proteína y tiene menos grasa y calorías que el chocolate. No contiene cafeína, al contrario que el chocolate, y es dulce por naturaleza.

Análisis nutricional por ración			
Vitamina A	9,5 RE	Vitamina D	0,0 µg
Tiamina (B₁)	0,1 mg	Vitamina E	0,0 mg
Riboflavina (B₂)	0,1 mg	Calcio	31,2 mg
Niacina	1,0 mg	Hierro	1,0 mg
Vitamina B₆	0,5 mg	Fósforo	53,8 mg
Vitamina B₁₂	0,0 µg	Magnesio	41,8 mg
Ácido fólico (total)	30,7 µg	Zinc	0,5 mg
Vitamina C	11,0 mg	Potasio	548,4 mg

Galletas de jengibre

Para preparar unas 12 galletas

POR RACIÓN: 201,4 CALORÍAS – 1,7 G DE PROTEÍNA – 29,7 G DE CARBOHIDRATOS – 1,7 G DE FIBRA – 9,2 G DE GRASAS TOTALES – 7,7 G DE GRASAS SATURADAS – 0,0 MG DE COLESTEROL – 248,7 MG DE SODIO

Las galletas de jengibre siempre me han gustado mucho desde que era niña. Esta receta es de mi amigo y colega Matt Fisel (naturópata).

- 1½ taza de harina de tapioca
- 1 taza de harina de centeno
- ½ c/p de goma de guar
- 1 c/p de levadura en polvo
- 1 c/p de bicarbonato de sosa
- ½ c/p de sal
- ¼ de taza de jarabe de arce
- ¼ de taza de jarabe de arroz integral
- ½ taza de aceite de coco calentado hasta que tenga una textura líquida
- 5 c/s de jengibre fresco rallado

Precaliente el horno a 175 ºC. Mezcle, en un cuenco grande, las harinas, la goma de guar, la levadura en polvo y la química, y la sal. Añada el jarabe de arce y el de arroz integral, el aceite y el jengibre. Remuévalo todo suavemente hasta que esté bien mezclado. Tome cucharadas de la preparación y dispóngalas sobre una placa de horno ligeramente engrasada y hornee 12-15 minutos.

Sustituciones
Puede añadir pasas a esta receta.

Consejo saludable
El jarabe de arroz integral es un edulcorante muy versátil. Es casi tan dulce como la miel y unas dos veces más dulce que el azúcar. Por tanto, si lo usa para preparar algo al horno, deberá emplear sólo la mitad de la cantidad de azúcar blanquilla que utilizaría. Al cabo de algún tiempo conocerá, y le encantarán, los edulcorantes permitidos en la dieta contra la inflamación, y ni siquiera se acordará del azúcar.

Análisis nutricional por ración			
Vitamina A	0,0 RE	Vitamina D	0,0 µg
Tiamina (B₁)	0,0 mg	Vitamina E	0,3 mg
Riboflavina (B₂)	0,0 mg	Calcio	37,7 mg
Niacina	0,5 mg	Hierro	1,0 mg

continúa en página siguiente

Análisis nutricional por ración			
Vitamina B$_{12}$	0,0 µg	Magnesio	28,8 mg
Ácido fólico (total)	6,7 µg	Zinc	0,9 mg
Vitamina C	0,2 mg	Potasio	107,4 mg

Galletas de jengibre y especias

Para preparar unas 16 galletas

POR RACIÓN: 183,0 CALORÍAS – 3,3 G DE PROTEÍNA – 25,7 G DE CARBOHIDRATOS – 2,7 G DE FIBRA – 8,7 G DE GRASAS TOTALES – 6,0 G DE GRASAS SATURADAS – 13,2 MG DE COLESTEROL – 150,7 MG DE SODIO

Estas deliciosas golosinas tienen una consistencia y una textura parecida a la de un pastel. La receta es de Cyndi Stuart, de Sheridan, Oregón.

- 1 taza de harina de arroz integral
- 1 taza de harina de centeno
- ¼ de c/p de sal
- 1 c/p de bicarbonato de sosa
- 1 c/p de levadura en polvo
- ¼ de c/p de clavos de especia molidos (use una mayor cantidad si desea un sabor intenso a clavo de especia)

- 1 c/p de canela
- ½ taza de aceite de coco calentado para que tenga una consistencia líquida
- ¼ de taza de jarabe de arce
- ¼ de taza de miel
- 1 huevo ecológico
- 2 tazas de copos de avena
- 1 c/p de jengibre molido

Precaliente el horno a 190 °C.

Tamice los 8 primeros ingredientes y resérvelos.

Mezcle el aceite, el jarabe, la miel y el huevo con una batidora de varillas eléctrica a la velocidad más baja hasta que todo quede bien homogéneo. Con la batidora de varillas a velocidad baja, añada gradualmente los ingredientes secos a los húmedos. Mezcle bien.

Incorpore los copos de avena con ayuda de una espátula (una taza cada vez) hasta que queden bien mezclados. Vierta la masa a cucharadas sobre una placa de horno untada con aceite.

Hornee 8-10 minutos.

Sustituciones

Puede probar con distintas harinas si no dispone de harina de arroz o de centeno.

Consejo saludable

Los beneficios del centeno para la salud son similares a sus bondades como cultivo. El centeno ayuda a incrementar la musculatura, potencia la energía y fortalece la función hepática. Nutricionalmente, el centeno es similar al trigo, pero contiene mucho menos gluten. El centeno contiene vitaminas del grupo B, vitamina E, proteínas y hierro. Debido a su contenido en gluten, se debería rotar cuidadosamente el centeno en la dieta.

Análisis nutricional por ración			
Vitamina A	11,0 RE	Vitamina D	0,0 µg
Tiamina (B$_1$)	0,1 mg	Vitamina E	0,3 mg
Riboflavina (B$_2$)	0,0 mg	Calcio	28,8 mg
Niacina	0,4 mg	Hierro	1,4 mg
Vitamina B$_6$	0,1 mg	Fósforo	109,7 mg
Vitamina B$_{12}$	0,0 µg	Magnesio	48,6 mg
Ácido fólico (total)	10,5 µg	Zinc	1,0 mg
Vitamina C	0,1 mg	Potasio	114,2 mg

Galletas ricas y saludables

Para preparar 25-30 galletas

POR RACIÓN: 186,8 CALORÍAS – 3,1 G DE PROTEÍNA – 19,2 G DE CARBOHIDRATOS – 0,9 G DE FIBRA – 11,5 G DE GRASAS TOTALES – 6,4 G DE GRASAS SATURADAS – 18,2 MG DE COLESTEROL – 175,1 MG DE SODIO

Estas galletas fueron mi primer experimento con la cocina contra la inflamación. Tienen un gran sabor y mucha fibra.

- 1 huevo ecológico batido
- ¼ de taza de leche de arroz
- ½ taza de mantequilla ecológica ablandada
- ½ taza de aceite de coco calentado hasta que tenga una consistencia líquida
- ½ taza de miel
- 1 c/p de extracto de vainilla
- 1½ tazas de harina de avena
- 1 c/p de bicarbonato de sosa
- 1 c/p de canela
- 1 c/p de sal marina
- 3 tazas de copos de avena
- ½ taza de nueces troceadas
- ¼ de taza de semillas de girasol
- ½ taza de manzana pelada y picada

Precaliente el horno a 190 °C.

Mezcle los ingredientes húmedos, incluida la mantequilla ablandada, en un cuenco grande. En otro cuenco de menor tamaño, mezcle la harina, el bicarbonato de sosa, la canela y la sal marina. Añada lentamente los ingredientes secos a los húmedos, removiendo constantemente hasta disponer de una masa homogénea. Incorpore los copos de avena, los frutos secos, las semillas y la manzana hasta que la mezcla sea uniforme. Vierta la masa con ayuda de una cuchara sobre una lámina de horno engrasada y hornee 9-12 minutos.

Sustituciones

Si no puede tolerar ningún producto lácteo, puede usar aceite de coco en lugar de mantequilla sin que haya cambios en el sabor. Puede emplear cualquier fruto seco o semillas y muchas frutas, así que no tema experimentar. Añada calabacín rallado para aportar más jugosidad y sabor a estas galletas.

Consejo saludable

Según un estudio aleatorio publicado en el ejemplar de diciembre de 2004 de la revista *Diabetes Care*, añadir nueces a una dieta pobre en grasa mejora los perfiles lipídicos de los pacientes con diabetes de tipo II. Las nueces se distinguen de otros frutos secos por su mayor contenido en ácidos grasos poliinsaturados (y lo que es importante, por su contenido en ácido alfa-linolénico [ALA]) combinado con su gran contenido en antioxidantes.

Análisis nutricional por ración			
Vitamina A	26,8 RE	Vitamina D	0,1 μg
Tiamina (B$_1$)	0,1 mg	Vitamina E	0,0 mg
Riboflavina (B$_2$)	0,0 mg	Calcio	16,1 mg
Niacina	0,4 mg	Hierro	0,9 mg
Vitamina B$_6$	0,0 mg	Fósforo	84,3 mg
Vitamina B$_{12}$	0,0 μg	Magnesio	18,6 mg
Ácido fólico (total)	9,1 μg	Zinc	0,4 mg
Vitamina C	0,2 mg	Potasio	84,5 mg

Mochi con yogur

Para 4 personas

POR RACIÓN: 367,6 CALORÍAS – 5,9 G DE PROTEÍNA – 82,4 G DE CARBOHIDRATOS – 3,3 G DE FIBRA – 1,4 G DE GRASAS TOTALES – 0,2 G DE GRASAS SATURADAS – 0,0 MG DE COLESTEROL – 23,8 MG DE SODIO

Éste es un postre fácil de preparar y que no es demasiado dulce. El *mochi*, que es un alimento japonés, consiste en arroz integral compactado.

▸ un paquete de 350 g de *mochi* (podrá encontrarlo en la sección de productos refrigerados de una tienda de productos ecológicos)
▸ 1 taza de yogur de soja
▸ 1 taza de arándanos
▸ ½ taza de jarabe de arce puro

Precaliente el horno a 175 °C.

Corte la torta de *mochi* en 12 trozos y dispóngalos sobre una bandeja para el horno ligeramente engrasada. Hornéelos hasta que empiecen a hincharse y llenarse de aire (unos 12-16 minutos). Retírelos del horno. Disponga yogur y arándanos por encima y vierta jarabe de arce por la parte superior. Sirva de inmediato.

Sustituciones

Puede usar cualquier fruta en lugar de los arándanos. A veces relleno los pedazos (con un tamaño para que quepan en la boca) de *mochi* de pasas o higos antes de hornearlos y luego dispongo encima yogur y jarabe de arce.

Consejo saludable

Las mujeres japonesas tienen sólo un tercio de probabilidades de verse afectadas por el cáncer de mama en comparación con las mujeres de otros países, como EE.UU. La genética no puede ser la responsable de esta diferencia, ya que cuando las féminas japonesas emigran a EE.UU., su riesgo de padecer un cáncer de mama aumenta. Por tanto, ¿cuál es la diferencia entre estas dos poblaciones? Junto con muchos expertos del ramo de la salud, creo que es la dieta y el estilo de vida. Muchos alimentos consumidos en EE.UU. son de mala calidad e incluyen aditivos y sustancias de relleno. Muchas dietas occidentales están constituidas por grandes cantidades de alimentos refinados y procesados. A medida que en Japón se ha ido disponiendo de más alimentos procesados y de más comida rápida, la incidencia del cáncer de mama ha aumentado (las mujeres japonesas sólo tenían una quinta parte del riesgo de las estadounidenses de desarrollar esta enfermedad). Los investigadores han hallado que las dietas más pobres en grasas totales y los estilos de vida que incluyen un nivel de ejercicio moderado protegen contra el cáncer.

Análisis nutricional por ración			
Vitamina A	3,6 RE	Vitamina D	0,0 µg
Tiamina (B$_1$)	0,1 mg	Vitamina E	0,4 mg
Riboflavina (B$_2$)	0,0 mg	Calcio	107,7 mg
Niacina	0,8 mg	Hierro	1,0 mg
Vitamina B$_6$	0,1 mg	Fósforo	22,2 mg
Vitamina B$_{12}$	0,0 µg	Magnesio	17,9 mg
Ácido fólico (total)	4,1 µg	Zinc	2,5 mg
Vitamina C	4,7 mg	Potasio	133,0 mg

Galletas de avena sin horno

Para preparar unas 24 galletas

POR RACIÓN: 181,1 CALORÍAS – 5,0 G DE PROTEÍNA – 25,1 G DE CARBOHIDRATOS – 2,8 G DE FIBRA – 7,6 G DE GRASAS TOTALES – 0,8 G DE GRASAS SATURADAS – 0,0 MG DE COLESTEROL – 53,3 MG DE SODIO

Me encanta comer estas galletas, pero lo hago de vez en cuando. Son buenas para las ocasiones especiales. Es mejor consumir estas galletas que darse un atracón de harina refinada, azúcar blanquilla o productos de bollería industrial.

▸ ½ taza de miel
▸ ½ taza de jarabe de arroz integral
▸ 3 tazas de avena
▸ 3 c/p de algarroba en polvo
▸ 2 c/p de extracto de vainilla
▸ ¼ de taza de mantequilla ecológica (opcional)
▸ 1 taza de mantequilla de almendra ecológica

Mezcle todos los ingredientes, déles forma de galleta, dispóngalas sobre papel encerado e introdúzcalas en la nevera para que se enfríen. Una vez que las galletas se hayan enfriado, puede conservarlas en un recipiente hermético en la nevera.

Sustituciones
Puede usar 1 taza de miel o 1 taza de jarabe de arroz integral si sólo dispone de uno de estos dos ingredientes. Puede añadir diversos productos a esta receta. ¿Por qué no prueba con coco, frutos secos variados (excepto los cacahuetes), semillas, una pequeña cantidad de fruta picada o cualquier otra cosa que desee? Si le preocupan las calorías omita la mantequilla.

Consejo saludable

Puede que pasar tiempo en la cocina sea algo nuevo para usted o que se trate de uno de sus pasatiempos favoritos, pero sea cual sea el caso, intente disfrutar de la experiencia. En lugar de temer tener que cocinar y preparar comidas, concéntrese en la naturaleza del alimento que está consumiendo y use este tiempo como un desahogo del estrés. Si aprende a relajarse en la cocina, sus habilidades culinarias mejorarán, digerirá su comida correctamente y aliviará su estrés (y esto debería suponer una práctica diaria). El desahogo del estrés es importante para la salud general, por lo que, por encima de todo, diviértase.

Análisis nutricional por ración			
Vitamina A	0,0 RE	Vitamina D	0,0 µg
Tiamina (B$_1$)	0,2 mg	Vitamina E	0,9 mg
Riboflavina (B$_2$)	0,1 mg	Calcio	40,9 mg
Niacina	0,5 mg	Hierro	1,4 mg
Vitamina B$_6$	0,0 mg	Fósforo	157,5 mg
Vitamina B$_{12}$	0,0 µg	Magnesio	66,7 mg
Ácido fólico (total)	18,0 µg	Zinc	1,1 mg
Vitamina C	0,1 mg	Potasio	173,7 mg

Sorbete rápido

Para 4 personas

POR RACIÓN: 46,1 CALORÍAS – 0,9 G DE PROTEÍNA – 11,2 G DE CARBOHIDRATOS – 1,7 G DE FIBRA – 0,3 G DE GRASAS TOTALES – 0,0 G DE GRASAS SATURADAS – 0,0 MG DE COLESTEROL – 7,5 MG DE SODIO

A mi marido y a mí nos apetecía tomar un postre una noche y todo lo que teníamos eran unas moras que había recolectado hace poco y congelado. Pensé en usarlas para hacer un sorbete y funcionó. Los beneficios de experimentar vuelven a hacerse presentes. La receta es similar a la de un batido, pero el resultado es un sorbete.

> ▸ 2 tazas de fresas ecológicas congeladas
(puede usar prácticamente cualquier fruta, pero las
bayas son las que van mejor)
> ▸ ¼ de taza de leche de arroz
> ▸ 2 c/s de miel (opcional)
> ▸ una ramita de menta (opcional)

Introduzca la fruta congelada en el procesador de alimentos y añada la leche de arroz. Use la cantidad suficiente de leche de arroz para que el procesador de alimentos pueda desempeñar su tarea. En caso necesario use un poco más o menos.

Añada edulcorante, si lo desea, y mezcle hasta que la preparación tenga una consistencia homogénea y parecida a la de un sorbete.

Adorne con una ramita de menta y sirva de inmediato.

Sustituciones

Esta sencilla receta puede combinar con distintas frutas. Puede usar jarabe de arroz integral o de arce en lugar de miel. Sea creativo a la hora de servirlo. Puede vaciar un limón y usar la corteza del limón para servir el sorbete.

Consejo saludable

La menta (o hierbabuena) tiene muchas utilidades. Es refrescante, alivia la presión abdominal después de una comida y puede defendernos de los agentes patógenos. La cualidad aromática de la menta vigoriza el organismo incrementando la circulación de la sangre, la linfa y la energía. La menta es una hierba aromática excelente con la que aderezar los platos veraniegos y los postres, ya que refresca y calma el temperamento.

Análisis nutricional por ración			
Vitamina A	4,4 RE	Vitamina D	0,0 µg
Tiamina (B$_1$)	0,0 mg	Vitamina E	0,3 mg
Riboflavina (B$_2$)	0,0 mg	Calcio	20,2 mg
Niacina	0,5 mg	Hierro	0,9 mg
Vitamina B$_6$	0,0 mg	Fósforo	20,6 mg

▸ continúa en página siguiente

Análisis nutricional por ración			
Vitamina B$_{12}$	0,0 µg	Magnesio	14,6 mg
Ácido fólico (total)	20,2 µg	Zinc	0,2 mg
Vitamina C	45,5 mg	Potasio	180,3 mg

Galletas de mantequilla de almendra de Sandy

Para hacer unas 12 galletas

POR RACIÓN: 253,3 CALORÍAS – 2,6 G DE PROTEÍNA – 25,9 G DE CARBOHIDRATOS – 0,7 G DE FIBRA – 14,4 G DE GRASAS TOTALES – 5,6 G DE GRASAS SATURADAS – 38,0 MG DE COLESTEROL – 255,7 MG DE SODIO

Muchas ideas sobre cocinar sin trigo me las ha transimitido mi madre, Sandy Stock, que ha aprendido a vivir con alergia al trigo en un mundo inundado por este cereal.

- ¾ de taza de harina de tapicoa
- ½ taza de harina de arroz
- ¾ de c/p de bicarbonato de sosa
- ½ c/p de levadura en polvo
- ¼ de c/p de sal
- ½ taza de mantequilla ecológica ablandada
- ½ taza de mantequilla de almendra
- ½ taza de miel
- 1 huevo ecológico

Precaliente el horno a 190 °C.

Mezcle todos los ingredientes secos.

En un cuenco grande, mezcle la mantequilla, la mantequilla de almendra, la miel y el huevo. Agregue gradualmente los ingredientes secos. Para que la preparación resulte más sencilla, puede calentar la miel y la mantequilla antes de añadirlas a la mezcla.

Vierta la masa sobre una placa de horno engrasada con ayuda de una cuchara. Hornee 9-12 minutos.

Sustituciones

Estas galletas saben como las de mantequilla de cacahuete. La harina de tapioca aporta ligereza a la masa. Si lo desea, puede usar ¼ de taza de mantequilla orgánica más ¼ de taza de aceite de coco calentado en lugar de ½ taza de mantequilla.

Consejo saludable

La mantequilla de almendra es una fuente saludable de proteínas. Las necesidades diarias recomendables de proteína son las siguientes: un hombre adulto sano debería consumir 60 gramos, una mujer adulta sana 46 gramos y un niño entre 16 y 28 gramos, dependiendo de su peso y edad. Una taza de almendras contiene 27 gramos de proteína, una pechuga de pollo unos 30-40 gramos, una lata de atún 24 gramos, 90 gramos de salmón contienen 21 gramos y una taza de alubias refritas también 21 gramos.

Análisis nutricional por ración			
Vitamina A	53,3 RE	Vitamina D	0,2 µg
Tiamina (B$_1$)	0,0 mg	Vitamina E	0,9 mg
Riboflavina (B$_2$)	0,1 mg	Calcio	46,9 mg
Niacina	0,4 mg	Hierro	0,6 mg
Vitamina B$_6$	0,0 mg	Fósforo	72,9 mg
Vitamina B$_{12}$	0,1 µg	Magnesio	32,9 mg
Ácido fólico (total)	9,4 µg	Zinc	0,4 mg
Vitamina C	0,1 mg	Potasio	95,5 mg

Caramelos de semillas de girasol

POR RACIÓN: 115,2 CALORÍAS – 4,3 G DE PROTEÍNA – 4,9 G DE CARBOHIDRATOS – 2,0 G DE FIBRA – 9,6 G DE GRASAS TOTALES – 1,0 G DE GRASAS SATURADAS – 0,0 MG DE COLESTEROL – 5,9 MG DE SODIO

Otro nombre para esta golosina podría ser «caramelos de ácidos grasos esenciales» porque están repletos de ellos.

> 2½ tazas de semillas de girasol molidas en un molinillo
> para café en pequeñas tandas
> 1½ c/s de mantequilla de almendra
> 1½ c/s de miel
> ½ c/p de extracto de vainilla

Mezcle 2 tazas de semillas de girasol molidas junto con los ingredientes restantes. Forme unas bolas.

Haga rodar y reboce las bolas en la ½ taza sobrante de semillas de girasol molidas. Sírvalas de inmediato y consérvelas en la nevera.

Para preparar unos 20 caramelos.

Sustituciones

Me gusta rebozar los caramelos con coco rallado y/o algarroba en polvo o añado estos ingredientes a la receta. Quizás necesite incrementar las cantidades de mantequilla de almendra o de miel para que las bolas rueden tras añadir coco rallado y/o algarroba en polvo.

Consejo saludable

Una taza de semillas de girasol aporta 10 g de proteína y casi 5 gramos de fibra. Las semillas de girasol son una gran fuente de ácidos grasos esenciales y de zinc, que es importante para la salud de la próstata, además de la salud general del sistema inmunitario. Las semillas de girasol son significativamente ricas en magnesio, selenio y ácido fólico.

Análisis nutricional por ración			
Vitamina A	0,9 RE	Vitamina D	0,0 µg
Tiamina (B$_1$)	0,4 mg	Vitamina E	0,1 mg
Riboflavina (B$_2$)	0,1 mg	Calcio	24,2 mg
Niacina	0,8 mg	Hierro	1,3 mg
Vitamina B$_6$	0,1 mg	Fósforo	133,2 mg
Vitamina B$_{12}$	0,0 µg	Magnesio	67,3 mg
Ácido fólico (total)	41,7 µg	Zinc	1,0 mg
Vitamina C	0,3 mg	Potasio	134,0 mg

Galletas de *tahini* y mantequilla de almendra

Para hacer unas 24 galletas

POR RACIÓN. 121,1 CALORÍAS – 2,7 G DE PROTEÍNA – 17,3 G DE CARBOHIDRATOS – 1,0 G DE FIBRA – 5,0 G DE GRASAS TOTALES – 0,6 G DE GRASAS SATURADAS – 0,0 MG DE COLESTEROL – 119,2 MG DE SODIO

Esta receta me la ofreció una de mis pacientes más diligentes, Cyndi Stuart, que ha experimentado por su cuenta y ha creado algunas recetas maravillosas.

‣ 2 ½ tazas de harina de avena
(yo obtengo la mía introduciendo copos avena
en el procesador de alimentos)
‣ ½ c/p de levadura en polvo
‣ ½ c/p de bicarbonato de sosa
‣ ¾ de c/p de sal marina
‣ ½ taza de mantequilla de sésamo (*tahini*)
‣ ½ taza de mantequilla de almendra (sin sal ni azúcar añadidos)
‣ 1 c/p de vainilla
‣ ½ taza de jarabe de arroz integral
‣ ¼ de taza de miel
‣ ¼ de taza de jarabe de arce

Precaliente el horno a 175 °C.

Mezcle, en un cuenco pequeño, todos los ingredientes secos y resérvelos.

Mezcle, con una batidora de varillas eléctrica, las dos mantequillas hasta que la preparación quede homogénea. Si se torna tan densa que la batidora tiene problemas para mezclarlas, añada agua filtrada (1 c/s cada vez, pero no más de 4 c/s en total).

Agregue los ingredientes líquidos restantes y bátalos a velocidad baja hasta que queden mezclados.

Añada todos los ingredientes secos de una vez y bátalos hasta que queden bien mezclados. Quizás tenga que usar una cuchara de madera para finalizar la mezcla.

Vierta la masa a cucharadas sobre una lámina de horno engrasada. Hornéela hasta que las galletas estén ligeramente doradas pero todavía un poco tiernas (10-12 minutos). Déjelas enfriar sobre una rejilla metálica y sírvalas.

Análisis nutricional por ración			
Vitamina A	0,1 RE	Vitamina D	0,0 µg
Tiamina (B$_1$)	0,1 mg	Vitamina E	0,0 mg
Riboflavina (B$_2$)	0,1 mg	Calcio	35,8 mg
Niacina	0,4 mg	Hierro	0,9 mg
Vitamina B$_6$	0,0 mg	Fósforo	89,3 mg
Vitamina B$_{12}$	0,0 µg	Magnesio	33,3 mg
Ácido fólico (total)	8,5 µg	Zinc	0,7 mg
Vitamina C	0,1 mg	Potasio	98,6 mg

Consejo saludable

Un aspecto importante de cocinar al horno consiste en asegurarse de que los ingredientes sean lo más puros posibles. Por ejemplo, se añade aluminio a muchas levaduras en polvo. Para evitarlo en su dieta es de vital importancia que compruebe las etiquetas y adquiera productos naturales siempre que tenga la opción. El hecho de que un producto proclame ser «completamente natural» no siempre implica que sea bueno para usted. Asegúrese de examinar las etiquetas en busca de ingredientes poco saludables.

Una alternativa a la adquisición de levadura en polvo comercial consiste en elaborar la suya propia. Mezcle 2 partes de cremor tártaro, 1 parte de bicarbonato de sosa y 2 partes de arrurruz en polvo y conserve esta preparación en un recipiente hermético. Puede usar esta mezcla en cualquier receta que requiera levadura en polvo.

Tabla de sustituciones

Alimento eliminado	Sustitución	Indicaciones
Leche de vaca	Leche de soja, leche de arroz, leche de semillas de sésamo, leche de almendra (o leche de otros frutos secos), leche de avena	Reemplácela por cantidades iguales
Huevos comerciales	Los huevos ecológicos están bien para algunas personas. También puede experimentar con algunos de los siguientes aglomerantes: semillas de lino dejadas en remojo en agua durante la noche o hervidas 15 minutos	1-2 c/s de semillas en ½ -1 taza de agua
	Tofu, en el caso de revueltos o recetas al horno	¼ de taza en lugar de 1 huevo
	Plátano, para aglomerar recetas de panes, bollería, pasteles, etcétera (aporta un sabor dulce)	½ -1 plátano en galletas o bollos
	Arrurruz en polvo (úselo como aglomerante para las harinas sin gluten)	1 c/s por cada taza de harina sin gluten
	Goma de guar (sólo necesitará una pequeña cantidad)	¼-½ c/p para bollos, panes pasteles, etcétera
	Goma xantana	1 c/p por cada taza de harina sin gluten

Alimento eliminado	Sustitución	Indicaciones
Azúcar	Miel (dos veces más dulce que el azúcar de caña refinado)	La mitad de la cantidad requerida por la receta
	Jarabe de arce puro	La mitad-tres cuartas partes de la cantidad requerida por la receta
	Jarabe de arroz integral	La mitad-tres cuartas partes de la cantidad requerida por la receta
	Stevia	Una pequeña cantidad. La etiqueta incluirá una tabla de conversiones
Harina de trigo	Al reemplazar la harina de trigo por estas harinas quizás quiera añadir un poco más de levadura en polvo o bicarbonato de sosa para ayudar a los panes, bollos pasteles, etcétera a subir.	
	Amaranto (puede tener un sabor fuerte)	Necesita un aglomerante (*véase* la tabla anterior)
	Cebada (contiene una pequeña cantidad de gluten)	Puede que necesite un aglomerante
	Garbanzo	Necesita un aglomerante
	Kamut (contiene gluten; no se debería consumir a diario)	No necesita un aglomerante
	Avena (puede contener una pequeña cantidad de gluten)	Puede que necesite un aglomerante
	Quinoa (puede tener un sabor amargo; debería mezclarse con otras harinas)	Necesita un aglomerante
	Arroz (puede ser granulosa; mézclela con otras harinas)	Necesita un aglomerante
	Centeno (contiene gluten; no se debería consumir a diario)	No necesita un aglomerante
	Soja (puede tener sabor a legumbres)	Necesita un aglomerante
	Espelta (contiene gluten; no se debería consumir a diario)	No necesita un aglomerante
	Teff	Necesita un aglomerante

Alimento eliminado	Sustitución	Indicaciones
Patatas	Raíz de yuca, raíz de taro, tupinambos	Cocínelos de forma similar a las patatas
Chocolate	La algarroba en polvo es nutricionalmente superior al chocolate	Reemplace 30 g de chocolate por 3 c/s de algarroba en polvo
Mantequilla	Mezcla de mantequilla ecológica y aceite de oliva (úsela para untar) Mezcla de mantequilla ecológica y aceite de coco (úsela para las recetas al horno) Margarina vegetariana no hidrogenada	Reemplace por cantidades iguales
Cacahuetes, mantequilla de cacahuete	Almendras, mantequilla de almendra	Reemplace por cantidades iguales

Referencias bibliográficas

Los libros citados a continuación están disponibles en el idioma original del autor. En el caso de haber traducción al español se señala título y año de publicación para facilitar al lector su búsqueda y brindarle la oportunidad de ampliar la información.

Airola, P.: *Every Woman's Book*. Health Plus Publishers, Phoenix (Arizona), 1982.

American Heart Association (2003): «Eating breakfast may reduce risk of obesity, diabetes, heart disease», *Journal Report*, 6 de marzo de 2003.

—: (2005): «Dietary recommendations for children and adolescents: A guide for practitioners: Consensus statement from the American Heart Association», *Circulation*, vol. 112, n.º 13 , pp. 2061-2075.

Anderson, R. A. (2004): «Autoimmunity and psychological states», *Townsend Letter for Doctors and Patients*, vol. 250, pp. 46-59.

Braly, J. y Hoggan R.: *Dangerous grains*. Penguin Putnam Inc., Nueva York, 2002.

Bremness, L.: Herbs: *The visual guide to more than 700 herb species from around the world*. DK Publishing, Nueva York, 1994.

Centers for Disease Control and Prevention (2004): «The burden of chronic diseases and their risk factors: National and state perspectives». http://www.cdc.gov/nccdphp/burdenbook2004/.

Ciubotaru, I.; Lee, Y. S. y Wander, R. C. (2003): «Dietary fish oil drecreases C-reactive protein, interleukin-6, and triacylglycerol to HDL-colesterol ratio in postmenopausal women on HRT», *The Journal of Nutritional Biochemistry*, vol. 14 (septiembre), pp. 513-521.

Cornell University (2003): «Too many sweetened drinks, from soda to lemonade, put children at risk for obesity, poor nutrition, study at Cornell finds», *Cornell News*, 26 de junio de 2003, http://www.news.cornell.edu/releases/June03/sweetdrink.kids.html.

Dasa, K.: *Great vegetarian dishes: Over 240 recipes from around the world*. The Bhaktivedanta Book Trust. Los Ángeles (California), 1990.

DeNoon, D. (2003): «Sesame oil benefits blood pressure», *WebMD Medical News*, 28 de abril de 2003, http://www.webmd.com/content/article/64/72269.htm.

Dickson, T.: *Biotherapeutic drainage using the UNDA numbers.* JELD Publications, Beaverton (Oregón), 2003.

—: (2002): «Cellular and intracellular drainage with UNDA numbers». Conferencia pronunciada en las Fifth Avenue Suites, Portland (Oregón).

Draper, W. L. (1976): «Secretory otitis media», *Clinical Ecology*, pp. 176-178.

Food and Drug Administration (2004): «FDA issues public health advisory on Vioxx as its manufacturer voluntarily withdraws the product», *FDA News*, 30 de septiembre de 2004.

Fung, T. T., *et al.* (2002): «Leisure-time physical activity, television watching, and plasma biomarkers of obesity and cardiovascular disease risk», *American Journal of Epidemiology*, vol. 152, n.º 12, pp. 1171-1178.

Gioannini, M., *The Complete food allergy cookbook: The foods you've always loved without the ingredients you can't have!* Prima Publishing. Rocklin (California), 1996.

Gorman, C. y Park, A., (2004): «The fires within», *Time*, 23 de febrero de 2004, pp. 38-46.

Gueniot, G. (2003): «Individualized medicine». Conferencia dada en el Portland Art Museum, Portand (Oregón).

Hippisley-Cox, J., *et al.* (2005): «Risk of myocardial infarction in patients taking cyclo-oxygenase-2 inhibitors or conventional non-steroidal anti-inflammatory drugs: population based nested case-control analysis», *British Medical Journal*, vol. 330 (junio), pp. 1336.

Jenkins, D. J. A. (2003): «Current dietary recommendations focusing on diets low in saturated fats have been expanded to include foods high in viscous fibers and plant sterols», *Journal of American Medical Association*, vol. 290, pp. 502-510 y 531-533.

Khan, A., *et al.* (2003): «Cinnamon improves glucose and lipids of people with type 2 diabetes», *Diabetes Care*, vol. 26, pp. 3215-3218.

Kinderlehrer, J.: *Confessions of a sneaky organic cook*. Rodale Press, Emmaus (Pennsylvania), 1971.

Knowler, W., et al. (2002): «Reduction in the incidence of type 2 diabetes with lifestyle intervention or metformin», *New England Journal of Medicine*, vol. 346, n.º 6, pp. 393-403.

Lin, R. Y., *et al.* (2001): «Interleukin 6 and C-reactive protein levels in patients with acute allergic reactions: an emergency department-based study», *Annals of Allergy, Asthma and Immunology*, vol. 87, n.º 5, pp. 412-416.

Lindlahr, H.: *Philosophy of natural therapeutics*. The C. W. Daniel Company Limited, Essex, Inglaterra, 1975.

—: *Nature cure: Philosophy and practice based on the unity of disease and cure*. The Nature Cure Publishing Company, Chicago (Illinois), 1914.

Makino, A., *et al.* (2003): «Increased renal medullary H_2O_2 leads to hypertension», *Hypertension Journal*, vol. 42, p. 45.

Marz, R.: *Medical Nutrition from Marz*, 2.ª ed. Omni-Press, Portland (Oregón), 1999.

Moore, H., *et al.* (2000): «Nutrition and the health care agenda: a primary care perspective», Family Practice, vol. 17, n.º 2, pp. 197-202.

Mozaffarian, D., *et al.* (2004): «Dietary intake of trans fatty acids and systemic inflammation in women», *The American Journal of Clinical Nutrition*, vol. 79 (4), pp. 606-612.

—: «Trans fatty acids and systemic inflammation in heart failure», *The American Journal of Clinical Nutrition*, vol. 80, n.º 6, pp. 1512-1525.

National Cancer Institute (2001): «Questions and answers: Annual report to the nation on the status of cancer, 1973-1998; feature focuses on cancers with recent increasing trends», *National Cancer Institute Fact Sheets*, 5 de junio de 2001, http://www.cancer.gov.cancertopics/factsheet/1998-annual-report-increasing-trends.

National Institutes of Health Office of the Director (2004): «NIH halts use of COX-2 inhibitor in large cancer prevention trial», *NIH News*, 17 de diciembre de 2004, http://www.nih.gov/news/pr/dec2004/od-17.htm.

Ngai, P. H. y Ng, T. B. (2003): «Lentin, a novel and potent antifungal protein from shitake mushroom with inhibitory effects on activity of human immunodeficiency virus-1 reserve transcriptase and proliferation of leukemia cells», *Life Science*, vol. 73, n.º 26, pp. 3363-3374.

Osiecki, H. (2004): «The chronic inflammation in cardiovascular disease and its regulation by nutrients», *Alternative Medicine Review*, vol. 9, n.º 1, pp. 35-53.

Pissorno, J. y Murray, M.: *Encyclopedia of natural medicine.* Prima Publishing, Rocklin (California), 1998.

Pradhan, A. D., *et al.* (2001): «C-reactive protein, interleukin-6, and risk of developing type 2 diabetes mellitus», *Journal of American Medical Association*, vol. 286, n.º 3, pp. 327-334.

Riedl, M. y Casillas, A. (2003): «Adverse drug reactions: types and treatment options», *American Family Physician*, 1 de noviembre de 2003, pp. 1781-1791.

Rodriguez-Cabezas, M. E., *et al.* (2003): «Intestinal anti-inflammatory activity of dietary fiber (Plantago ovata seeds) in HLA-B27 transgenic rats», *Clinical Nutrition*, vol. 22 (octubre), pp. 463-471.

Rubin, J.: *The maker's diet.* Siloam/Strang Communications, Lake Mary (Florida), 2004.

Sabaté, J., *et al.* (2003): «Serum lipid response to the graduated enrichment of a Step I diet with almonds: a randomized feeding trial», *American Journal of Clinical Nutrition*, vol. 77 (junio), pp. 1379-1384.

Schlosser, E.: *Fast Food Nation.* Editorial DeBolsillo, Barcelona, 2007.

Schmidt, M.: *Healing childhood ear infections.* North Atlantic Books, Berkeley (California), 1996.

Schulze, M. B., *et al.* (2005): «Dietary pattern, inflammation, and incidence of type 2 diabetes in women», *American Journal of Clinical Nutrition*, vol. 82, n.º 3, pp. 675-684.

Schwartz, R. P. (2003): «Soft drinks taste good, but the calories count», *Journal of Pediatrics*, vol. 142 (junio), pp. 599-600.

Shikany, J. y White, G., Jr. (2000): «Dietary guidelines for chronic disease prevention», *Southern Medical Journal*, vol. 93, pp. 1157-1161.

Soil Association (Reino Unido) (2006): «Organic foods in relation to nutrition and health: key facts», *Soil Association Library*, revisado el 22 de junio de 2006, http://www.soilassociation.org/web/sa/saweb.nsf/89D058CC4DBEB16D80256A73005A2866/4156CFCC00A84E8C80256E6800584151?OpenDocument.

Tilgner, S.: *Herbal medicine: From the heart of the earth*, Wise Acres Press, Creswell (Oregón), 1999.

Tufts University (2000): «Tuft's blueberries research continues to generate headlines». *Tufts e-news*, 20 dc marzo dc 2000, http://enews.tufts.edu/stories/032000BlueberriesMakeMoreHeadlines.htm

U.S. Department of Agriculture (2004): «Equivalence ensuring the flow of safe meat, poultry and egg products across country borders», http://www.fsis.usda.gov/PDF/Slides_051204_Swacina.pdf.

Wilkinson, L.; Scholey, A. y Wesnes, K. (2002): «Chewing gum selectively improves aspects of memory in healthy volunteers», *Appetite*, vol. 38, pp. 235-236.

Wood, R.: *The new whole foods encyclopedia*. Penguin Books, Nueva York, 1988.

Wootan, M. (1996): «Trans fat spells double trouble for arteries: What the food labels don't tell you», *Center for Science in the Public Interest* (7 de agosto de 1996), http://www.cspinet.org/new/transpr.html.

Yance, D. R. y Valentine, A.: *Herbal Medicine, healing, and cancer: A comprehensive program for prevention and treatment*. Keats Publishing, Chicago (Illinois), 1999.

Yamadal, Y., *et al.* (2005): «Effects of bread containing resistant starch on postprandial blood glucose levels in humans», *Bioscience, Biotechnology, and Biochemistry*, vol. 69, n.º 3, pp. 559-566.

Recursos en la red

Página web de la autora, que incluye información de contacto:
www.afamilyhealingcenter.com

- **www.naturopathic.org:** portal web de la American Association of Naturopathic Physicians (Asociación Estadounidense de Médicos Naturópatas).
- **www.cand.ca:** portal web de la Canadian Association of Naturopathic Doctors (Asociación Canadiense de Médicos Naturópatas).
- **www.oanp.org:** la Oregon Association of Naturopathic Physicians (Asociación de Médicos Naturópatas de Oregón).
- **www.healthrecipes.com:** una gran fuente de recetas sencillas.
- **www.pubmed.com:** busque aquí artículos de revistas médicas.
- **www.medscape.com:** otra fuente de artículos de revistas médicas y de otros recursos útiles.
- **www.nih.gov:** portal web de los National Institutes of Health (Institutos Nacionales de la Salud). Contiene vínculos con muchas páginas que tratan sobre enfermedades crónicas, estilos de vida saludables, etcétera.
- **www.cdc.gov:** centros para el Control y la Prevención de las Enfermedades.
- **www.ewg.org:** portal web del Environmental Working Group (Grupo de Trabajo Medioambiental) que ofrece información sobre las toxinas medioambientales y sus peligros para la salud.
- **www.pfizer.com:** contiene investigaciones actuales sobre sus fármacos y las pruebas farmacológicas que se están llevando a cabo.
- **www.ncnm.edu:** National College of Naturopathic Medicine (Facultad Nacional de Medicina Naturópata), Portland, Oregón.
- **www.bastyr.edu:** Universidad de Bastyr (una facultad certificada de naturopatía), Kenmore, Washington.
- **www.scnm.edu:** Southwest College of Naturopathic Medicine (Facultad de Medicina Naturópata del Suroeste), Tempe, Arizona.

- **www.bridgeport.edu/naturopathy:** Facultad de Medicina Naturópata de la Universidad de Bridgeport. Bridgeport, Colorado.
- **www.ccnm.edu:** Facultad Canadiense de Medicina Naturópata, Toronto (Ontario), Canadá.

Índice analítico

Índice